養孕

180道真食藥膳，中西醫聯手教你吃對好食物，

用食養為身體打底，身體養好了，孕自然就來了

愛群中醫診所
陳曉萱 院長——著

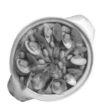
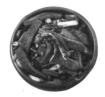
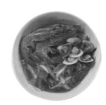
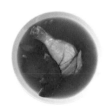
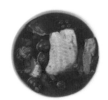

掌握女性生理變化契機
脫胎換骨不是夢

翁紹評

女性一生有三個黃金階段，青春期、孕產期及更年期，每個階段都與之後的健康狀況息息相關，也都蘊藏改變的契機，如果能掌握該階段的生理機轉，從生活、飲食加以調節，就可以為身體重新打底，讓生理機能轉化得更順暢，蓄養邁向另一階段的動能與活力。

備孕、懷孕、生產三大契機，養出好孕身心

現代人多半晚婚晚生育，因此三個階段中又以孕產期最為關鍵，這個階段的女性生理已臻成熟，智慧居於人生高峰，如果能掌握優勢利用備孕、懷孕、生產的機會徹底修正過去不良的飲食習慣和生活型態，再以正確的食物為體內進行清理及滋養，則能延緩老化，進而使體態煥然一新。

備孕的女性要有「從懷孕前開始做月子」的觀念，這個階段的「做月子」當然不是大吃大喝，而是以正常的作息，讓內臟充分休息用，用足夠的運動，鍛鍊懷孕期間需要的體力及肌耐力。至於飲食上，則可採取「以清為補」的作法，選擇優質、來源清潔的原食材，用單純的方式烹調，避開高糖分、高脂肪的精緻加工食物，提升新陳代謝，清除體內不良物質。總之，對於想孕的人，從飲食、作息、運動三方面，為身體做好「清」與「補」，一定會讓精、卵的品質更好。

在懷孕期間，則需做好飲食管理，避免引發子癲前症等孕期症狀，尤其如果有先天血液、免疫問題或是糖尿病、高血壓等宿疾的孕婦，飲食及體重控制是能否安度孕產期的關鍵。至於產後的調理，更是不能輕忽，務必掌握生產後一個月的調

理黃金期：第一週排除惡露；第二週子宮收縮，身體水分大量排出；第三週子宮韌帶恢復，可開始和緩運動；第四週起，氣血循環逐漸恢復。在這段黃金期當中，如果能以中醫食療配合生理變化逐週調養，一定會有脫胎換骨的功效。

至於想孕而遲遲沒有好消息的人，提醒您「年齡」是不孕治療的關鍵，心境可以天天青春，但是醫學年齡是真實而無所遁形的，與其讓「隨緣」成為藉口，眼看寶貴的時間在焦灼的期盼與疑惑中一天天流逝，不如趁早尋求醫學協助，再配合飲食作息的努力，您會更篤定，更早遇見您想要的幸福。在這本書中，陳曉萱院長從中、西醫觀點出發，竭盡所能提供多年行醫心得，希望有助於想孕、孕中和產後想藉做月子養身的朋友們，在每一天和每一餐當中，養出好孕身心，祝福您！

翁紹評

（本文作者為愛群醫療機構執行長）

| 自 序 |

用食養排除不孕因素，
幫助身體自然恢復正常運作

繁衍後代既是自然趨力，也能滿足親情的渴望，求子不順而抱憾的夫婦古今中外都有，投入不孕及婦科領域後，長期陪伴難孕夫婦度過求子過程。看著許多原本愁眉不展的夫婦，在醫療團隊的共同努力下，成為新手爸媽後一臉滿足地抱著小寶寶分享他們的喜悅，就是工作最大的回饋。

只要身體調理好，好孕自然來敲門

許多求子中的患者一走入診間就急切地問：「我的身體發生了什麼事？為什麼我遲遲無法懷孕？是體質的關係嗎？」語氣充滿無奈和困惑，其實除非器官、染色體等先天問題，現代人難孕的癥結普遍來自環境汙染以及食物中有礙身體運作的成分，我總是鼓勵患者要有耐心、有恆心，只要將造成不孕的因素一一排除，好孕自然來敲門。人體就像我們居住的地球，若是環境良好，陽光、空氣、水等基本元素充足，萬物自然生生不息，著名中醫婦科典籍《傅青主女科》裡，關於調理懷孕的卷章就稱為〈種子門〉，意指調理子宮就像播種前的整地，一旦子宮調理成清淨的沃土，就成為宜於種子萌芽生發的最佳環境。

西方有句諺語：「You are what you eat.」，飲食不但造就身體，也影響心理，藥不可能天天吃，但是人卻離不開基本飲食，因此愛吃也愛下廚的我借助藥材、食材的屬性設計了一百八十道結合藥材、食材的料理，作法多半簡易，藥材和食材也都容易取得，希望藉由這些料理，讓難孕的人在日常飲食中就能改變身體讓它成為容易種子的淨土。

人體在節氣轉變或是代謝變差、氣不足時，修復的能力容易下降，湯膳食療可以提供滋潤及調養的功能，春夏時一碗溫溫的湯可以祛濕衛氣，秋冬時一盅熱熱的湯可以禦寒補氣，故此書中有不少針對不同體質與需求的湯膳，大家不妨試試。曾有一位旅居國外的患者正在求子，趁著回國時，帶著湯膳食譜來診間跟我討論。雖然她無法常常來看診，但是拿著我建議的湯膳配方，在海外以湯品自己調理身體，後來也傳來了好消息。可見人體具有自我修復的能力，若因虛弱而暫時無法調節，不妨讓食療來助上一臂之力，幫助身體自然恢復正常運作，求子之事亦然。從長遠的角度來看，書中藥膳不僅是為了眼前的求子，打下的健康基礎，也將成為往後陪伴家人的本錢喔！

《養孕》這本書整合我行醫多年的所見、所感、所知，以及習醫過程恩師們的口傳心授和耳提面命，也合併了愛群醫療機構翁紹評執行長平日臨床上帶給中醫很多的實務提點，希望藉由中西醫整合的健康觀念，協助求孕中的夫婦排除求子路上的荊棘，走得更順遂。不孕症不是病，它是一份遲來的幸福，願將這本書獻給在這條路上一起勇敢打拚的所有人，相信只要用心耕耘、時時養孕，好孕自然會翩然降臨。

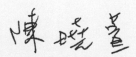

| 目 錄 |

【推薦序】掌握女性生理變化契機 脫胎換骨不是夢 翁紹評 002
【自序】用食養排除不孕因素，幫助身體自然恢復正常運作 004

PART I－醫食同源，中西聯手養好孕

Chapter 1　送子鳥為何遲遲不來？ 014
不孕不是病，卻是現代人日趨明顯的現象 014
難孕常見的5大因素 015
不孕症門診這樣做‧女性篇 016
不孕症門診這樣做‧男性篇 017
以清為補，預防無價 017

Chapter 2　妨礙懷孕的體質大剖析 019
子宮內膜異位 019
輸卵管阻塞 020
自體免疫疾病 020
腸道健康不容忽視 021

Chapter 3　打造好孕體質，食療很重要 022
吃對好食物，造就好身體 022
食物4性表 023
掌握食物四性，食療也能自己來 024
6大原則教你選對食物 025
藥食同源，湯膳效果佳 026
現代人生活大不同，食補迷思這樣看 027
「吃補」不如「吃對」 028
排除免疫、血栓問題，增加好孕生機 029

PART II－體質日常就要養，女生男生這樣吃

Chapter 4　避開飲食地雷，吃對好孕食材 032
避免飲食地雷，別讓身體瘀滯 032
想好孕，先減重 033
體脂肪偏高，也會影響受孕 033
必須小心的5大類地雷食物 034
提升孕氣，5大好孕食物可多吃 036

好孕特訓班 Column 1 用油小常識 038
Q1 不同的料理方式，該選用什麼油？ Q2 起油鍋要等到冒煙嗎？
Q3 動物油、植物油，到底哪樣好？ Q4 一天到底要吃多少油？
好孕見證：經痛解決了，寶貝也自然降臨了！ 039

好孕特訓班 Column 2 吃對好孕食材 040
・黃豆 040　　・糙米 041
・黑豆 042　　■養腎黑豆茶 043　　■黑豆雞湯 043
・藜麥 044　　■好孕藜麥沙拉 045　　■藜麥杏仁奶 045
・黑米 046　　■抗氧化花青素糙米飯 047　　■黑米腰果奶 047
・番茄 048　　・胡桃、堅果 049
・蛤蜊、蝦、蟹 050　　■冬瓜蛤蜊湯 051　　■蛤蜊蒜頭雞湯 051
・地瓜葉 052　　■蝦皮地瓜葉 053　　■薑香紅鳳菜 053
・山藥 054　　■山藥雞湯 055
・大蒜 056　　■糖醋蒜 057　　■蒜油 057
・蘋果 058　　■血管淨化蘋果汁 059
・雞蛋 060　　■蛤蜊蒸蛋 060　　・雞肉、滴雞精 061
・洋蔥 062　　■醋漬洋蔥 062　　・薑 063　　■薑茶 063
・蓮藕 064　　■蜂蜜蓮藕泥 065　　■蓮藕蘋果汁 065
　　　　　　　■涼拌檸香百香果藕片 065
・桑椹 066　　・檸檬、奇異果 067　　・鮭魚和深海魚 068　　・南瓜籽 069
・雪蛤 070　　■冰糖雪蛤湯 070
・花膠 071　　■花膠雞湯 071

Chapter 5　順應月經週期養好卵 072
認識女性的排卵機制 072　　■涼拌小黃瓜 073
增加卵子質量的7大要領 074
■寧神助眠茶 075　　■涼拌秋葵豆腐山藥泥 076
■黃耆雞湯 077　　■養卵補血珍味鱸魚藥膳 077
■韓風鮮蚵豆腐鍋 078　　■豆乳鱸魚湯 079　　■菇菇濃湯 080
◎卵子發育慢的注意事項與食療 081
■參杞黃耆飲 082　　■人參雞湯 083　　■黃耆補骨脂參雞湯 083
◎月經期的注意事項與食療 084
■山藥牛蒡排骨湯 085　　■益母草雞湯 086　　■活血化瘀雞湯 087
■活血散瘀益母雞湯 087　　■參棗龍眼化瘀飲 087
◎濾泡期的注意事項與食療 088
■滋陰補血雞湯 088　　■歸耆雞湯 089
◎排卵期注意事項與食療 090
■助孕雞湯 090　　■疏肝助孕雞湯 092　　■疏肝茶飲 093
◎高溫期注意事項與食療 094

　　　■丹參當歸養孕雞湯 095　　■溫腎養孕雞湯 095
　　　■薑味糖醋牛蒡 096　　　■簡易牛蒡茶 097
　　◎多囊性卵巢症候群的注意事項與食療 098
　　　■黃耆天麻魚湯 098　　　■小魚苦瓜雞湯 099　　■石斛陳皮飲 099
　　　■參耆淮山雞湯 100　　　■玉竹黃耆魚湯 101

好孕特訓班 Column 3　藥膳烹調小祕訣 102
　　Q1 怎麼選購中藥才安全？　Q2任何材質的鍋具都適合烹調藥膳嗎？
　　Q3 藥膳煮得越久越濃越有效嗎？　Q4 一天之內可以食用不同的藥膳嗎？
　　Q5 素食者該怎麼烹煮藥膳？　Q6 中藥茶飲怎樣才會好喝？

好孕特訓班 Column 4　認識好孕藥材 103
　　‧當歸 103　　‧菟絲子 103　　‧石斛 104　　■石斛明目茶 104
　　‧淫羊藿 105　　‧丹參 105　　‧續斷 106　　‧芡實 106　　‧桑寄生 107
　　‧香附107　　‧杜仲 108　　‧女貞子 108　　‧艾葉 109　　■艾葉蒸蛋 109
　　‧桂枝 110　　‧甘草 110　　‧白芍 111　　■滋陰養血止痛湯方 111
　　‧熟地黃 112　　□補陰養顏茶 112　　‧人參 113　　‧紅棗、黑棗 113
　　‧白朮 114　　‧雞血藤 114　　‧補骨脂 115　　■補骨脂養腎雞湯 115
　　‧枸杞 116　　‧川芎 116　　‧薑黃 117　　■薑黃蜂蜜美白飲 117

Chapter 6　保持健康生活養好精 118
　　精蟲檢查，讓不孕治療少走彎路 118
　　增加精子質量的5大原則 119
　　■養胃明目排骨湯 120　　■沙苑子養力茶 121　　■養精活力雞湯 122
　　■情人雞湯 123　　■黃精首烏燴海參 124
　　■巴戟天參耆益氣湯 125　　■參耆蜆湯 126
　　好孕見證：面對不孕，不是太太一個人的事 127
　　■牛蒡番茄蛤蜊湯 128　　■元氣蛤蜊雞湯 129

PART III－擺脫擾人的難孕困擾，這樣調養就對了

Chapter 7　孕前九十天要補充的營養素和注意事項 132
　　‧葉酸 132　　‧鈣 133　　■糙米芝麻糊 134
　　有礙孕氣的4大不良因素 135

Chapter 8　進行人工療程前的飲食調養 136
　　開始療程前，就必須提早遵守的飲食原則 136
　　排卵針期間的養卵注意事項 137
　　取卵後的注意事項和食療 137
　　■袪瘀利水湯 138　　■去濕化瘀湯 139
　　植入期的注意事項 140
　　若植入失敗…… 140

■丹參薑味雞湯 141　　■百搭洋蔥沙拉醬 143　　■助循環蘋果汁 143
■桑寄生杜仲茶 143　　■白芍杜仲雞湯 144　　■安胎魚湯 145
好孕見證：年輕透支健康資本，靠著八年調養，終於追到我的小皮蛋！ 146

Chapter 9　流產後的調養重點與藥膳 148
中醫眼中的兩大流產殺手 148
流產後更要注意食療與調養 149
流產後的飲食禁忌 150
・流產後第一週的食療對策 150
■佛手魚片湯 150　　■當歸尾雞湯 151
・流產後第二週的食療對策 152
■補氣四神雞湯 152　　■元氣雞湯 152
・流產後第三週的食療對策 154
■杜仲水 154　　■茴香地黃參雞湯 154　　■補血黃精湯 155
・流產後第四週的食療對策 156
■黃耆首烏參雞湯 156　　■菟絲補骨脂雞湯 156

PART IV－給準媽咪的中西養胎大補帖

Chapter 10　準媽媽的重點營養儲備 160
從西醫觀點看孕期營養 160
好孕特訓班　Column 5　給準媽媽的 9 大類好孕營養素 161

Chapter 11　跟著先人的智慧逐月養胎 164
孕期正確攝食調理，迎接人生新階段 164
懷孕初期避免攝食的5大不良食品 165
・懷孕初期(一～三個月)的健康小指南 166
◎一月・足厥陰肝經養胎 168
　　■梅子汁 168　　■一月安胎雞湯 169　　■百合蘆筍香菇 170
　　■毛豆玉米豆乾 172　　■酪梨巴西卷 173
◎二月・足少陽膽經養胎 174
　　■靜心安胎飲 174　　■泰式檸檬魚 176　　■預防外感安胎飲 177
　　■泰式藜麥花枝沙拉 178　　■香蕉核桃果昔 181
◎三月・手心包經養胎 182
　　■養心安胎雞湯 182　　■彩椒山藥雞丁 184　　■三月養心安胎飲 185
　　■蓮子竹茹養心雞湯 186　　■清心安胎飲 187
　　■南瓜核桃豆漿 188　　■酪梨薯泥 189
・懷孕中期(四～六個月)的健康小指南 190
◎四月・手少陽三焦經養胎 191
　　■安胎米湯 191　　■安胎魚片粥 192　　■綠豆芽菜豆腐魚片湯 193

■小魚乾炒豆乾 194　　■陳皮烏梅飲 195

◎五月・足太陰脾經養胎 196
　　■養胎雞精 196　　■健脾養胎魚湯 197　　■五月健脾養胎山藥雞湯 198
　　■義式蒸魚 199　　■芝麻味噌四季豆 200　　■白花椰濃湯 201

◎六月・足陽明胃經養胎 202
　　■六月健胃養胎粥 202　　■腰果蝦仁 203　　■海鮮冬粉 204
　　■養胎飲 205　　■海鮮燉飯 206

・懷孕晚期(七～十個月)的健康小指南 208

◎七月・手太陰肺經養胎 210
　　■潤肺杏仁漿 210　　■堅果米漿 212　　■七月抗敏養肺蔥白湯 213
　　■百合蓮子銀耳飲 214　　■鮭魚味噌湯 215

◎八月・手陽明大腸經養胎 216
　　■八月柔筋養胎湯 216　　■栗子地瓜豆漿 216　　■鮮蔬海味 218
　　■八月潤顏養胎湯 220　　■蝦仁腰果豌豆 221　　■冰糖蓮藕 223

◎九月・足少陰腎經養胎 224
　　■九月養腎安胎雞湯 224　　■九月消腫飲 224　　■小米粥 226
　　■蓮子茨實栗子魚湯 227　　■健腦石狩鍋 229　　■蝦仁枸杞豆腐 230

好孕見證：求孕和懷孕期間與其吃得多，不如吃得對 231

◎十月・足太陽脈養 232
　　■順產雞湯 232　　■養胎丹參飲 234　　■產前調理魚湯 235
　　■產前雙豆湯 236　　■玉米小米粥 237

Chapter 12 認識孕期疑難雜症，迎接順產 238
注意各種孕期症狀，避免妊娠風險 238
吃對食物比吃得多更重要 239

◎妊娠嘔吐 240　　■薑汁 241
◎孕期便秘 242　　■豆漿優格 243
◎妊娠腹痛 244　　■提氣益脾養胎雞湯 244
◎妊娠水腫 246　　■玉米鬚排腫祛濕茶 247
◎孕期貧血 248　　■甜菜根糙米飯 248　　■甜菜根補血酵素果汁 250
　　　　　　　　　■火龍果雙C果汁 251
◎孕期咳嗽 252　　■百合雞湯 253　　■魚腥草茶 253
◎腿抽筋 254　　◎陰道出血 254　　◎易喘 255　　◎牙齒疾病 255
◎孕期燥熱 256　　■白合蓮子銀耳湯 256
◎胃食道逆流 258　　■縮砂仁雞湯 258
◎妊娠糖尿病 260　　■代謝雞湯 261
◎陰道、尿道感染 262　　◎妊娠毒血症 262　　◎妊娠高血壓 263
◎妊娠皮膚癢 264　　■蘆筍汁 265
◎妊娠期腰腿痠痛 266　　■桑寄生雞湯 266

PART V－給好孕媽咪的產後調養指南

Chapter 13　針對不同體質的產後調養 270

產後及時調理，月子務必坐好坐滿 270

給母乳媽媽的7大飲食對策 271

產後媽咪的健康飲食方針 271

產後飲食規劃 272

幫助發奶的4個小秘訣 272

產後6項飲食小提醒 273

針對不同體質的產後調養 273

◎陰虛體質 274　　■黃精陳皮茶 275　　■滋腎養血雞湯 276

◎氣虛體質 278　　■健脾補氣雞湯 279

◎陽虛體質 280　　■桂枝茶 280　　■溫腎暖宮雞湯 282　　■肉桂茶 283

◎血虛體質 284　　■養血明目雞湯 284

Chapter 14　如何改善產後惱人症狀？ 286

◎產後出血 287　　■提氣雞湯 288

◎產後惡露不淨 289　　■阿膠養血雞精 290　　■黃耆潤顏茶 291

◎產後腹痛 292　　■養筋柔肝雞湯 292　　■排瘀雞湯 294

◎產後便秘 296　　■養血潤腸烏骨雞湯 296

◎產後水腫 298　　■養心氣排濕雞湯 298　　■補腎消腫飲 300
　　　　　　　　　　■健脾消腫雞湯 301

◎產後發熱 302　　■消炎利尿茶飲 303　　■消炎通乳茶飲 304

◎產後關節痛、筋骨痠痛 306　　■杜仲補骨雞湯 307

◎產後排尿異常 308　　■提氣消腫雞湯 308　　■頻尿調腎湯 309

◎產後冒汗困擾 310　　■調腎養顏雞湯 310　　■固表止汗湯 311

◎產後乳汁不順 312　　■補氣發奶茶 313

◎產後憂鬱 314　　■安神提氣烏骨雞湯 314

◎產後暈眩 316　　■疏筋養血雞湯 316　　■調肝通絡湯 318

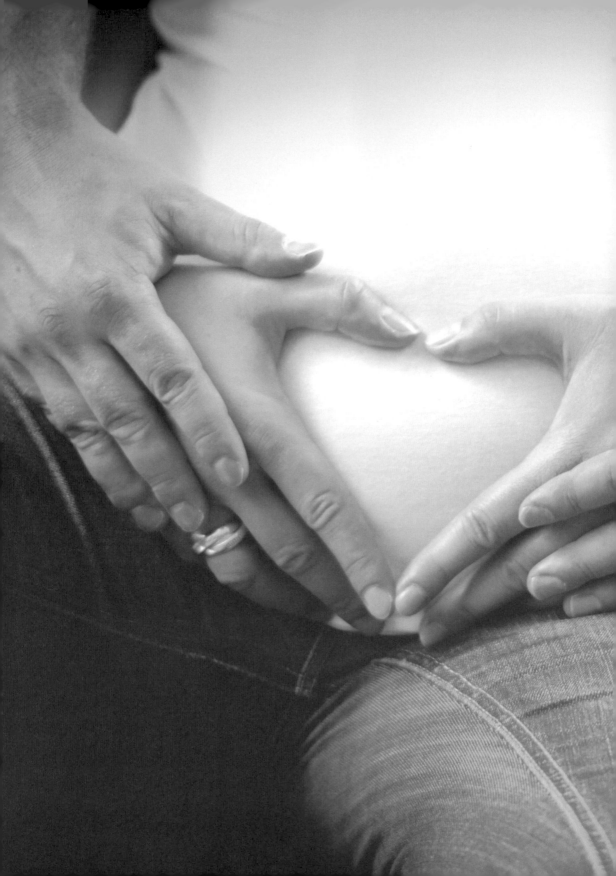

醫食同源
中西聯手養好孕

Chapter 1
送子鳥為何遲遲不來？

婚育年齡延後，使得「如何順利孕育下一代」成為許多大齡未婚、已婚女性或男性關心的事，不孕雖然不是病，但不可否認卻是文明及工業過度發展而造成的現象之一。

不孕不是病，卻是現代人日趨明顯的現象

臨床上已有實驗證明，精子或卵子長期暴露在工業或農藥的有毒汙染環境中，有可能造成免疫性疾病、卵巢早衰、子宮內膜異位等問題。加上層出不窮的食安問題，透過一日三餐、點心等，日積月累成為埋在人體內的不定時炸彈，尤其不良的油脂進入體內難以代謝，使得現在的夫婦比起三、四十年前更不易懷孕，早產的例子也更多。這一代育齡男女有高血糖、高血脂、高血壓者的比例倍增，衍生出的荷爾蒙失調、多囊性卵巢、免疫、代謝等問題，更和過度西化的高糖、高油脂、高熱量的飲食習慣脫不了關係。

世界衛生組織（ World Health Organization, WHO）對不孕症所下的定義是：異性伴侶在沒有採取任何避孕措施的情形下，經過一年規律（每週一到三次）的性生活，卻沒有成功受孕。就醫學上來看，年齡在三十歲以內的女性，正常情況下，每次行房都有約10％到20％的受孕機率，如果經過半年未避孕的規律性生活仍未受孕，就要考慮可能是男方或是女方有影響懷孕的因素。

正孕育下一代的夫婦在努力及期盼了數個月到一、二年的情況下仍未成功懷孕，難免會懷疑自己是否不孕，與其消極猜測擔憂，不妨積極尋求專業諮詢。

難孕常見的 *5* 大因素

1 年齡對生育力有絕對的影響

以正常情況的生育年齡女性來說，從初經到約五十歲停經，每個月只能排出一顆成熟卵子，直到停經大約排出四百到五百顆卵子。女性年過三十歲後，卵巢功能逐年退化，以三十八歲女性為例，每十顆排出的卵子中，約只有三、四顆是品質正常的卵子，其餘多是染色體異常，懷孕機率也大為下降，如果經過二年未避孕的規律性生活仍未懷孕，就算是不孕。

臨床上也發現，女性的卵巢和卵子情形以三十歲為起點，隨著年歲增長，之後的三十四、三十八、四十、四十二歲，在功能上都以非常快的速度老化，排卵功能不良或卵子品質不佳的問題非常明顯。男性精子品質隨年齡衰退的情況雖不像女性這麼明顯，質與量仍然受到年齡、生活型態的影響，男性更年期的問題也對生育力有明顯的影響。夫婦年齡偏大，染色體異常的機率上升，難以著床或流產的機率也變高。

2 先天遺傳疾病

少數先天遺傳疾病例如X染色體脆折症（Fragile X Syndrome）帶因者雖然外觀正常，但卻會導致不孕或者不明原因反覆流產；妥納氏症（Turner Syndrome）患者則往往因為卵巢過早萎縮而不能懷孕等，這些原因都必須透過基因檢測方能得知。

3 內分泌或新陳代謝干擾

卵子的數目和品質、排卵的過程會受到甲狀腺、泌乳素、腎上腺素等內分泌的干擾，影響卵子是否順利排出。患有新陳代謝症候群的人如多囊性卵巢患者，也往往因為胰島素有問題、男性荷爾蒙偏高導致排卵不穩定而難以懷孕。

4 輸卵管和子宮的健康狀態

輸卵管提供精子和卵子相遇的管道，暢通無阻是首要條件；子宮是由一群小血管構成的柔軟的床，提供受精、分裂後的胚胎著床。若是子宮內膜異位造成輸卵管阻塞，受精卵就回不到子宮著床。如果子宮有肌瘤、子宮肌腺症等使子宮內部堅硬，胚胎也就無法著床及成長茁壯。母體如果有先天自體免疫問題，也會造成著床不易而容易流產。此外，披衣菌感染也會造成骨盆腔沾黏或輸卵管阻塞，台灣溫泉的披衣菌盛行率高達20%，不得不小心。

5 環境汙染

環境荷爾蒙透過飲食、空氣、接觸進入體內，影響生理調節機能，改變人體荷爾蒙分泌，會損害生育能力。醫學研究指出，子宮內膜異位、輸卵管阻塞都與環境荷爾蒙息息相關。

不孕症門診這樣做－女性篇

女性的生理變化和月經週期息息相關，在不孕症的門診和檢查項目上，也和月經週期有關：

●記錄排卵週期

因為女性的部分生理跡象會顯示在月經、體溫的表現上，就醫前可以先記錄下月經週期及經血量，並持續記錄月經來潮及結束的時間，因為月經規律與否或是週期長短，都會反映卵巢功能。月經量的多寡，以一般市售衛生棉來看，一片吸收量約是20C.C.，整個月事期間如果用到五片吸滿經血的衛生棉，就算是多量；經血量甚至一到二片衛生棉都吸不滿，或者月經週期只有一到二天就結束，就算是量少。同時也要觀察月經的顏色，是淡紅、鮮紅或是偏暗？是否有血塊？這些都反映了血液的成分變化。

另一方面，排卵週期可以顯示生理狀況，一般而言，排卵日期會因作息、工作壓力等提前或延後，加減七日內都不算太大的問題，但是如果排卵週期太不穩定，就要透過進一步檢查找出干擾排卵的原因，來自大腦指令的影響或卵子品質都可能是原因之一。

進入不孕門診後，為評量婦女生育能力，需要對卵巢與子宮的結構與功能異常與否做檢測，作業上會隨著女性的生理週期進行檢驗，約需要一個月的時間。

●卵巢功能檢查

首先是於月經來後第二到三天先抽第一次血做卵巢功能檢查，項目包含： 卵泡刺激激素（FSH, Follicular stimulating hormone）、黃體刺激激素（LH, Luteinizing hormone）、雌激素或動情激素（E2, esfradiol）、黃體脂酮（ P4, progesterone）、抗穆勒氏管荷爾蒙（AMH, Anti-Mullerian hormone）等，經由檢測出這幾個數值及其相關比例，可判斷卵巢功能健康與否以及是否會有優良品質的卵。比如高的LH／FSH比值，產出的胚胎，容易因為細胞內部的「細胞凋亡」（apoptosis）被啟動而造成流產，用輕劑量排卵藥 （clomid）做一下排卵測試，於月經週期第十到十二天觀察卵泡生長狀態，比對月經第三天的FSH及AMH值，可以更確定卵子存量多或少。

●子宮功能與結構檢查

積極一點的檢查，可以在月經來後第十到十二天、排卵前，除了超音波看卵泡，也可以同時做子宮輸卵管攝影（HSG）。HSG不只可以看輸卵管是否通暢，也可觀察子宮腔是否有異物佔據，比如肌瘤、息肉或沾黏等。

在預期排卵後的五到七天，一般來說是胚胎著床期，（如果有受精的話）大約是月經後第十九到二十一天，此時可以檢查一下E2、P4、CA125（子宮內膜異位症的判斷等）及PRL（泌乳激素）等會干擾著床的因子，以做為治療的參考。

當這些檢查做完之後，若還是沒辦法查出問題，如果是年輕夫妻，不孕超過五年，就可以考慮做染色體檢查或是腹腔鏡檢查。

不孕症門診這樣做－男性篇

對男性的不孕評估檢查，則需要取精液檢查精蟲數量、濃度、活動力及外觀型態，對照世界衛生組織訂定的精液受孕力標準，再進一步評估治療方法：

●精子濃度

根據世界衛生組織公佈的數據，正常情況下每毫升（ml）精液應含有一千五百萬隻精蟲。

●精子活動力

精子活動力要和精液數量、濃度一起配合判讀，活力正常的精子應佔40％，如果比例更高，懷孕的機率會提升，反之則懷孕機率更低。

●精子外觀

正常精子的頭是卵圓形、外型規則，頂體及頭的長度、寬度以及細胞質都必須符合世界衛生組織制定的標準。尾部如果分叉破損、蜷曲、寬窄不均勻也算是不正常。根據世界衛生組織公佈的標準，型態正常的精子應經精蟲測試（Kruger test）占4％以上，否則就會造成懷孕困難。

以清為補，預防無價

不管是醫學臨床上的觀察或是一般人的生活人際，都有明顯的感受：「怎麼現在不孕的人好像比從前更多了？」沒有錯，社會經際結構的變遷、食品工業的進

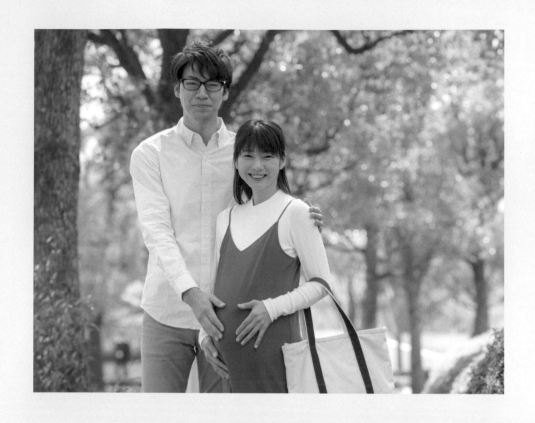

步、飲食內容的不同，改變的不只是我們的生活，連體質都和老一輩的人不同，既然沒那麼虛弱，就沒必要三天兩頭再用大魚大肉為自己加菜，應將我們的飲食觀念改成「以清為補」，透過正確食物清除來自環境的毒素，再配合規律的運動和作息，將來自工作和生活的壓力釋放，才能減少不利健康以及導致不孕的因子。須知「預防無價」，當下的節制雖看不到立即價值，卻能在日後保留珍貴的機會。

如果結婚後察覺不孕的跡象，時間不等人，儘速治療是最好的方式。中、西醫雙管齊下，透過中醫的調理維持身心的平衡，再從西醫方式對症下藥，透過積極治療，七、八成不孕夫婦都能如願生兒育女。

Chapter 2
妨礙懷孕的體質大剖析

中醫將人體視為一個生態系統，體內平衡溫煦，子宮自然能成為孕育生命的沃土，但是外在環境惡化、飲食失調、作息不規律等內外因素造成身體調節失衡，導致各種疾病，反映在女性的婦科上就是月經不規則、痛經、白帶等症狀。由於生理機能是環環相扣，許多表面看似與婦科無關的症狀如鼻子過敏、皮膚過敏、腸胃不適等問題，深入追其病源可發現常與婦科問題有關，例如過敏時，身體會發炎，體內的胚胎就會成為被炎症攻擊的對象，造成懷孕不易。曾有一位患者，每次試管都不易著床，在一次看診中她提到每次植入胚胎後就會嚴重胃痛到需要掛急診打針的程度。了解她的狀況後，在下次準備植入時，便協助她維持腸胃狀況穩定，胃痛不發作，後來胚胎也就順利著床，生下健康寶寶。中醫的角色，就是協助備孕的身體維持平衡的狀態，去除發炎狀況，掌握中醫所說的「陰平陽秘，精神乃治」，身體各部分陰陽機能平衡了，精神體態就能達到最好的狀態，好孕自然來。

子宮內膜異位──伴隨痛經、腹痛

在現代女性身上常見子宮內膜異位症，最困擾的症狀就是嚴重的痛經，有些人還會伴隨排卵期的腹痛。中醫認為子宮內膜異位屬於血熱現象，這樣的子宮環境就像一座隨時可能爆發的火山，如果是巧克力囊腫，也會間接影響卵子的品質。子宮內膜異位和巧克力囊腫都會讓子宮處於發炎狀態，難以懷孕，中醫治療方式通常是以溫和的藥方清熱化瘀及緩解痛經，同時我也會提供患者日常食療建議，改變因血液偏黏稠而難以著床的情況，有幾位患者也就順利懷孕了。

子宮內膜異位體質的人對環境荷爾蒙格外敏感，若能減少外食，或是盡量自備玻璃餐盒購買熟食，生活中少用塑膠製品，降低環境荷爾蒙對身體的刺激，一旦環

境誘發的干擾減少，也就提高了懷孕的機率。

子宮內膜異位和子宮肌瘤患者都是局部器官充血，是體內的發炎現象，中醫多採用滋腎陰的方式改善患者的排卵情況，去血瘀、清血熱、降低子宮發炎，讓子宮的環境利於著床。建議患者日常生活輔以清淡的食物，遠離反式脂肪、奶油、燒烤、油炸等刺激發炎因子的食物，就會有很好的成效。月見草油、魚油、納豆等食品具有清血熱、預防血栓的功效，也可適度補充。

輸卵管阻塞——精卵無法結合、影響胚胎著床

輸卵管一旦阻塞，精卵無法結合，胚胎也無法順利於子宮著床。造成輸卵管阻塞的成因很多，過去常有反覆的婦科感染病史、子宮內膜異位發炎等，都有可能造成輸卵管阻塞。

輸卵管阻塞難以察覺，需藉由輸卵管攝影檢查方能得知。雖然輸卵管阻塞導致的不孕難以透過中醫療法在短時間內解決，但臨床上偶爾也有少數案例藉由活血化瘀的方法成功受孕。不論採用西醫輸卵管阻塞手術或是試管做法，胚胎植入子宮前後如果能同時以中藥、針灸、食療、運動、按摩等方式讓血氣通暢，都有助營造良好的子宮環境，提高成功率。

自體免疫疾病——身體防衛系統錯亂

近年來，自體免疫疾病在全球各地的病例數不斷上升，原因來自於環境中的毒素變多，干擾免疫系統與身體的溝通，導致原本應該對付外來細菌病毒的體內自我防衛系統發生錯亂，反而對自己的身體過度反應。

2003年美國曾經進行一次研究，從受檢驗對象的血液和尿液中檢測出殺蟲劑、戴奧辛、多氯聯苯、汞、苯等化學物質，然而這些人的工作與居住環境中，並不會接觸到這些物質；2005年，美國紅十字會採集新生兒的臍帶血做研究，在部分採樣中發現殺蟲劑、塑化劑、戴奧辛等多達二百多種會破壞免疫系統的化學物質，這些研究讓人不禁要想，現代人體內的化學物質可能是來自清潔劑、化妝品及其他生活中所接觸的化學物質。

很多女性患者不解為何自身會帶有自體抗體？自體免疫的症狀並非來自單一原因，而是環境中接觸的有害物質對身體造成複雜的機轉，誘發這些自體抗體發

生。舉例來說，許多不沾鍋、免洗杯含有全氟辛酸（PFOA），這種物質在人體內的半衰期長達四年，研究中也發現它會對免疫系統造成影響。自體免疫疾病主要影響的是女性，由於老鼠基因可發展出自體免疫疾病，因此曾經有一個針對雌鼠實驗，讓雌鼠暴露在有機氯農藥中，結果實驗組的老鼠很快便罹患了狼瘡的自體免疫疾病，後來也發現較常接觸農藥的農人，因自體免疫疾病死亡的比例也偏高，特別是會接觸到有機氯的農人，體內的抗核抗體（ANA）會偏高。

有些人本身就帶有易得到自體免疫疾病的誘發基因，而環境中的毒素如塑化劑、三氯乙烯等化學物質也一直讓人體處在一個備戰狀態，身體的細胞除了抵抗感染之外，同時也必須杜絕這些毒素的入侵，因此當環境中的化學物質越多，免疫系統也越加錯亂。研究每年都會發現新的狼瘡，帶有容易發展自體免疫基因的人，其免疫系統就很可能會加入戰局，影響生育。影響自體免疫有三成是緣自於基因，七成是外在的環境，因此我們不能忽視環境對人體的影響。另一個明顯會引發自體免疫疾病的路徑就是食物，外來的抗原會透過食物進入身體，隨著食品加工業進步，食品中越來越多的色素等添加物，容易導致身體健康失衡。

腸道健康不容忽視

養孕中，腸道健康也很重要。因健康的腸道能過濾掉不該進入身體的東西。發炎體質的人，腸道往往相對脆弱，會讓細菌或消化未完的食物進入血液中，誘發免疫反應。另外研究也發現，高糖、高油脂，蔬果攝取不足、過多的飲食添加物，也會導致腸道菌叢失衡，使腸道功能減弱、抗原進入血液，加重自體免疫疾病發生。因此這也是為什麼，自體免疫的朋友，更要重視飲食，藉由飲食淨化身體，避免自體免疫的惡化。

現代人普遍晚婚，許多人在結婚之初對是否孕育下一代抱著可有可無、順其自然的心態，但是如果能及早認真保養身體，維持良好的飲食、作息，也就有了進可攻、退可守的餘裕，即使年過四十，只要子宮、卵巢、卵子、精子依然處於年輕的狀態，仍然有機會懷孕。不管是否已決定升格為人父母，養護健康也有助於延長活力的保鮮期，保養器官永遠不嫌晚，現在就開始！

Chapter 3
打造好孕體質，食療很重要

仔細探究許多病症的緣由，發現都跟「快速」和「便利」有關。原來，文明越進步，什麼都求快與方便的同時，卻造成飲食及環境出現越來越多人體不該承受的化學物質。大量使用的塑膠製品、過度發展的食品工業，使得本來只需要攝取營養物質的人體，連色素、防腐劑、反式脂肪、品質改良劑……都要概括承受。人體機能本該是收受水穀精華，再轉為臟腑所需的氣血，以維持人體各部位的運作以及免疫、內分泌的平衡。這些不自然的東西造成脾胃消化上的負擔，消耗了脾胃的「氣」，脾胃氣弱，臟腑之間的氣血流動就會不足，逐漸造成發炎、五臟失衡的體質，身體大大小小問題漸漸就浮現出來。

吃對好食物，造就好身體

食物不會馬上改變身體，卻會點滴累積身體之中，塑造我們的體型，形成我們的體質。

光是改變飲食中的一個環結，就對身體造成很大的影響，類似的例子屢見不鮮。我常跟患者說懷孕前調整飲食淨化身體，讓身體維持在好的狀態，就像是為家裡除舊佈新，迎接新成員。有了孕育下一代的意念，讓對的食物來加持，調出好體質，子宮、精、卵都養好，懷孕就能水到渠成。

行醫多年，接觸到身體發炎、免疫出問題的患者越來越多，深入不孕症治療的領域後，知道連攸關育齡男女生育大事的精卵品質也逐年下降，我不禁思考，在優越便利的生活環境下，為何大家身體的狀況卻是每下愈況？

病人來看診時，我往往會花不少時間了解每位患者的生活型態，日常作息如何，平時喜歡吃什麼食物，每週的外食頻率，都是了解患者的依據。我發現飲食習慣

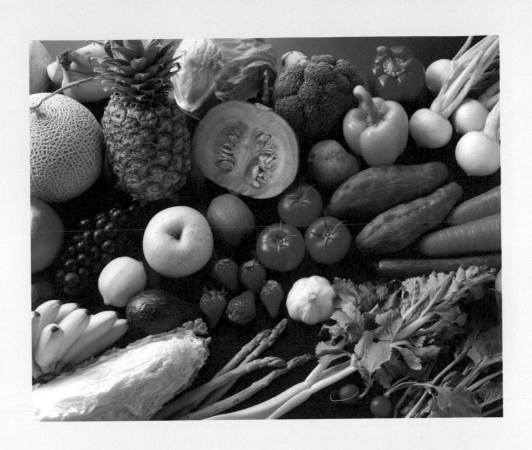

食物 4 性表

食物四性	常見食物
寒	苦瓜、竹筍、西瓜、墨魚、蟹、蛤蜊
涼	冬瓜、絲瓜、小米、大麥、薏仁、茄子、椰菜、芹菜、綠豆、蘋果、柑橘、蘑菇、茶葉
平	粳米、納豆、紅豆、蜂蜜、木耳、雞肉、檸檬、葡萄、牛奶、腰果、黑芝麻
溫	薑黃、蒜頭、洋蔥、茼蒿、韭菜、櫻桃、荔枝、糯米、豬肝、玫瑰花、龍蝦、鱔魚
熱	乾薑、胡椒、肉桂、辣椒

和人體健康息息相關，所謂「對症下藥」，藥物是有症狀時才需要吃，但食物不同，人活著就要從食物攝取熱量和營養，食物是生活的一部分，是每天都會進入身體的東西，無時無刻不對身體發生作用，正因為它和身體的關係這麼密切，可以說，日常飲食對健康的影響更甚於藥物。

掌握食物四性，食療也能自己來

小時候看故事書，總覺得書裡的魔法師很酷，將蛇、蟲、布、木棍……等等丟進鍋裡，就能調出一鍋有魔法的湯，自己下廚之後才發現，原來我們每個人也都可以是廚房裡的魔法師。

提到食療，許多人馬上聯想到藥膳、補品、藥草茶等，這些也是食療的一部分，流傳千年的中醫智慧不但可養生、駐顏、抗老，還能助孕，當然要好好運用。不過，在走進中藥房之前，不妨好好看一看家裡的冰箱，或是逛一逛附近的市場，因為食療之道首先就是吃得對、吃得好。

食療可以先從我們的廚房開始，每一種食物都有寒、熱、溫、涼四性，風寒時或是怕冷的人，可以飲用蔥湯或生薑湯，藉由裡面的精油驅逐風寒；血液循環不佳、或是常常手麻、頭痛，甚至有血栓體質的人，應善用薑黃、蒜頭、乾

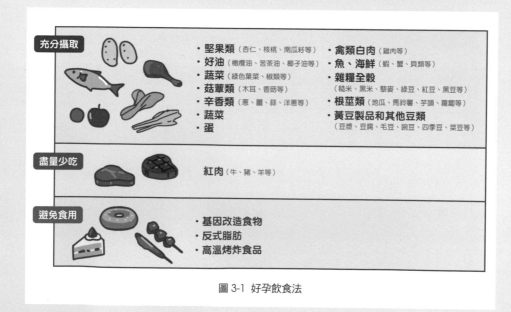

圖 3-1 好孕飲食法

薑、生洋蔥、納豆等含有促進血液循環功效的食材；吃到燥熱食物或熬夜上火的時候，可以多吃點苦瓜、冬瓜、蜂蜜、木耳等，這些隨手可得的食材，都可以留心應用。

⑥ 大原則教你選對食物

吃多了外食的人，味覺難免受化學調味料影響，一時之間難以辨識食物的優劣，其實好的、對的食物就是能讓身體舒暢又不造成負擔的食物，可以根據幾項簡單的原則選擇：

1 多吃全穀類，少吃精緻澱粉

全穀類有很好的能量，有助平衡身體的荷爾蒙，避免身體產生過多的糖分，同時營養價值亦較高。中醫認為全穀類有很好的補氣作用，例如一大早是最需要補充能量的時候，與其吃些高熱量低能量的食物，不如以糙米做基底加入堅果打杯米漿喝，不僅能量夠，也能讓頭腦清晰。

2 優質的蛋白質

紅肉補身是迷思，紅肉雖然含有大量鐵質，但過多鐵質進入身體後容易氧化，造成血栓體質，建議大家可以多攝取植物性蛋白質，動物則盡量以魚、雞、海鮮等白肉為主。

3 好油很重要

好的油可以改善身體發炎的情況，建議的好油選擇有：橄欖油、紫蘇油、葡萄籽油等。

4 均衡的蔬菜水果

蔬菜有利於疏肝，可幫助代謝掉進入身體的汙染。水果盡量中午以前食用，且最好吃原形，少喝果汁。果汁通常含糖量偏高，喝多會造成糖分攝取過多的問題。

5 盡量自行烹煮

外食的食材和調味料來源都難以控制，自行烹調既安心又健康。尤其是有生育計畫、正在準備懷孕、或是懷孕中的人，合理的體重是重要的健康指標，也唯有自己下廚才能完全選擇適合自己體質的食物。

6 吃真食物而不是吃食品

飲食攝取以真實食材烹調而成的食物為主，少吃化學原料加工而成的食品。強調濃醇香酥的市售食品盡量少碰，選擇經過大自然洗禮、蘊藏土地能量的真食物。我自身採用了圖3-1所示的好孕飲食法，也推薦給大家。

另外，也可多採用當令食材，例如百合盛產的時候，跟蓮子一起燉湯或直接加豌豆炒熟，有安神助眠的作用；早上使用兩片乾薑蒸出薑水，或是加一小隻雞腿或雞胸肉同煮成雞湯，可治鼻子過敏。

藥食同源，湯膳效果佳

我們說「藥食同源」，究竟藥材和食材有什麼不同？食材通常作用溫和，長期食用可以緩慢的改變體質；若想要作用較快速明顯，就會使用藥材，例如想要補血，平常可以多吃蘋果、紅鳳菜、紅莧菜等食物；而想要達到更強的補血效果，就會使用當歸、雞血藤等等中藥材。

調理身體機能，湯膳是很好的選擇。我個人也很愛喝湯，有時就算沒有充足的時間坐下來好好吃一頓飯，至少喝一碗暖身也填胃的湯，身體頓時恢復元氣，舒服不少。在華人世界，煲湯養生早就行之有年，較常見的有港式煲湯及藥膳煲湯，港式煲湯味道好，並擅長使用食材調理，如花膠、干貝等；而我們較習慣選用一些效果溫和、口感較佳的藥材煲湯，如市面上常見的羊肉爐、薑母鴨、藥膳排骨湯等，強度介於食物及藥物之間。想要懷孕或是調理身體的人，我會建議可以先自己試著煲些簡單的湯品來喝，大多都能有不錯的效果。

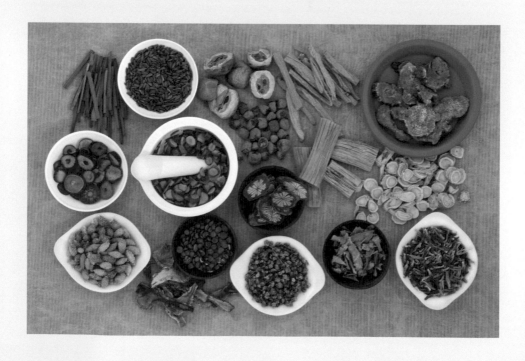

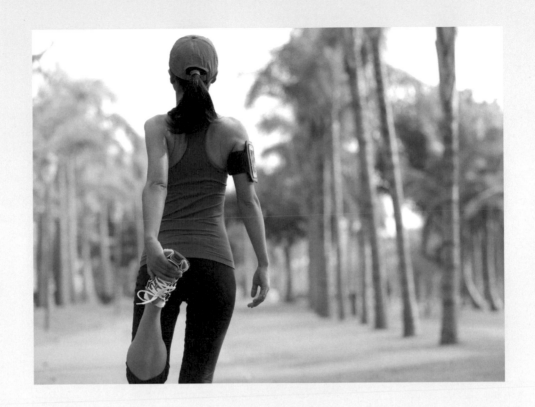

然而在選擇湯品之時，應先評估自己的體質和用量，例如容易上火的人，用來祛寒去腥的薑就不要放太多，或是保留薑皮來平衡薑的熱性；身體寒涼的人，涼性的藥材就少用一點，食物有其寒、熱屬性，取得平衡就能達到好的調理功效。

現代人生活大不同，食補迷思這樣看

我的母親是醫療從業人員，對我從小的飲食觀念便有很大的影響。從我的學生時期，父親就堅持希望母親可以多在營養飲食上面費心。母親燒得一手好菜，最厲害的是她善於利用食物的鮮味彼此搭配，鮮少使用調味品。偶爾外食，父親帶我們吃的也多半是鮮魚湯加飯、青菜。我在台南長大，台南最有名的就是鹹粥、虱目魚粥、清牛肉湯、鮮魚湯，這些都是許多人到台南必朝聖的美食，不難發現這些食物幾乎都是利用食物本身的天然滋味，自然的食材不另外加工。重視飲食的成長背景使我即便離開家，依然重視吃的健康。

投身醫療工作後，照顧患者層出不窮的身體狀況，促使我更進一步思考究竟病從哪裡來？為何跟以前的人相比，疾病的比例逐年上升？

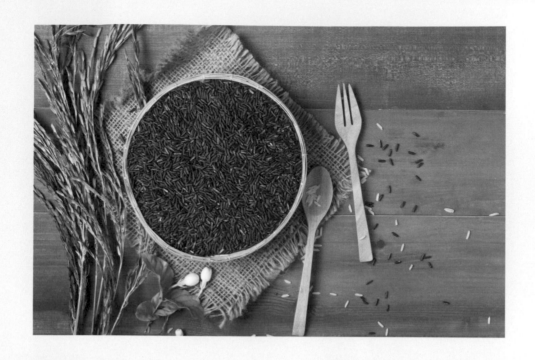

除了醫療科技進步可以協助診斷疾病以外，從宏觀的角度去思考，我們最大的問題出在進入體內的東西──尤其是食物。我找尋一些研究，也證實了我的疑惑，原來飲食對身體的影響可以造成這麼大的差別。

看診中，我常會深入了解病人的飲食習慣，發現其實有些症狀是因為吃錯了食物，或是吃了不適合其體質的食物，導致身體出現問題，例如：有輕度多囊性卵巢症的患者，只要戒甜食、改吃全穀類、不吃精緻澱粉，對於月經週期及排卵就會有幫助；容易長痘痘的人，停掉牛奶及奶製品，多使用橄欖油作為食用油，也會逐漸改善。

有時候只要改變飲食習慣，避開不適合自身體質的食物，吃下對的食物，身體的問題可能就解開了。

「吃補」不如「吃對」

中醫是全人醫療，我們的任務是協助每一位患者發現身體的問題，改善身體的狀況，不依賴藥物，越活越健康。在生兒育女的人生大事上也一樣，給予身體有能量的食物，從源頭改善生育機能。

對於因不孕前來看診的病人，我一定不厭其煩強調低脂、低糖、少紅肉、多海鮮、多蔬菜的飲食原則，有的患者會質疑，吃得這麼清爽，會不會營養不足？其實吃得補才有助懷孕是個迷思，過去由於飲食種類較單調，動物蛋白攝取較少，食物所含糖分和脂肪也不多，導致女性較易有營養不足及子宮虛寒的現象，現在普遍經濟條件變好，飲食習慣也偏向高脂肪高糖分，反映在女性生殖器官上的狀況是子宮寒涼的例子少見，反倒是血瘀濕熱的情況較普遍。既然飲食習慣與體質都已經改變，也就不適合再將早年的食補觀念套用在現代女性身上。

曾有一位病人以為健康的飲食原則從卵子植入後再開始就好，植入前一天還和先生去大啖美食，結果一餐大魚大肉下來，隔天來診所一驗，血栓指數太高，當然不利植入結果，想懷孕就很困難。

也有一位相當年輕的患者，過去有做試管失敗的經驗，轉來我這裡就診，驗血後發現血栓指數異常高，反映在身體的情況是血液十分黏稠，在臨床上來說，胚胎植入後著床不易，所以她的胚胎一直無法成功著床，經過提醒改變飲食習慣將血栓指數降下來，之後就順利懷孕了。

排除免疫、血栓問題，增加好孕生機

現代人之所以不容易懷孕，往往是因為卵子和精蟲不夠健康或是子宮環境不佳。子宮環境不良，主要有兩個原因，一是免疫的問題，再就是血栓的問題。血栓過高，血液黏稠，連血液都難以流動，當然也就不易受孕。在臨床上有些案例是替患者進行檢查後，建議她們吃得自然清淡些，往往也就能如願懷孕。

另外，針對卵巢功能不好的患者，我會特別提醒戒甜食，因為少吃甜食能緩和身體的發炎反應、提升代謝、降低體脂，有助提升「孕氣」。

子宮是寶寶誕生前的家，氣血通暢不瘀滯，寶寶才樂意住下來，夫妻若能在求子過程藉由飲食調養出健康的身體，與孩子的緣分將更早到來。

「食即是藥」是食療的基本概念，結合節氣、地理環境、生活習慣，制定相應的食物配方，健康非難事，藉由飲食力量，從身邊隨手可得的食物取得力量，就能調整生態、孕育生機！

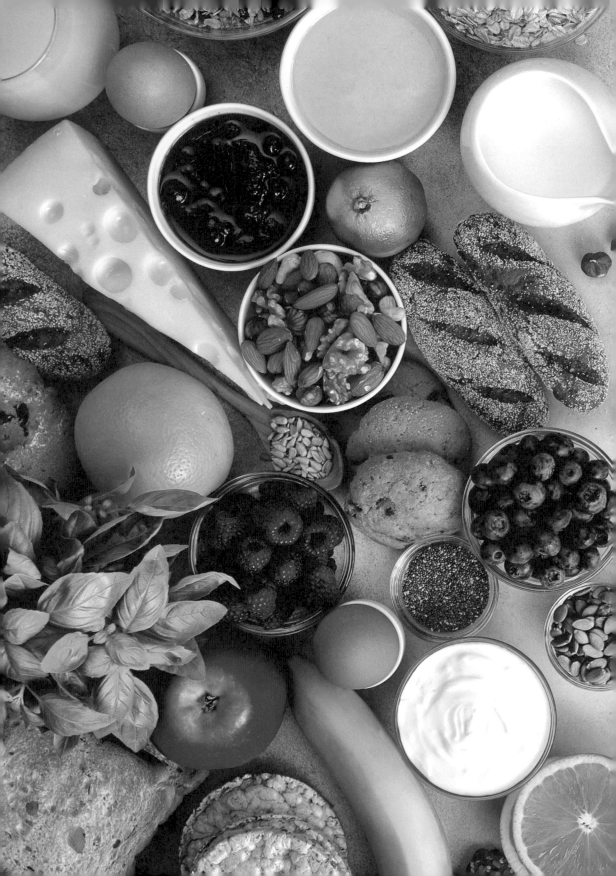

PART

II

體質日常就要養
女生男生這樣吃

Chapter 4
避開飲食地雷，吃對好孕食材

西方諺語：「你吃什麼，就變成什麼。（You are what you eat.）」一點都沒錯，怎樣的食物造就怎樣的身體，如果不從日常的飲食調理做起，就算醫師開了藥，可能也事倍功半。

唐代名醫孫思邈在《備急千金要方‧食治》裡寫道：「夫為醫者，當須先洞曉病源，知其所犯，以食治之，食療不癒，然後命藥。」說的也是以食物從病的源頭治癒身體的行醫之道，食物有其作用，只是我們習慣藥品的速效，忘了日常的生鮮食材就蘊藏了療癒的力量。

食療是根據每個人獨特的生理狀態，藉由大自然動植物四性的基本不同性質，選擇適當的食物，調節養護五臟六腑和氣血的功能，保持和恢復身體的健康。中醫講究的是恢復人的自癒能力，希望能給患者最少的藥物，提供全方位的飲食和生活建議，讓患者從根本改善身體狀況，這才是我們最樂於見到的。

避免飲食地雷，別讓身體瘀滯

大家都聽過「通則不痛，痛則不通」的說法，現代人常覺得這裡痠那裡痛、四肢沉重、昏沉滯悶，在中醫看來，都是體內有害物質瘀積的現象。

曾小姐一直想有個baby，看診時除了擔憂不孕，也抱怨長久以來的免疫問題使身心品質大受影響。我仔細了解曾小姐的身體狀況，建議優先處理過敏免疫問題，畢竟體質不好也難以孕育健康的寶寶。

曾小姐在過敏科驗出對小麥過敏，只好忍痛戒掉熱愛的甜點和所有含小麥的食物，之後不但困擾多年的免疫問題大為改善，也如願自然懷孕了。

想好孕，先減重

體重除了影響身體健康、外貌體態，對於生育方面以及後續懷孕期間的母嬰健康，都是重要的因素。喜愛美食的吳小姐體脂肪偏高，同時屬於痰濕體質，跟她偏好的食物類型也有關係，對她來說，可能少吃才有益健康。體重過重的女性往往多有月經不規則、排卵異常的問題。這是由於周邊的脂肪組織多，會造成身體的雌素酮（E1）濃度較高，對於腦下垂體分泌促濾泡成長素（FSH）產生負回饋（negative feedback），間接造成排卵異常。同時，過度肥胖也易引起胰島素拮抗性（insulin resistance），讓血液中循環的胰島素增加，造成過多腦下垂體LH分泌與抑制第一型胰島素生長因子結合蛋白（IGFBP-1），反而促進雄性激素的產生。這跟多囊性卵巢症候群的機轉有些類似，所以我們發現有不少多囊性卵巢症候群女性易肥胖，同時也有多毛、長痘痘等雄性性徵旺盛的情況。

在卵子數量上，雖然肥胖比較沒有明顯的影響，但體重過重，在進行試管療程時，施打誘導排卵針劑所需的劑量相對提高，取卵過程往往也較會有技術上的困難（如呼吸頻率過大等）。根據統計，肥胖者在胚胎著床率、懷孕率上較正常者來得低，相對的流產率也較高。

不只女性，體重過重的男性也會導致不孕！跟女性的機制相反，體重過重的男性血中雄性素漸少，反而會加快周邊脂肪雄性素轉化成雌性素的速度，有些學者發現過度肥胖的男性，容易精子過少 （oligospermia） 或精蟲活動力不足（asthenozoospermia）。

後來，除了以中藥幫吳小姐排除痰濕瘀熱，她也終於下定決心調整飲食，還走進健身房，減輕了體重，BMI值下降，痰濕體質也改善了，幾個月後就順利傳出喜訊。

體脂肪偏高，也會影響受孕

除了飲食的風潮使得越來越多年輕女性偏好高糖分、高脂肪的麵包及甜點，許多女生即使體型不胖卻有著偏高的體脂肪，連帶影響受孕。

必須小心的 *5* 大類地雷食物

使身體瘀滯的食物往往都披著美食的外衣，外食或選購食物時大家可要睜大眼睛仔細分辨，對於想要懷孕的人來說，以下五大地雷食物一定要小心：

地雷 *1*　反式脂肪

耐熱又不容易氧化的反式脂肪，賦予食物香脆的質地，經過「氫化」加工程序後的植物性油脂，因特殊技術處理而具有耐高溫、不易變質、可延長存放時間的特性，也能使食物增加酥脆口感，更為「好吃」。但是，在氫化過程中，形成有害人體的反式脂肪，並且難以代謝。一旦進入人體，很難被代謝掉，累積成身體的負擔，引起發炎反應，讓血液循環變差，甚至造成血管方面疾病。仰賴血液循環來完成生育任務的子宮，也成了受害者。購買食物時，成分標示如果含有「氫化植物油」、「植物性乳化油」、「精製植物油」、「植物性乳瑪琳」、「人造奶油」等，應避免食用。

地雷 *2*　精製糖的高糖食物

精製糖易造成血糖值迅速飆高，引起身體發炎反應，加速細胞老化，容易生病。

觀察生活周遭可以發現，愛吃糖的孩子可能身高會比較不夠足，不愛吃糖的女生看起來膚況及年齡都會比愛吃糖的女生來得更好。中醫認為大量糖分進入體內會造成脾胃的負擔，脾虛則氣弱，體內溼氣代謝不掉，造成血氣瘀滯，是為致病的原因。

地雷 *3*　油膩的高溫烤炸食物

高溫烤炸食物含有高熱量、高脂肪，易造成肥胖，再者烹調用油在重複且高溫油炸後，會產生難以代謝的反式脂肪，是健康的隱形殺手，也是中醫觀點中形成痰濕型體質的成因之一。所以看似美味的炸雞、麵包、烤肉在眼前誘惑時，就算心動也千萬不要行動。尤其高油加上高糖的食物，會讓血糖、血脂代謝不佳，導致卵巢反應

一般而言，男性的體脂肪正常在14～23％之間、女性約在17～27％之間；成年男性的體脂肪超過25％，成年女性的體脂肪超過30％，就是所謂的肥胖。降低體脂最好的方法就是充足的有氧運動及正確的飲食方式。病人採用我建議的健康飲食方式，加上慢跑、自行車、游泳、有氧舞蹈、跳繩等有氧運動，大多都能自然瘦得健康又漂亮。

人體受孕是環環相扣的奧妙機制，一旦體脂降低之後，卵巢反應變好，卵子發育漂亮，子宮供血充足，成功懷孕的機率也就大為提高。

不良及干擾排卵，不易受孕。在胚胎著床階段，由於胚胎需要足夠的血液供應才能順利發育，高熱量的烤炸食品、精緻點心及過多的飽和脂肪會使血管的發炎指數攀升，血管就像淤塞的水溝，致使子宮供血不足，胚胎發育也會受到影響。

較不易懷孕的朋友通常身體對於攝入的食物較為敏感，如果還常常吃下高熱量的烤炸食品和精緻點心，一而再、再而三刺激身體，恐怕發炎指數會時時飆高，也不利精、卵、子宮品質，必須節制。

地雷 *4*　含化學添加物的加工食品

食品加工科技日新月異，為了增加食物的色、香、味，迅速製造出可口誘人的餐點，發展出各種食品添加物，一天三餐若都是吃這些食物，當下看不出影響，但經年累月後健康及體態便會被改變。飲食是為了攝取營養和熱量，一旦身體必須耗費能量去辨識無法吸收的化學物質，加上脾胃為了代謝過多的添加物，反而耗掉身體的正氣，更加疲憊不堪，只有吃好的食物才能真正補元氣，讓營養精華運送到各個臟腑，使器官好好運作，單純的食物才是最好的食物。

地雷 *5*　避開基因改造食品

醫學上已證實基因改造食品有可能造成身體慢性發炎，造成不孕，也有致癌風險。

哪些食物可能含有反式脂肪？

薯條、雞排、鹽酥雞、泡麵、油條、爆米花、洋芋片、餅乾、沙拉醬、西式塔派、酥皮濃湯、月餅、喜餅、綠豆糕、蛋黃酥、麵包等。

最令人擔憂的是，許多烘焙食品或是高溫烤炸的食物雖以使用高品質油脂為訴求，但精製油如大豆沙拉油，在高溫烹調的過程中仍然會產生反式脂肪，因此還是要小心。

提升孕氣，5 大好孕食物可多吃

運勢好的感覺是什麼？ 情緒明朗、步伐輕快、身體輕飄飄的、頭腦清明、隨時忍不住想微笑、做什麼事都順利……好孕的食物也會給人「明朗」、「輕快」、「愉悅」、「沒有負擔」的感覺，我主張多接收好孕食物的能量，有助提升孕氣。到底，好孕食物有哪些？ 大家可以參考下面這些項目：

1 成分單純的水及無糖飲品

水是構成人體的重要成分，人體重量約有70％是水，血液、淋巴、汗液等身體分泌物都和水有關，無論吞嚥、消化、運送養分、排泄廢物，都需要水的協助才能完成。台灣夏季氣候溼熱，容易出汗甚至中暑，因此補充水分更是重要。許多人把含糖飲料當成主要的水分來源，在喝飲料同時，也灌進了大量的糖分、香料、色素、碳酸氣體、咖啡因，非但不易解渴，這些添加物更會造成身體代謝負擔。每天2000毫升（ml）的水是基本攝取量，水分不夠，血液循環不好。想好孕，就多喝健康的無糖水。

含糖飲料不能代替水，渴的時候，慢慢啜飲常溫的水才能真正解細胞的渴，如果覺得單純喝水味道太單調，不妨喝自製的檸檬水，有淡淡的酸味，還可補充維生素C、抗發炎、加強代謝。運動後或流汗量大時，可在檸檬水中加少許鹽巴補充鹽分，也可作為市售運動飲料的替代品。

茶葉有高含量的各種茶多酚成分和兒茶素，具有抗氧化、清除自由基、抑菌作用，只要慎選檢驗過的茶葉，不加糖的茶水是對身體有益的飲品。夏天時，可將茶葉以開水簡單沖過一次倒掉，再重新裝進冷開水浸泡數小時，就是清新的冷泡茶。不過咖啡因會影響早期懷孕的穩定性，懷孕初期仍要注意喝茶時攝取的咖啡因含量。

2 天然的全食物

添加許多化學成分的加工食品口味誘人，剛開始或許吃來很「涮嘴」，可是越吃越感覺口舌乾燥，口腔黏膩，讓人忍不住頻頻想喝水。這樣的食物因為已經脫離了食物原本該有的狀態，只能稱之為食品，吃多了不僅得不到營養反而會讓身體滯重不舒爽、疲倦，久了更會形成容易身體發炎的體質。

多含化學成分的加工食品或許可果腹，但並不具備滋養健康的功能，還是盡量多食用天然的原型食物，才能開啟好孕。舉例來說，餐桌上一尾清蒸鮮魚、燙地瓜葉、蒸好切片的芋頭、蒜頭蛤蜊湯、醋拌小黃瓜、蕃茄豆腐蛋花湯，看得出魚是魚、菜是菜，灰紫的芋頭、帶殼的蛤蜊、鮮綠的小黃瓜、紅色的番茄、白色的豆腐、黃色的蛋，每一口都知道自己吃的是什麼，吃完後神清氣爽，就是孕育健康的好孕食物。

3 優質的蛋白質

蛋白質是攸關身體組織修護的重要原料，雞肉、魚肉、蝦蟹、貝類都屬於優質蛋白質，植物中的藜麥、黃豆、黑豆、毛豆、鷹嘴豆也含有豐富的蛋白質。而牛、羊、豬等紅肉類由於飽和脂肪較多，吃下蛋白質的同時也吃下許多脂肪，成為身體負擔，也會造成血液粘稠及心血管的負擔，心臟是身體的幫浦，乾淨的血液才可以讓心臟維持良好的運作，因此建議不要作為主要蛋白質來源，偶爾少量攝取就好。

肉類含有人體無法自行合成的必須胺基酸，但是攝取的同時要如何避免吃下太多飽和脂肪酸？可嘗試一週內分散輪流食用不同種類的蛋白質，例如星期一吃蝦，星期二就吃魚類，星期三改吃雞肉，分別搭配貝類，再補充豆腐、豆漿等植物性蛋白質，每一天的食物內容豐富有變化，就能自然吸收到各種營養。

蛋白質攸關細胞的運作，與卵巢運作息息相關，優質的蛋白質有助提升精子和卵子的活動力，想要好孕，吃對蛋白質很重要。

4 多攝取蔬菜、水果

蔬菜中含有豐富的葉酸、鉀、鈣、鎂、鐵、鋅等微量元素，蔬果中的膳食纖維能促進腸道健康，幫助體重控制，減緩血糖上升速度，減少體內脂肪及膽固醇囤積，促進有害物質代謝排出，是讓體內毒素退散、養孕時不可或缺的重要食材。

泌乳激素會影響受孕機率，蔬果在中醫上有疏肝理氣紓壓的功效，可讓泌乳激素等荷爾蒙維持平衡。人體受荷爾蒙影響很大，尤其在生育年齡階段，要說荷爾蒙順了就一切都順了也不誇張，如果覺得情緒特別低落或浮躁，就多吃一點蔬菜，有助於身體壓力的調節。

5 幫身體加對油

油是料理時不可或缺的原料，也是身體的燃料，好油提供熱量和有益身體的成分，劣質的油品則會傷身。飽和脂肪酸在室溫下呈固態，穩定性高，易保存，不易變質也比較耐高溫烹調，缺點是易升高血中的膽固醇值，造成血管硬化栓塞，導致心血管疾病。一般常見的高飽和脂肪酸油品為牛油、豬油、動物性奶油等，不過要注意的是，牛肉、豬肉等肉類，或是蹄膀、香腸、培根、雞鴨皮、奶精、全脂牛奶、起司等豬牛加工製品，雖然不是直接拿來作為烹調用油，卻也隱藏著大量含飽和脂肪酸的油脂。

多元不飽和脂肪酸在室溫下呈液態，油品為橄欖油、芥花油、苦茶油等單元不飽和脂肪酸在室溫下也呈液態，油品有葵花油、花生油、玉米油、大豆沙拉油、葡萄籽油、紅花籽油等。不飽和脂肪酸中某些成分，因為無法由人體自行合成，須由食物中攝取，因此又稱為「必須脂肪酸」。但是，不耐高溫、易氧化，在高溫煎炸情況下易變質產生有毒物，是單元不飽和脂肪酸和脂肪酸的特點，使用上要注意。

用油小常識

◎ **不同的料理方式，該選用什麼油？**
·涼拌菜：橄欖油、苦茶油、芝麻油
·小火炒青菜：橄欖油、花生油、大豆油、葵花油
·中、大火炒菜：橄欖油、苦茶油、芥花油

◎ **起油鍋要等到冒煙嗎？**
任何油品加熱到開始冒煙的溫度，稱之為「發煙點」。油品一旦熱至冒煙，就開始劣化變質，產生自由基，好油也會變成壞油，因此烹調時要注意食物下鍋的時間及火量的控制，不要為了追求美味加大火候反傷了健康。

◎ **動物油、植物油，到底哪樣好？**
阿嬤常喜歡用肥豬肉自己炸油，用來炒菜、拌飯都特別好吃，但這種豬油到底好不好呢？其實在古早年代因肉類少、體力勞務多，動物油脂可提供飽足感，即使攝取較高的熱量，也可在勞動中消耗掉，是符合那個時代需求的食物。但如今生活型態不同以往，工業汙染嚴重，禽畜生長的環境也大不相同，重金屬、藥物殘留及環境荷爾蒙很容易累積在油脂裡形成毒素，尤其未經篩選的動物油脂榨取的脂肪對健康來說更不安全。而且動物性油脂雖有耐高溫、口味香滑的優點，卻容易提高膽固醇，造成血管硬化栓塞及心血管疾病。多數人平日攝取的肉類都已含有足夠的飽和性脂肪，建議最好不要再額外以動物油作為食用油為宜。

◎ **一天到底要吃多少油？**
一般而言，建議每日的烹調油用量約30 毫升（約2大匙）即可。但因食物本身就隱藏了看不見的油脂，如花生醬、芝麻醬、牛奶、鮮乳、鮮奶油、肉類、魚類、堅果，甚至水果中的酪梨，都含有油脂，有時光是一塊乳酪蛋糕所含的脂肪量就已破表，更別提三餐老是在外的外食族，所以建議居家烹調時還是採取少油、適溫、蒸、燙、煮等較清淡的烹調方式。

 為什麼高溫油炸烘烤食物有害健康？

就中醫醫理認為：「正氣存內，邪不可干」，只要飲食正確，細胞就會慢慢被修復。但食物在高溫烹調後，蛋白質、油脂和糖都會產生質變，引起身體發炎，不利健康。現代人常有癌症上身，除了飲食過於精緻，吃下太多營養已被破壞大半的發炎食物，也會加重身體負擔，長期處於虛弱之時，細胞不但無法被修護，反而必須去補身體的耗損，許多慢性病患，例如高血壓、糖尿病患者或是長期臥病的人，因代謝、循環不良，致使修復力變差，即為中醫所說的「正氣不足」，因此更該遠離高溫油炸烘烤食物。

經痛解決了，寶貝也自然降臨了！

從小容易經痛，檢查之後也知道有子宮內膜異位症，本來就比較不容易懷孕。婚後與先生經營公司，工作非常忙碌，對懷孕生子本來抱著順其自然的心態，直到前幾年婆婆因癌症走了，家人花了好一段時間平復，我才有了想生個寶寶為家裡添加新成員的念頭。

不過我的子宮內膜異位已變成了子宮肌腺瘤，若以手術清除患部，子宮功能會受損，也可能再復發；如果不動手術，經期來時就要忍受劇烈的疼痛，因此我就開始嘗試以中醫調理困擾我多年的生理痛，並期待西醫能助我完成懷孕的美夢。

來到愛群，陳曉萱院長從改善我的子宮環境著手，一方面減少我經期疼痛，另一方面也開始營造有利懷孕的身體狀態。院長得知我因工作忙碌，一直都是以外食為主，便提醒我減少外食以避開外帶容器的塑化劑、環境荷爾蒙以及不知名的食材對身體造成影響，鼓勵我自己煮食才能吃到適合自己的養分。

我雖知道常吃外食不好，但以往並不知道飲食對身體影響這麼大。比方以往我很愛喝的牛奶就和乳酪蛋糕等，還有坊間的四物、八珍等補品，其實並不適合我的體質，為了不讓身體機制再受到刺激，並期待寶寶的到來，我起初也只能忍著不去碰，但漸漸也就習慣喝對自己比較好的豆漿。

經過陳院長的中藥調理配合調整飲食後，首先明顯感覺到睡眠品質改善、精神比之前好；自己煮食當然比外食來得清淡，體重也減了幾公斤；鼻塞等過敏狀況改善了。而經過兩、三個月調養後，減少到只在生理期時才會痛，且服用一般止痛藥就能緩解。不過吃止痛藥會讓血液流速變慢，阻礙子宮清理及排毒，所以陳院長還是朝不必吃止痛藥的目標為我逐步調理。本來自己都沒期望生理期時能保有平常的生活品質，沒想到中藥調理五個多月後，不僅肌腺瘤區域稍微縮小了一些，最大的驚喜是我一直不認為自己有可能自然懷孕，沒想到卻自然懷孕了！

但我忽略了自己是狀況較為特殊的孕婦，轉診第二週產檢就發現寶寶的頭圍有點落後，到了第三十週胎兒還是成長停滯的狀況，回到愛群檢查才知道由於我的疏忽，懷孕期間肌腺瘤也持續長大，壓迫到寶寶的生長空間。因為沒有持續做調養，我的羊水比正常量少，加上停止打肝素，都可能是造成寶寶成長停滯的原因。所幸有愛群的中、西醫同步加強處理血液循環，讓寶寶能正常吸收營養，我的飲食也做了些調整，在大家齊心努力下，最後幾週終於讓寶寶的成長追上進度，直到三十八週出生時，雖然稍微輕了些只有2380公克（g），還好寶寶算健康，不必住進保溫箱。

現在說來輕鬆，回想起來其實過程很辛苦，從可怕的經痛、懷孕前期出血到後期胎兒成長停滯，每個階段都讓我心驚膽顫，過去不太相信中醫能有速效的我，竟然靠著中醫和飲食調整如願自然懷了小寶寶，實在非常奇妙，也覺得自己非常幸運！

吃對好孕食材

黃豆

特性：性甘平、補脾、益氣。

功能：孕前有助加強排卵，產後提供蛋白質、有助發奶。

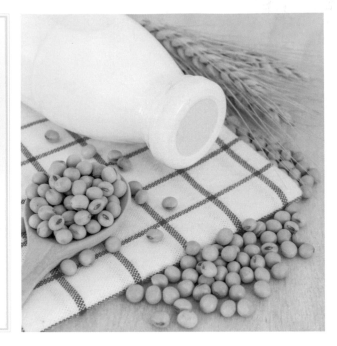

月經來到排卵前吃，補充胺基酸、蛋白質，有助於加強排卵功能，也可改善黃體不足的問題。

黃豆又稱大豆，含有豐富的卵磷脂、蛋白質、膳食纖維、Omega-3、維他命E、鈣、鐵，可幫助膽固醇代謝、抗氧化、預防心血管疾病，是有益女性人生各階段的好食材。針對想懷孕的女性，黃豆健脾益氣，有助孕功效，所含植物性雌激素，適量食用可以協助改善排卵狀況，有時黃體不足與排卵功能不佳有關，因此對於改善排卵後高溫期不足也有很大幫助。

另外對於產後哺乳期的女性，豐富的蛋白質可提供發奶的原料，想要增加奶量時，只要煮一鍋濃濃的豆漿喝下，就可達到很好的發奶效果。不過，無論是想要保健、加強排卵、發奶，都不宜過量，以豆漿來說，一天飲用300毫升是最剛好的量。

好孕TIP

豆漿加熱煮熟，避免腸胃不適

購買黃豆或豆漿、豆腐、豆乾等都要留心挑選非基因改造。有的人喝了外面買回來的豆漿會感到胃腸不適，可能是豆漿未完全煮熟，再次加熱煮沸後就能避免。高蛋白的黃豆製品易受溫度影響而腐敗，要特別留意運送及保存時的溫度。如果是市售豆漿，注意甜度不要太高，以免同時喝下太多精製糖。

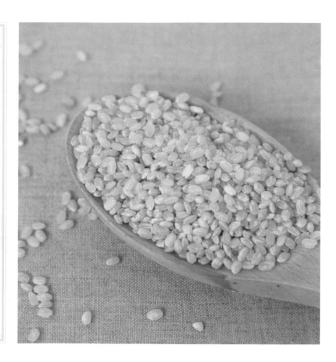

糙米

特性：健脾養胃、補中益氣，有助促進代謝、鎮靜神經。

功能：有助穩定紊亂的內分泌，適合取卵前保養卵巢。

糙米本身有調和氣血的功效，既可補氣亦可養血，還能降低血糖和膽固醇，預防高血壓，對於血脂的代謝也有幫助，而且富含膳食纖維高纖維質，有助代謝體內廢物。《本草綱目》提到糙米能除煩、鎮靜神經、調和五臟，這與它含有具紓緩焦慮、緊張之效的 γ-氨基丁酸、谷維素等成分有關。

中醫認為，女子是以肝為先天，肝除主全身氣血津液之流通外，也與內分泌有關。當臟腑運作失衡，便會造成內分泌失調。壓力大或睡眠不好，可能會導致泌乳素過高，造成排卵障礙或是黃體素不足，直接影響經期，當然不易受孕，所以情緒容易緊張或是壓力大、睡眠不佳的人，更應該攝取糙米來穩定精神。

針對卵巢囊腫體質，中醫會以化瘀藥加強代謝活血，同時也建議以糙米等全穀類取代精製米、麵，戒掉高鹽、高糖食物，增加運動量，使內分泌趨於正常，排卵功能自然變佳，好孕自然就來。

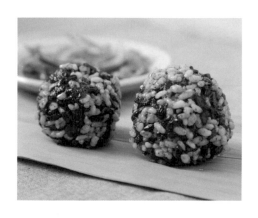

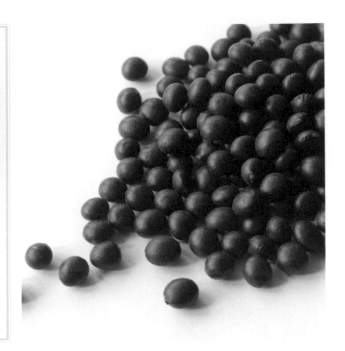

黑豆

特性：性甘平，補腎氣、滋陰、健脾去濕、清熱解毒，利水。

功能：有助代謝血脂、保養卵巢，助孕及產後皆適宜。

黑豆富含植物性蛋白、異黃酮、胡蘿蔔素、不飽和脂肪酸，能代謝體脂，達到降脂利水的功效。許多人以為男性才需要補腎，其實女生也會因腎氣不足而難以懷孕。適合腎氣不足難以懷孕者、有體重偏高問題而不易懷孕者。

黑豆色黑入腎，在古代醫書上記載有滋補肝腎、明目、駐顏的功能，是優良的補腎食品。黑豆同時也是非常值得推薦的助孕食材，因它有許多花青素，具良好的抗氧化作用，含有大量的維他命E，是保養卵巢的重要營養素；蛋白質含量比肉品還多，卻不會額外增加心血管的負擔；最重要的是能協助代謝血脂，血脂的代謝對於排卵功能及助孕很重要，有些女性朋友因體脂偏高，排卵容易不規則，受孕的機率也會下降，因此想加強代謝、為懷孕作準備，可以適量飲用黑豆水。黑豆水也是產後的溫和飲品，有助代謝體脂肪。

好孕Tip

黑豆飲對女性助益多多

煮熟的黑豆味道甘甜，可與雞或排骨一同燉湯，加入米飯同煮也很好。平時可以將黑豆乾炒後悶泡成黑豆茶，是我常推薦給女性朋友的日常保健飲品。對生產後的女性，黑豆水是最好的飲品，不僅促進乳水分泌也有助代謝體脂，我自己就在產後六週內認真飲用黑豆水，輕鬆甩掉十公斤。

養腎黑豆茶

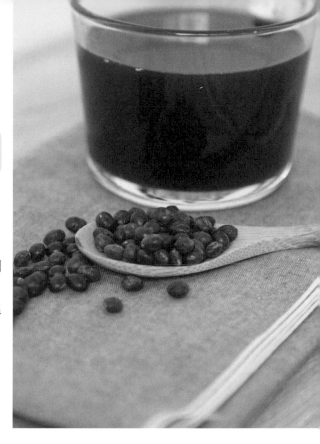

材料

有助代謝血脂、保養卵巢，助孕及產後皆適宜

黑豆若干

作法

1 黑豆洗淨後瀝乾。
2 乾鍋不加油，以小火焙炒三十分鐘直到香味飄出，放涼後以密封罐盛裝。
3 一天使用舀湯的湯匙一大匙量放入保溫杯，滾水燜泡，作為日常飲用。

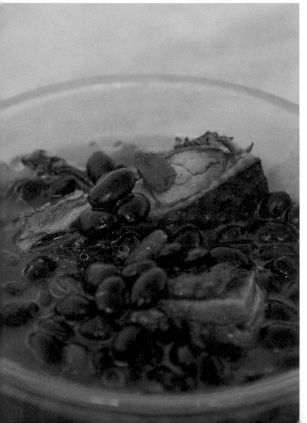

黑豆雞湯

材料

卵巢功能不足調理

黑豆2大匙，雞腿1支

作法

1 黑豆沖洗後，冷水浸泡2小時，若浸泡更久或隔夜請置於冰箱冷藏避免酸敗。雞腿切塊以滾水汆燙後撈起備用。
2 泡過的黑豆濾掉水，連同雞腿塊、去皮薑片入鍋，倒進1000ml的水，大火煮滾後以小火煮40分鐘後即可食用。
3 如果家裡有電鍋，則以外鍋2杯水的時間，燉煮到開關跳起即完成。

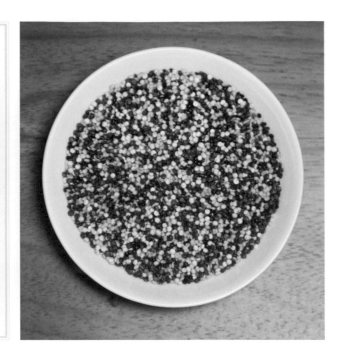

藜麥

特性：含多種胺基酸，不含麩質，是素食者的全方位營養補給。

功能：蛋白質含量高，且含鈣、鋅、錳，有助細胞修復，養卵、養精皆宜。

藜麥含有九種必須胺基酸，且其中所含的多種必需胺基酸是人體無法合成，已被聯合國糧農組織推薦為最適合人類的完美全營養食物。

藜麥的蛋白質含量很高，另外還含有鈣質及鋅。美國研究發現，健康的精蟲也需要鋅，而且足夠的鋅也有助於的卵健康。另外，藜麥含有高量的錳，可以達到抗氧化的作用，幫助細胞修復，對於想懷孕的男女都適合。藜麥不含麩質，非常適合對麩質過敏的人，可說是適合全家人的健康食物。

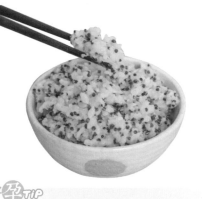

好孕TIP

可先煮熟冷藏，方便日常使用

藜麥可趁有空時先煮好冷藏，要喝時加點熱水及堅果一起打成漿狀就可以飲用，既有飽足感又健康。常常有朋友說不知道早餐吃什麼才健康？一杯藜麥奶加顆白煮蛋、地瓜或蘋果就是很好的選擇。家裡如果有正在長高、發育期的孩童或青少年，晚上可以喝一小杯藜麥奶作為營養補充品。我曾經為三個月身高都不變的孩子每晚補充一小杯藜麥奶，一個月後就長高了1.6公分。

好孕藜麥沙拉

材料

紅蘿蔔半條，煮熟玉米粒2大匙，藜麥80g，蘿蔓生菜2～3片，雞蛋2顆，蘋果一顆，小番茄2～3顆

油醋醬汁

橄欖油3大匙，紅酒醋3大匙，檸檬汁1大匙，楓糖1.5大匙。

作法

1 所有食材洗淨。紅蘿蔔、蘋果去皮，紅蘿蔔刨成絲；蘿蔓生菜洗淨瀝乾，切成1公分寬的片狀。
2 藜麥以細網篩沖洗，加入等量的水以一般煮飯法煮熟後放涼。
3 雞蛋煮熟切片。
4 所有食材排盤，淋上醬汁即可享用。

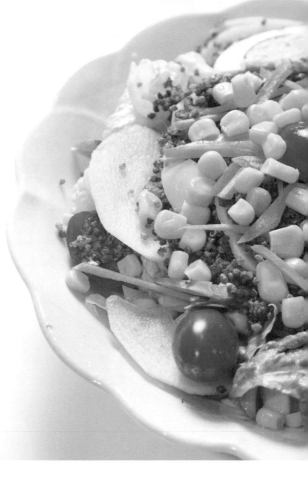

藜麥杏仁奶

材料

藜麥1杯，杏仁果1大匙

作法

1 藜麥1杯放於篩網中，以流動的水輕輕沖洗掉皂素泡泡，直到水變清；加入等量的水以一般煮飯方式蒸煮。
2 煮熟的藜麥和水以1：4的比例，另加入杏仁果，以食物調理器或果汁機打成漿狀。

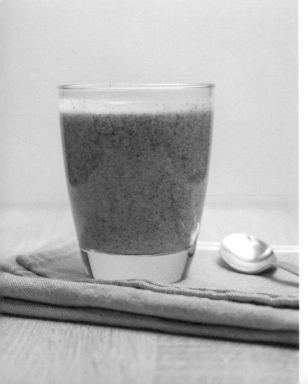

黑米

特性：味甘、性溫，有助滋補肝腎、補氣養血。

功能：特別有益於取卵前三個月的卵巢保養，提升精卵品質。

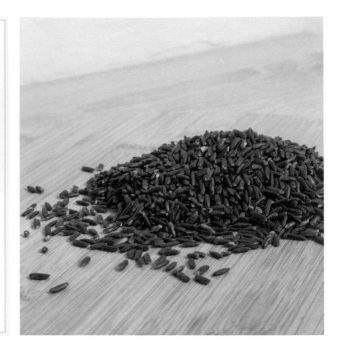

黑米又稱黑秈糙米，可作為日常主食。其味甘性溫，黑色食物入肝腎，具有美容養顏之效。含有豐富的維生素B群和微量元素，外層紫黑麩皮的高含量花青素是天然的抗氧化成分，能有效清除體內自由基，保護細胞，同時改善血液循環，特別適合想要養出健康精卵的人食用。

不過，黑米常被跟外形相似的紫米搞混，兩者都是營養價值高的全穀類食物，同樣具有豐富的花青素、膳食纖維，但常用來做成甜食的紫米又名黑糯米，黏性高，不易消化，且屬支鏈澱粉含量較高的高GI食物，須控制血糖或是腸胃較弱的人得特別留意別吃錯了。

好孕TIP
如何選購和清洗黑米
選購時挑選外表富光澤，掰開後外皮不會呈粉狀而是白色片狀，才是真正的黑米而非白米染色。清洗時可別過度沖水搓洗，以免把珍貴的花青素都洗掉了。

抗氧化花青素
糙米飯

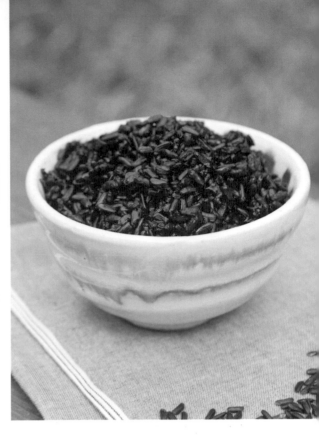

取卵前三個月的卵巢保養，提升精卵品質

材料

糙米1又1/2杯半，黑米1/2杯

作法

糙米和黑米略清洗後，加入米量1.3倍的水浸泡2小時，以一般煮飯方式煮熟即可。

黑米腰果奶

取卵前三個月的卵巢保養，提升精卵品質

材料

黑米1杯，腰果2大匙

作法

1. 黑米略清洗浸泡，米和水量以1：1.2倍的水浸泡半小時，再以一般煮飯方式煮熟。
2. 黑米飯1/2碗、腰果2大匙、熱水300ml以果汁機打勻成漿狀。
3. 以小火稍加煮滾，同時攪拌避免燒焦，熱熱喝更美味。

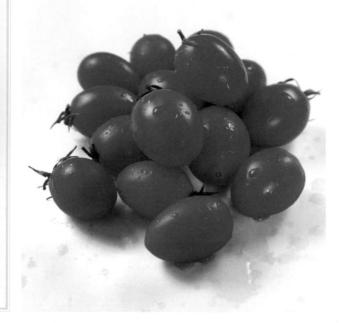

番茄

特性：茄紅素和類胡蘿蔔素能提高免疫力、對抗自由基的破壞。

功能：適合精卵活力不佳、有血栓體質者。

番茄中的茄紅素和類胡蘿蔔素能提高免疫力、對抗自由基的破壞，減少癌症發生，也有很好的抗氧化作用，精卵活力不夠的人多吃有益。另外番茄也有助於維持心血管健康及穩定血壓。

雖然研究顯示加工烹煮過的番茄製品同樣含豐富的茄紅素，但加工過程往往加了鹽、糖及其他成分來調整味道及口感，鈉及熱量都偏高，反而有礙健康，因此建議還是採購新鮮番茄，鮮吃或烹調入菜都好。

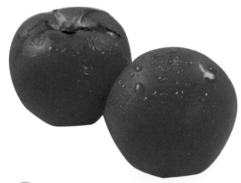

好孕TIP

採購番茄注意事項

採購時要注意，歐美已出現基因改造的番茄品種，雖然台灣目前仍未允許栽種，但是選購時仍要留心。此外，番茄（或其他任何蔬果）如果保存不當會出現腐敗發霉，肉眼雖看不到，但有毒菌絲可能已經蔓生，請整顆丟棄不要食用。

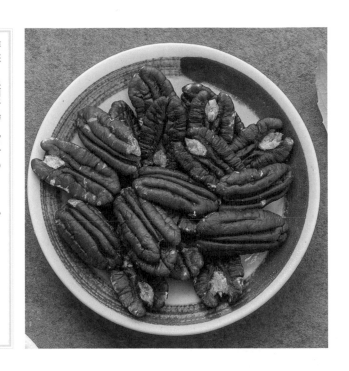

胡桃、堅果

特性：溫補腎陽，富含 Omega-3。

功能：適合備孕到孕期的營養補充，可調節內分泌，幫助身體代謝，有助受孕，也適合有遺精或頻尿問題者食用，有助產後補氣、穩定情緒等。

胡桃含有豐富且對身體有益的油脂，並有很高的Omega-3脂肪酸含量，是醫界公認有利身體代謝，使細胞及系統運作正常的成分，能消除體內發炎物質、調節內分泌、提高免疫力，有助平衡荷爾蒙，順利受孕。Omega-3很重要，可是人體自身無法合成，需從飲食中攝取。

中醫上，胡桃有溫補腎陽的功能，有遺精或頻尿的人可以多食用；胡桃也因為富含油脂，有潤腸燥通便的效果。不過，胡桃等堅果因為有「發」的屬性，易過敏起痘疹的人若會引發過敏反應，可觀察身體狀況適量食用。

什麼是腎氣不足？ 為什麼女生也需要補腎氣？

中醫說「腎主骨，生髓，其華在髮」，腎主宰生長、發育和生殖。腎陰不足，會有耳鳴、精卵不足的現象；腎陽不足的人往往十分怕冷、腳痠，反映在男性生理上則是精蟲活力不佳。現代人因常熬夜、睡眠不足、工作壓力大、飲食習慣不好，以致腎氣衰退，總是易疲累、做事懶洋洋提不起勁、代謝緩慢、早生白髮等，可藉由中醫師診斷調養及透過天然食療滋補腎氣。腎為臟腑陰陽之本，生命之源，腎氣不分男女，不只男性需補腎，女性也該重視腎的調養。

蛤蜊、蝦、蟹

特性：
- 蛤蜊：滋陰、清熱、補肝，有益胃經，含有高蛋白。
- 蝦：味甘、性溫，可入脾與腎，補養元氣。
- 螃蟹：味鹹、性寒，清血熱。

功能：適量攝取可調節女性排卵，適合養精、養卵的男女。在孕期時，清淡鮮美的蛤蜊也能補充孕期必要的營養和元氣。

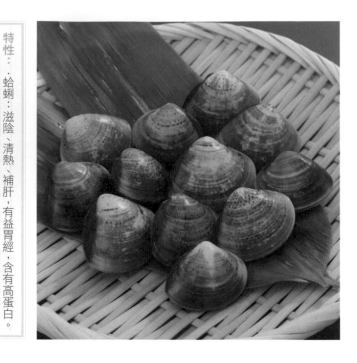

適量的海鮮對想懷孕的男女都有好處，蝦子屬性溫和，有補養元氣的功效，螃蟹味鹹性寒，可清血熱，如果擔心蟹的寒性，不妨在烹調時加入薑同煮，可兼顧蟹的營養又有袪寒效果。對於另外，部分排卵反應不佳的女性，也可以適量攝取海鮮，尤其適合排卵期不太有分泌物的人，但是對於荷爾蒙反應比較敏感的女性，例如容易提早排卵，或是易發生子宮內膜異位、子宮肌瘤、巧克力囊腫的女性，則要適量食用。

蝦、蟹等海鮮含大量的鋅，鋅和精蟲的活動力以及數量有關，同時對精卵的健康有重要的影響，準備生育的男女建議每日鋅的攝取量為12～15毫克（mg），也不要過量。懷孕婦女每天需25～30毫克的鋅，有助於寶寶大腦發育及順產，除非特殊狀況，就需要與醫師討論。

好孕TIP

妙用蛤蜊

蛤蜊是高蛋白、低膽固醇的食物，本身已有天然的鹹味，蒸或煮後的湯汁不必加鹽或調味，可吃到最鮮美的風味。我常將蛤蜊湯加入煮好的稀飯，再丟入薑片去腥袪寒，成為滋肝養脾的元氣粥品。

冬瓜蛤蜊湯

有益精卵，具有降血糖的功效，
適合多囊性卵巢患者

材料

冬瓜1節（約3～5公分厚），蛤蜊半斤，
去皮薑絲

作法

1 冬瓜去皮切塊；蛤蜊洗淨吐好沙。
2 冬瓜先煮熟呈略透明狀，在煮滾的
　狀態下放入蛤蜊、薑絲略滾煮1～2分
　鐘，蛤蜊全開即可熄火起鍋。

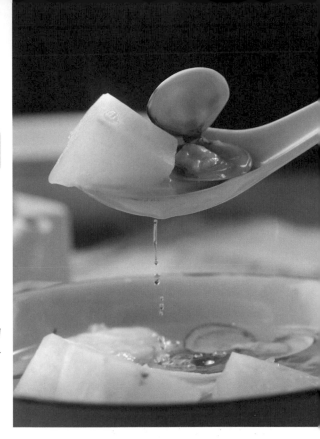

蛤蜊蒜頭雞湯

有益精卵

材料

雞腿1隻，蛤蜊500g
（約12顆），蒜頭
數粒，薑數片，水
1500ml

作法

1 雞塊切塊，放入滾水汆燙去除血水，撈起用冷水沖去浮
　沫；蒜頭去皮切碎。
2 雞塊加入薑片、蒜粒、水，大火煮滾後轉小火繼續燉煮
　約30分鐘。
3 將吐過沙洗淨的蛤蜊倒入雞湯，煮到蛤蜊全開後熄火。

地瓜葉

特性：疏肝解鬱，解毒。

功能：計畫懷孕的男女平時多食用，另外也適合肉肉體型、須控制血糖者和多囊性卵巢症候群患者。

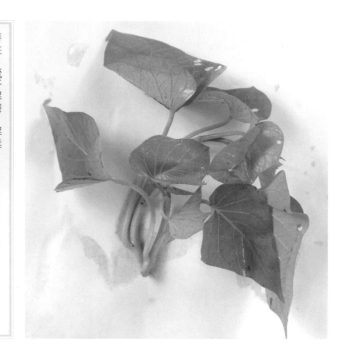

台灣地處亞熱帶，四季盛產豐饒多樣的農產，當患者問我：「吃什麼對懷孕有幫助？」我總是說當季的綠油油蔬菜最好，深綠色蔬菜富含維生素B、C等抗氧化維生素、鈣、葉酸等，可以清除自由基，修復身體組織，增強身體活力。

中醫養生說法「色青入肝」，綠色蔬菜有益於舒肝解鬱，容易緊張、壓力大的人，多攝取綠色蔬菜可平衡荷爾蒙、輕盈身心。若是更嚴重到覺得身體沉重，疲倦如何都無法消解、精神壓力過大，可以試試連續三、四天採用蔬食飲食，會發現身體變輕盈，心情也輕鬆了。

春天的青椒、莧菜；夏季的過貓、山蘇、川七、空心菜、蘆筍；秋天的紅鳳菜；冬天的茼蒿、芥藍、油菜都是有益身體的綠色蔬菜。

四季都常見，價格廉宜的地瓜葉更是CP值最高的深綠蔬菜，它可以抗高血脂、高血糖、高血壓的三高症狀；高纖且有助加速代謝，能將因化學添加物、反式脂肪堆積而形成的毒素，或是囤積多餘的油脂等不良物質排出體外，達到解毒功能。

地瓜葉所含的楊梅素可以降低血糖，有多囊性卵巢體質、肉肉體型的人必須格外注意內分泌和血糖的穩定，常吃地瓜葉有很好的助益；地瓜葉對產後女性也有助通乳發奶，另外它補中益氣、生津養血潤燥，常外食的人有機會可多吃。

蝦皮地瓜葉

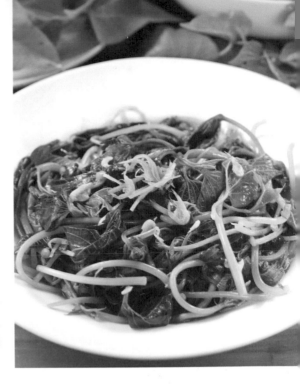

> 有血糖控制問題，多囊
> 性卵巢症候群之女性

材料

地瓜葉1把，蝦皮1大匙，薑絲少許，醬油適量

作法

1 地瓜葉挑去老莖，留下嫩莖及葉。蝦皮以冷
  水稍微沖洗。
2 以少許油潤鍋，冷油狀態下放入瀝乾的蝦
  皮，開小火稍微爆香後，加2小匙水及地瓜
  葉、薑絲，蓋上鍋蓋稍微燜煮，待菜葉變深
  綠後熄火，淋少許醬油拌勻即可起鍋盛盤。

薑香紅鳳菜

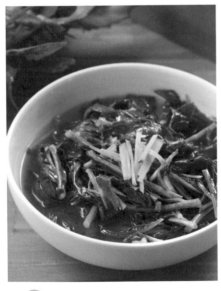

> 富含植化素，可對抗自由基，
> 促進精卵品質，補血助孕

材料

紅鳳菜一把，老薑，芝麻油1/2茶匙，鹽少許

作法

1 摘取葉片、洗淨；老薑去皮、切絲。
2 鍋中放約3茶匙的水，丟入紅鳳菜和薑絲。
3 中小火燜煮約2分鐘至菜葉變色變軟，灑適
  量鹽。
4 淋上芝麻油，輕輕拌炒均勻就起鍋。

好孕TIP

好孕烹調之低溫水油燜拌法

利用水和鍋氣來煮青菜，可減少油的使用，我稱之為「好孕烹調之低溫水油燜拌
法」，最後才淋上些許麻油，就香味四溢了。紅鳳菜和老薑可以活血，有助改善
身體循環。

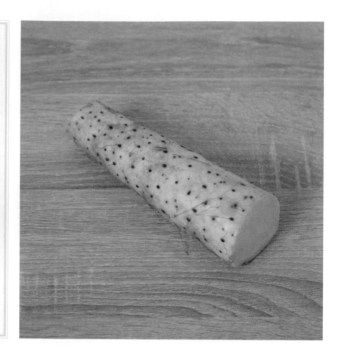

山藥又稱山芋，經過加工作為中藥材稱為「淮山」。山藥含有可萃取出DHEA成分的物質，對於黃體不足、排卵功能不佳者，可改善排卵、提升受孕成功機率。山藥也能改善潮紅、心悸、情緒不佳等更年期症狀，也有降血糖、降血壓、抗氧化等作用，有助穩定情緒，是良好的抗壓食物。

有人擔心山藥吃多了會不會過度刺激荷爾蒙分泌反而產生副作用？其實山藥所含成分是作為體內生成荷爾蒙的前驅物，並非直接產生荷爾蒙，一般正常飲食攝取下都很安全，除非每天吞下一斤的山藥，否則並不會有不良影響。

山藥本身具有穩定血糖的功效，且能健脾補氣，固精止帶，用在對的地方對身體很有助益，它對於脾虛容易有白帶的女性有不錯的效果，例如常有女性朋友描述有水狀分泌物的症狀，如果不是因為感染而造成，就是所謂脾虛的現象，可以食用山藥來調理。

中醫調理人體的重點就是要陰陽平衡，曾經有一位女性朋友在試管療程休息中，因為有白帶的問題，使用含有山藥的中藥進行調理，後來竟然也驚喜地自然懷孕了，中醫的理念就是把身體的問題解決，一旦身體狀況平衡了，好孕就會自然來。

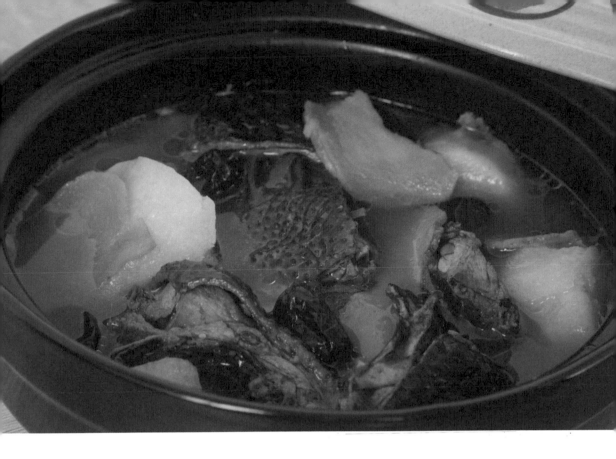

山藥雞湯

改善黃體素不足、排卵功能不良

材料

雞腿1支
山藥100g
薑數片

作法

1 雞腿切塊放入滾水汆燙去除血水，撈起用冷水沖去浮沫；山藥去皮切滾刀塊。

2 雞塊加入薑片、水，大火煮滾後轉小火繼續燉煮約20分鐘。

3 山藥倒入雞湯煮至熟軟，少許鹽調味後即完成。

什麼是 DHEA ？

DHEA是一種由腎上腺分泌的類激素，又稱脫氫異雄固酮、腎上腺皮脂青春素或是抗壓力荷爾蒙。DHEA的分泌會隨著年齡遞減，因而出現老化現象，若指數偏低，會導致疲倦、焦慮、失眠等症狀，如果能適度補充，有助延緩老化、抗衰老。

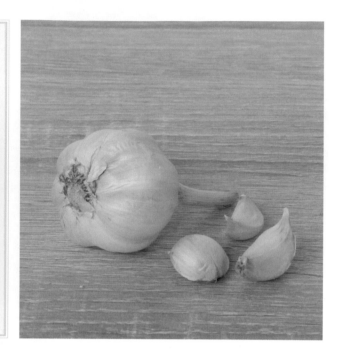

大蒜

特性：味辛性溫，溫中解表，提陽氣。蒜頭可抗血栓、抗發炎、提升免疫力。

功能：血液循環不良、代謝緩慢者。

中醫認為大蒜有提陽氣的功效，陽氣足則邪病不入，近年來醫學研究已證實大蒜獨特辛辣味中的大蒜素及多種硫化物成分有殺菌、清除自由基、抑制癌細胞、強化免疫力等功能，可說以科學驗證了老祖宗的醫療智慧。

大蒜也有防止動脈硬化、抗氧化、促進代謝的功效，剝皮後若能在空氣中靜置十分鐘，會產生更多大蒜素和硫化物，保健效果更佳。生食大蒜對健康效果最好，但對腸胃較刺激，可用糖醋汁浸漬成酸甜的糖醋蒜，或是低溫加熱食用油後浸泡大蒜做成大蒜油。大蒜經過高溫煎炸後，會破壞有效成分，吸飽炸油的香酥質地反而變成有礙健康的地雷食物，反而不宜食用。

好孕TIP

挑選大蒜的祕訣

蒜油可取代一般食用油，用來涼拌青菜、拌炒義大利麵等，十分方便。台灣的蒜頭產地以彰化、雲林、嘉義所產的最佳，盛產期約從清明前後到初夏之間，購買時挑選蒜瓣較小、指腹輕壓有結實感，外型飽滿、外皮結實、無蟲蛀、沒有傷痕的較好。產季之外，市面上仍有囤貨或是進口蒜頭可供選擇。

糖醋蒜

提陽氣，有助改善血液
循環不良、促進代謝

材料

大蒜500g，米醋500ml，砂糖120g，鹽一
小撮

作法

1 大蒜以刀背輕壓，讓皮好剝之外，也易
   釋放蒜素。去皮後靜置一下。
2 米醋、砂糖、鹽一同入鍋，煮至糖溶化
   後放涼，倒入蒜瓣，裝罐冷藏約1個月
   後食用。

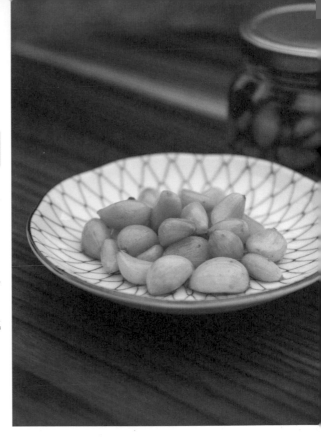

蒜油

提陽氣，有助改善血液
循環不良、促進代謝

材料

大蒜50g，食用油200ml

作法

大蒜以刀背壓裂去皮後，靜置一下。

食用油隔水加溫到比體溫高一點的熱度，
趁熱放入蒜瓣後即熄火。倒入可耐高溫
的玻璃密封容器，常溫保存，盡快使用完
畢。

蘋果

特性：甘、涼，益胃生津止渴，健脾止瀉，補血安神。

功能：適合血糖不穩定、體重偏高者。

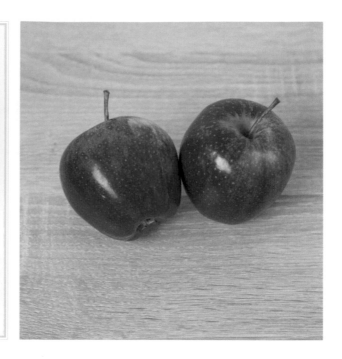

蘋果含有多種營養素，又有記憶果、智慧果、平安果的美稱。蘋果含有鋅，對於想要好孕的男女是很好的食物，也含有維生素C及鐵，兩種成分同時攝取對補血的效果最好；同時能降低身體的壞膽固醇，對保護心血管、促進代謝很有幫助。

蘋果對大腦的學習及記憶有幫助，我自己和家人也習慣每天早上吃一顆蘋果，對一整天的學習、工作情況以及心血管都很好。平時常外食的人不妨準備一、兩顆蘋果洗好帶著出門當點心，隨時均衡一下健康。

我曾有位患者結婚後準備好想迎接小寶寶到來，卻遲遲等不到好消息，檢查後發現排卵功能不錯，丈夫的精子狀況也良好，但在中醫辨證上有血液循環的問題，且她明確表示不喜歡中藥的味道，我只好在針灸之外建議她試試一天一顆蘋果加洋蔥、薑片打成果汁喝下，她照做之後，不多久果然就順利懷孕了，相信好的食療也從中幫上不少忙。

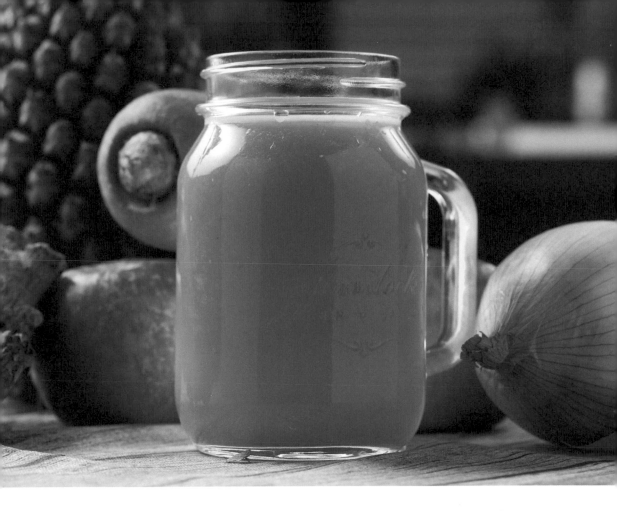

血管淨化蘋果汁

可加強血液循環，有助常覺
小腹冷、寒性痛經的女性

材料

蘋果一顆，洋蔥適量，薑
片1-2片，紅蘿蔔50g

作法

將所有食材加水放入果汁機中打勻即可飲用。

好孕TIP
口味獨特，可自行調整

這道飲品專門加強血液循環，效果很好，不過味道有點特別，可依自己能接受的
味道調整用量，洋蔥若能加到1/4顆最好。

特性：養陰、健脾、補肺

功能：富含蛋白質、維生素A、維生素B群、卵磷脂等，可補養身體。

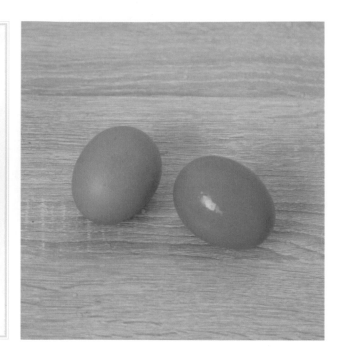

雞蛋自古就被視為養生珍品，物質生活不富裕的年代，新鮮雞蛋往往被當成饋贈的禮物，可見古人已知小小一顆蛋是補養身體的好食物。雞蛋的優點在於小小一顆蛋蘊藏人體所需的所有營養素，其中蛋黃的營養高於蛋白，維生素A更是只存在蛋黃中。如果早上來不及準備早餐，我會以一顆水煮蛋加蘋果作為早餐。

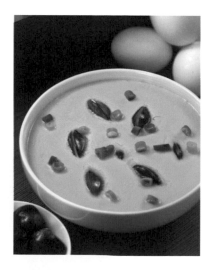

蛤蜊蒸蛋

適合懷孕五個月的婦女補充營養

材料

蛋1顆，蛤蜊10顆，豆腐100g，蔥一段，滴雞精60g，薑2片

作法

1 蛤蜊洗淨吐好沙；豆腐切小塊；蔥切成蔥花。

2 蛋與滴雞精一同打勻，放入豆腐、蛤蜊、薑片，灑上蔥花。

3 蒸鍋中放入1000ml的水煮滾後，放②，蓋上外鍋蓋蒸到蛋熟及蛤蜊即可食用。

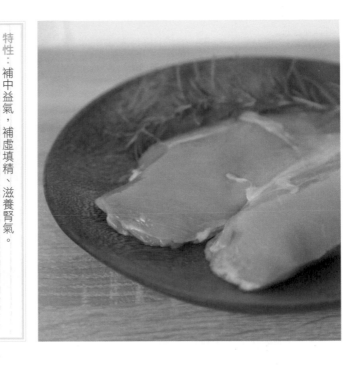

雞肉、滴雞精

特性：補中益氣，補虛填精、滋養腎氣。

功能：對容易疲勞的想孕男女都可食用。

古代專為皇帝打理膳食的食醫很愛用雞來入藥膳，《本草綱目》中提到雞肉的特性是：「甘，溫，無毒。」自古就常和各種藥方及食材共同燉煮，作為食療之用，注重養生的皇帝尤甚熱中補腎的湯膳，像是清朝的皇帝在中國歷史上算是養生有方，也較長壽。

現在市面上也有專人熬製的滴雞精，為忙碌的現代人提供多元選擇。單以雞肉濃縮萃取出的滴雞精富含胺基酸、分子細小、營養濃縮適合作為準備懷孕、懷孕初期、產後的調理，不過可不要卯起來拼命喝，一天補充約60ml的量就能溫和補腎益氣。

什麼是「養精填髓」？

精是構成人體的重要物質，例如營養物質、精卵、血液等都算，與人體的許多運作都有關。精在中醫的範圍很廣泛，狹義之精主要與生長、生殖有關，指的是腎精及腎精所化的腎氣，而廣義之精，除了腎以外，還包含我們吃進去的食物轉化而成的營養物質、以及人體的氣血津液。

《素問 陰陽應象大論》指出：「精不足者，補之以味」，精是由人體的營養物質所轉化，因此當所謂的「精」不夠時，應當補之以味，而這「味」就是使用血肉有情之品，指的就是動物藥材，這也是為何現在提到助孕，常會使用紫河車、阿膠、龜板、鹿茸、牛乳、人乳等藥材。古代人就懂得熬煮濃郁的雞湯來補「精」，我也曾經有居住國外的患者施打排卵針時，為了讓取卵更順利，當地的醫師請她每天喝一公升的牛奶，雖然國情不同因此慣用的食材不同，但這是不是與我們古代的「使用血肉有情之品來補精」的理論不謀而合呢？

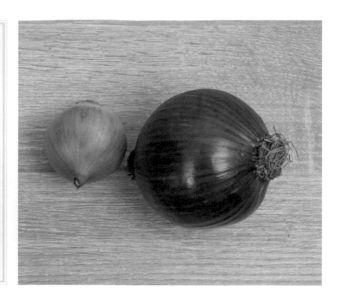

洋蔥

特性：味辛，性溫，健脾補肺。

功能：理氣和胃健脾，改善血脂血糖，散風寒。

洋蔥含有類黃酮成分，血液黏稠的人食用有助抗血栓；硫胺基酸有降血脂和血壓功效；槲黃素有抗氧化、抗發炎功效，生食洋蔥有殺菌功效，鼻過敏的人也可多吃生洋蔥緩解症狀。

除了胃功能不好的人以外，我推薦每天吃半顆生洋蔥，生洋蔥在抗血栓及膽固醇的代謝上效果較好，即使不習慣生食，非要加熱烹調，也盡量快炒一下即起鍋，維持辛味及脆度才能保留其功效。

外型較圓扁的本土洋蔥產季約在農曆年前後十二月到三月之間，甜度高、肉質厚、口感爽脆，快炒或涼拌最能享受其風味，進口洋蔥則四季都可買到。

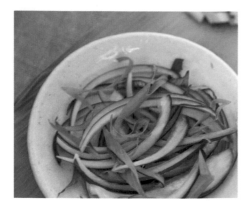

醋漬洋蔥

抗血栓，改善膽固醇代謝，有助計畫懷孕的男女

材料

洋蔥，果醋

作法

1 洋蔥切細長條，加果醋浸漬入味。
2 冷藏冰鎮後更爽口。

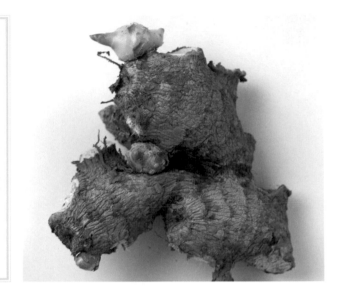

市場上常見的薑不但可為食物去腥提味，還能幫助身體發汗、去除體內寒濕。

薑又分生薑和乾薑，生薑含精油成分，走表，對身體的祛寒效果較好；乾薑蒸過再曬，走裡，可以去掉臟腑沉寒，還有可以治療寒感腹痛。畏寒、怕冷、流清稀鼻涕的風寒型感冒，辛溫的薑湯也能祛寒，緩解病症。薑是日常可以自行運用的好食材，但是胃不好的人，如胃發炎、胃酸嚴重者則要注意用量不要太多。

現代上班族長時間待在有空調的空間裡，又缺乏運動流汗的機會，濕寒鬱積體內久久不散，代謝變差，建議可在飲食裡多用點薑，生薑可發汗、祛寒，乾薑有溫中功效，幫助體內循環，去除體內寒氣，暖宮也助孕。

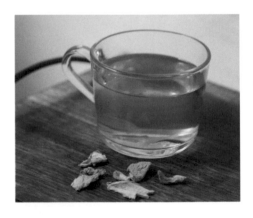

薑茶

> 溫裡散寒，改善血液循環

材料

去皮老薑數片，切片備用

作法

薑片加一碗水，放入電鍋蒸煮約15分鐘，溫熱飲用。

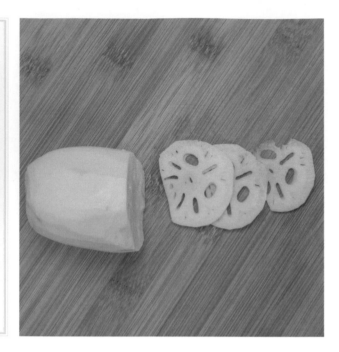

蓮藕

特性：味甘性寒，清熱生津，涼血散瘀，健脾開胃。

功能：熟食為溫性，補氣，健脾，養血，有助改善血瘀體質。

蓮藕是高纖食物，可促進腸胃蠕動，也是血管的清道夫，能將沉澱於血管內的雜質清除，是許多中醫都推崇的活血化瘀食物。

入秋後到農曆年間是蓮藕的盛產旺季，盡量挑選外形飽滿、藕節短、藕身粗且大小一致，平整且沒有明顯傷痕的較佳。

蓮藕所含的多酚成分遇空氣會氧化變黑，雖不影響食用與營養，但賣相較差，可以切好馬上放入沸水稍微汆燙，或是立刻浸入加了醋水（2杯開水兌2小匙醋），之後烹調成料理仍可保持嫩白。

血液循環跟懷孕有什麼關係？

本書介紹的好孕食材大多都有助血液循環。因為在臨床上我們發現來求診的患者呈現痰濕血瘀體質的比例逐漸上升，主要跟現代飲食環境有關，外食比例增加、高溫烹調的食物多、奶油、飽和脂肪攝取過多、反式脂肪使用比例增加，都會提高身體發炎的機會。不僅這些食品本身就容易導致血液變黏稠，身體發炎也會使加重此問題，造成血行不良，若不得已必須常外食，建議多選擇可活血化瘀、促進血液循環的食物。研究上也發現，血液循環較好時，女性的排卵功能也較佳，子宮的血液供應足夠，胚胎成功著床的機率也會較高。

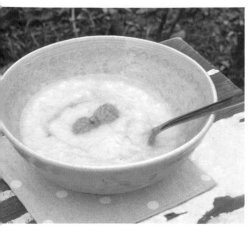

蜂蜜蓮藕泥

材料

蓮藕一段，水，蜂蜜

> 改善血循，促進代謝有利精卵

作法

1 蓮藕削去外皮切片，入水煮5分鐘至水滾後撈起。
2 加少量水及蜂蜜與蓮藕一起打成泥。

蓮藕蘋果汁

材料

蓮藕一段，蘋果一顆

> 改善血循，促進代謝有利精卵

作法

蓮藕削去外皮切片，入煮滾的水煮約5分鐘，煮好後撈起，與少量的開水、蘋果一同打成汁飲用。

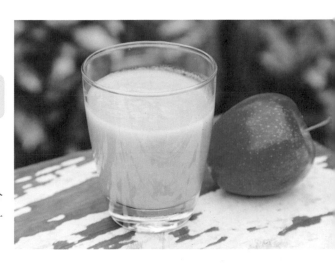

涼拌檸香百香果藕片

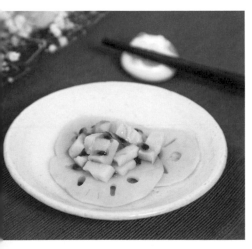

材料

蓮藕一段，百香果，檸檬

> 促進代謝，抗氧化，提升精卵品質

作法

1 蓮藕切薄片，入滾水汆燙一下放涼。
2 百香果挖出果泥。檸檬搾汁。
3 蓮藕片、百香果泥、檸檬汁與蓮藕片一起浸漬冰鎮入味。

桑椹

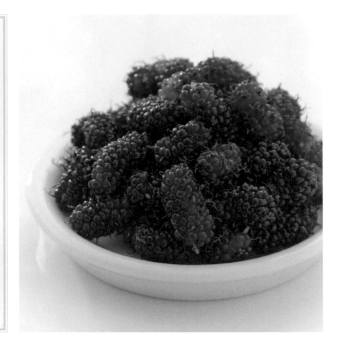

特性：味甘性寒，補血養陰、入肝腎。

功能：有益卵子及卵巢保養，也適合血虛腎不足、易生白髮者。

女性朋友多半會關心補血的問題，清明節前後約一個月為桑椹季節，可以多吃酸甜的新鮮桑椹補血兼養顏。桑椹含有鐵質和維生素C，維生素C可以幫助鐵質的吸收，是血虛時的補血良品；桑椹紫黑色的漿液含有豐富的花青素，是天然的抗氧化劑，可以保護細胞免於自由基傷害，延緩老化，是助孕的好食材。很多女性有睡眠不佳、便秘的問題，桑椹有安神、生津潤腸之效，對入睡、排便都有幫助。另外桑椹滋陰、養血也明目，白髮多或有眼睛乾澀現象多吃可改善。

只是要特別提醒，為了調和酸澀的味道，市售的桑椹果醬多半加了大量的糖，所以最好還是趁每年桑椹產季採購現採的桑椹鮮吃或自己熬醬減低用糖量。

 中醫常提到的「滋陰」是什麼？

中醫裡的「陰」指的是體內清涼滋潤液體的總稱，當人的體液充足時，顯現的狀態是皮膚光澤潤澤、唾液分泌正常、大小便正常等；陰不足時，則有眼睛酸澀、口乾舌燥、黏膜乾燥、大小便不順暢等現象，這時就需要滋陰以達到滋養潤滑的功效。

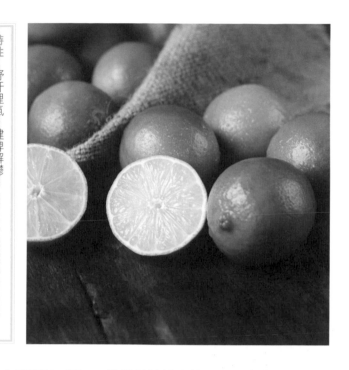

穩定的情緒有助子宮內膜維持正常的厚度，利於胚胎著床。新鮮的奇異果和檸檬等水果富含維生素B群、鈣、鎂與色胺酸，有助代謝和腦中的神經傳導、使情緒穩定、抗憂鬱、提升睡眠品質。中醫認為帶有酸味、綠色的食物能舒肝理氣，在營養學的觀點，這些食物因富含鉀，而有減壓、對抗焦慮之效，所以奇異果、檸檬可說是紓壓解鬱的「快樂食物」。

檸檬是鹼性食物，除了高含量的維他命C可以修復身體的發炎，檸檬果皮含的檸檬烯成分能強化呼吸系統，也有助澄淨思緒。溫檸檬水可降血脂，是有助改善血栓體質的保健飲品，帶皮的檸檬水也有促進代謝的作用，因此備孕中但不得已得經常外食的人可常飲用檸檬水，一來代謝外食所帶來的負擔，二來多攝取維他命C改善發炎體質，提高懷孕的機率。

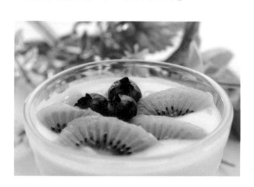

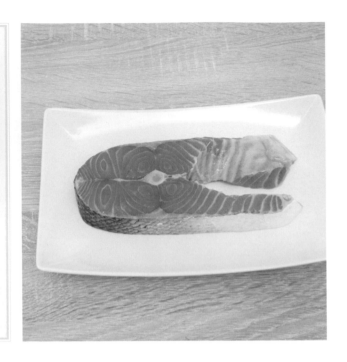

鮭魚和深海魚

特性：富含優質的蛋白質、維生素 B、D、E 和 Omega-3 脂肪酸等。

功能：計畫懷孕者，孕婦和哺乳中的女性都適合。

鮭魚和深海魚含有對人體有益的魚油，能提供多種營養素，尤其是其中的維生素D和Omega-3脂肪酸成分，可以抑制身體的發炎；深海魚所含的DHA和EPA較高，長期食用可以防止血栓，也能改善過敏體質。

許多人不易受孕是因為身體長期慢性發炎和過敏，就像身體裡闖了好幾個戰場，每一次的打仗都讓身體的五臟耗掉許多氣，氣本該拿來供應五臟循環所需，及提供身體的元氣，當這氣需要拿去消炎打仗，戰力自然就會變弱，久而久之就會影響五臟的運行，進而影響內分泌和受孕。身體長期慢性發炎和過敏、攝取不當的飲食、作息不規律都有關聯。另外也有研究發現，當卵巢的血流阻力較低，排卵狀況也會比較好，因此多攝取這些抗發炎的油脂，不僅有助於排卵，同時也能使子宮的血流狀況較佳，就能助孕。

懷孕期間也可以從天然的食物去補充DHA，建議一懷孕就可以開始，如果懷孕初期因為孕吐吃不下，也可以等中期繼續補充。孕期建議每週至少340公克以上的鮭魚等高DHA海鮮，多食用這類海鮮，可以維持子宮血液通暢，預防早產，同時懷孕時攝取足夠的DHA，產後較不會出現憂鬱的情形，多吃鮭魚不僅對媽媽身體好，同時對寶寶的腦部及眼睛發育也很有幫助。

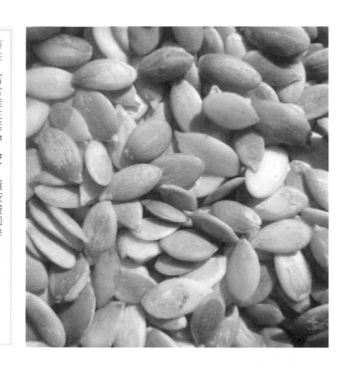

南瓜籽

特性：富含維生素 E、B6、精胺酸和鋅。

功能：促進睪丸激素分泌，有助提升精子品質，幫助女性維持雌激素和黃體素平衡。

南瓜籽所含的維生素E、B6、精胺酸和鋅，可促進睪丸激素分泌，增加男性精蟲數量及活力，從而增加受孕機率。對女性來說，南瓜籽含有豐富的維生素E，能維持細胞膜完整，維持皮膚及血球細胞的健康，抗氧化；B6則可幫助雌激素和黃體素平衡，是對男性和女性都有益的助孕食物。

南瓜籽每100公克含有約7.8毫克的鋅。臨床上發現，精蟲活動力及數目偏少的男性中，鋅的攝取量一般偏低。當然，除了鋅的攝取量之外，疲倦、飲食不正常、壓力都有可能影響精蟲活動力。建議想要懷孕的夫妻，如果試了三個月沒有消息，先生可以做一下精蟲檢查，檢視型態的正常率是否大於4%，如果檢查正常，只要維持健康的生活就好，如果檢查有異常，請適量補充鋅及抗氧化的食材。

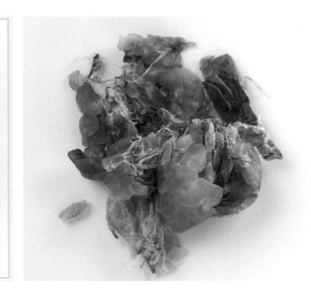

雪蛤

特性：荷爾蒙含量高，可補充雌激素，改善膚質。

功能：適合雌激素偏低、卵巢功能不佳的女性。但必須特別注意：水瘤體質、子宮內膜異位、子宮肌瘤者不適用。

雪蛤是雌蛤蟆的輸卵管和旁邊的脂肪，荷爾蒙含量很高，對於卵巢功能較弱、雌激素偏低的女性來說，是滋補的食療佳品。富含荷爾蒙的雪蛤必須適量食用，一週二次、一次少許就可以，不宜過量。

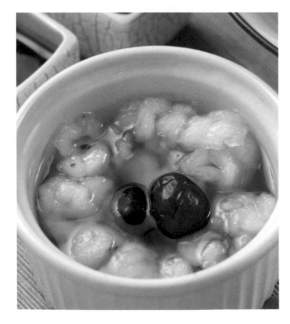

冰糖雪蛤湯

改善排卵助孕

材料

雪蛤，薑片，米酒，紅棗，冰糖

作法

1 雪蛤以水泡至膨脹。

2 碗裡倒入滾水，加去腥的薑片、少量米酒，放入雪蛤川燙去腥。取出燙好的雪蛤，加入紅棗、冰糖、水300ml後，放入電鍋蒸好食用。

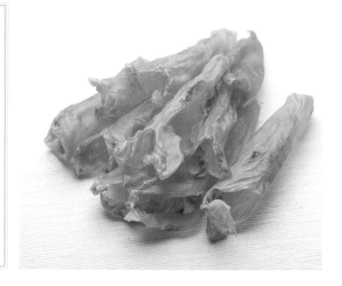

花膠又稱魚肚，是洗淨、晾曬成乾貨的魚膘，廣東人常愛用來煲燉湯品。花膠屬於高蛋白的補充食材，油脂較少，也算是優質的蛋白質。

古籍記載花膠「味甘、性溫」「入腎補精」，能益血及滋養筋脈。由於花膠富含膠原蛋白及大補元氣的功效，推薦給血氣較不足容易疲倦的人食用。

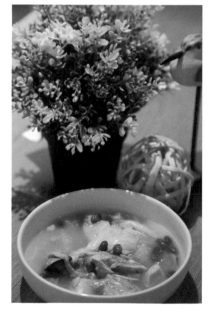

花膠雞湯　補腎益精，助孕

材料

花膠40g，雞肉塊300g，薑片12片，枸杞5錢，淮山5錢，茨實5錢，高麗菜200g

作法

1　花膠前一天以冷水浸泡至軟化。隔天先在一鍋水中加入薑片，煮滾後再煮5分鐘後關火，放入泡好的花膠悶10分鐘去腥。

2　雞肉先川燙好備用。再將花膠、雞肉及淮山、茨實、薑2片一同入鍋，加4000ml的水，大火煮滾後轉小火，蓋上鍋蓋燉2小時，起鍋前20分鐘放入高麗菜，等到起鍋前10分鐘再放入枸杞，最後加入適量鹽巴調味即可。

Chapter 5
順應月經週期養好卵

正常情況下，女性有兩顆卵巢，卵巢內有許多原始的濾泡，從胎兒時期開始，卵巢就存放著固定數目的卵細胞，但卵細胞數目會隨著年齡而變少，從胎兒高峰時期的六、七百萬個，新生兒時期為一、二百萬個，青春期約四十萬個，之後隨年齡逐漸減少及萎縮。

認識女性的排卵機制

以一般女性來說，從初經到約五十歲左右停經，每個月只能排出一顆成熟卵子，直到停經大約排出四百到五百個卵子，每一次月經週期只有一個卵泡發育成熟，其他卵泡停止生長，退化為閉鎖卵泡。唯一的成熟卵泡迅速成長為直徑將近2公分的卵子，游移到卵巢，等待排出。至於沒有被排出的卵子，則在卵巢內自然萎縮。以成年女性每個月約二十八天的月經週期來說，可分成四個階段（見圖5-1）：

● 月經期：
腦下垂體分泌卵泡刺激激素（FSH），促進卵巢濾泡逐漸成熟。

● 濾泡期：
此為子宮內膜增生期，這時濾泡會分泌動情激素，讓子宮內膜開始增生變厚。

● 排卵期：
腦下垂體開始分泌黃體刺激激素（LH），大量黃體激素釋出，引發濾泡破裂釋出卵子，即是排卵現象，卵子會離開卵巢，進入輸卵管，等待受精，子宮此時也會為胚胎進入做準備。

月經期	濾泡期	排卵期	黃體期(高溫期)
	濾泡發育→成熟		

圖 5-1 女性月經週期

● 黃體期：

破裂的濾泡發展成黃體，同時製造大量的黃體素與少量的雌激素為懷孕做準備。

如果沒有受精，卵子會在十二到二十四小時後退化。若十四天內沒有胚胎進入子宮的跡象，子宮內膜會因黃體素及雌激素濃度下降而脫落，即是月經來潮。若卵子此時和精子結合成受精卵，就會開始進行染色體分裂，邊游走邊分裂直到成為標準的囊胚，約到第六到七日後，於子宮內膜著床。

卵子跟肌膚一樣，好好保養就會變漂亮，雖然三十歲後卵巢機能逐漸退化，但透過完善的養卵計畫，仍可防止提早老化，因此女性好好保養身體是很重要的！

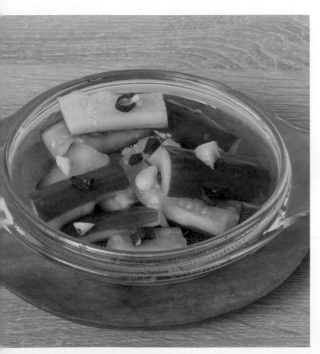

涼拌小黃瓜

蔬果纖維有助清除排出體內廢物，可增加卵子質量

材料

小黃瓜2條，檸檬1顆，蒜頭1瓣，鹽少許，辣椒少許（可不加）

作法

1 小黃瓜切段，以刀背拍裂；檸檬榨汁；蒜頭切碎。
2 小黃瓜以少許鹽巴抓過放入冰箱冷藏30分鐘，取出後倒去澀水。
3 加入檸檬汁、蒜頭，喜歡辣味的人可拌入少許辣椒，抓勻後即可食用。

增加卵子質量的 7 大要領

1 多運動，不要怕曬太陽

運動可提高身體代謝，促進血液循環，提高血液中的含氧量，將氧氣和營養更有效運送到身體各部位，也能提升卵巢機能，有益卵巢保養。尤其是體脂率超過28％、BMI超過24的人，除了飲食戒糖，務必堅持有恆而規律的運動，當體脂率和BMI下降，孕氣也會跟著提升。若是過度減肥可能導致停經，使卵巢缺乏優質血液供應，一樣有可能造成懷孕不順，因此若想減重提升好孕，運動、飲食和體重三者都要均衡。此外，持續的運動可以讓身體維持分泌生長激素，但是對於卵巢的保養是有幫助的。成人不再需要生長激素來幫助長高，但是女性的青春保養仍得仰賴生長激素作為重要養分，有運動習慣和沒有運動習慣的人，十年後一定看得出不同。另外，照射太陽可產生的維生素D，不但有助卵巢機能活躍，也可促進卵子的發育及成熟。因此適當地曬太陽，也對卵子發育有幫助。

2 向甜食說No！

甜食內都摻了許多精製糖，往往一條蛋糕或一袋餅乾就要使用將近50到100公克的糖，更別提鮮奶油、糖粉、糖漿等甜點裝飾也藏著看不到的糖，為了消化過多的糖分，將使脾運作負擔增加。脾胃是我們的消化工廠，負責將營養精華帶給人體，補充後天之氣，過多的糖分導致脾虛，無法完善消化、提供足夠的營養及氣來滋養精卵。甜食過多也會使體脂肪上升，過高的體脂肪又是造成精卵狀況不佳的原因，更加重精卵的健康問題。因此想求好孕，期間攝取的糖分只能來自三餐和水果，不要額外攝取糖分，尤其是精緻或加工的糖，擺脫糖的負擔才能有健康的卵子。

3 多喝水，代謝環境中的重金屬汙染

每天至少補充2000毫升的水分，讓充足的水分加強身體代謝，協助血液循環。

4 攝取優質蛋白質

蛋白質是卵子的重要組合元素，足夠的蛋白質才能幫助卵子發育，促使荷爾蒙平衡，讓生殖機能正常運作。每一種蛋白質皆是由不同的胺基酸組成，各自擔負不可取代的健康任務，最好能在各餐中均勻攝取。在蛋白質選擇上，紅肉因含有較多容易導致血管栓塞的飽和脂肪，不宜多吃，日常餐飲可以植物蛋白質和各種魚、貝、蝦、蟹、雞肉為主，提供身體多元而豐富的蛋白質胺基酸，養出健康漂亮的卵子。此外，對於代謝不佳或是卵巢功能不好的人，維持血糖穩定很重要，因此建議三餐飲食可以先吃蛋白質，再吃菜和飯，盡可能自己烹調，這些都有助於代謝及體重的控制。

5 食用新鮮的蔬菜、水果

現代人由於吃下太多高糖、高脂肪、含人工添加物的食物，加上缺乏運動，許多人

都有濕邪生痰、血瘀、循環不良等不利受孕的體質。新鮮未加工的蔬果含有大量有益助孕的維生素C等營養素及抗氧化成分，可協助身體代謝修復，而且蔬果的膳食纖維有益腸道健康，利於清除排出體內廢物，是排脂及排毒的好食物。蔬菜、水果食用前以大量清水沖洗，能去皮的盡量去皮，減少農藥殘留。

6 發炎食物不要碰

不要吃香酥脆高溫烘焙烤炸等會使體內產生自由基的發炎食物，影響精卵的品質。從中醫的角度來看，這類刺激性的食物會讓人上火，消耗維持健康所需的正氣。正氣本是推動血、津液、營養運行全身，如果轉去滅火，便會造成氣虛，氣不足，當然身體製造出來的精卵品質就會下降。

7 睡眠充足，不熬夜

人體荷爾蒙的變化是動態的，會隨著作息、食物、環境、情緒而改變。就中醫來說，晚上九到十一點氣血走三焦經，三焦經是掌管人體內分泌很重要的經脈，這個時候適宜泡澡、泡腳、練習腹式呼吸，進行一些放鬆心情的活動，以提升睡眠的品質。睡眠不足或熬夜都會影響荷爾蒙分泌，使荷爾蒙錯亂，影響受孕。若想要擁有好孕體質，晚間最好十一點前就寢。

寧神助眠茶

有好睡眠就有好卵

好的睡眠絕對有助提升卵子品質，睡眠不安穩的人，可在睡前喝一碗助眠茶，有助安神穩定睡眠。

材料

遠志2錢
酸棗仁5錢
百合3錢
柏子仁2錢

作法

所有藥材以四碗水煮成一碗，睡前一小時飲用。

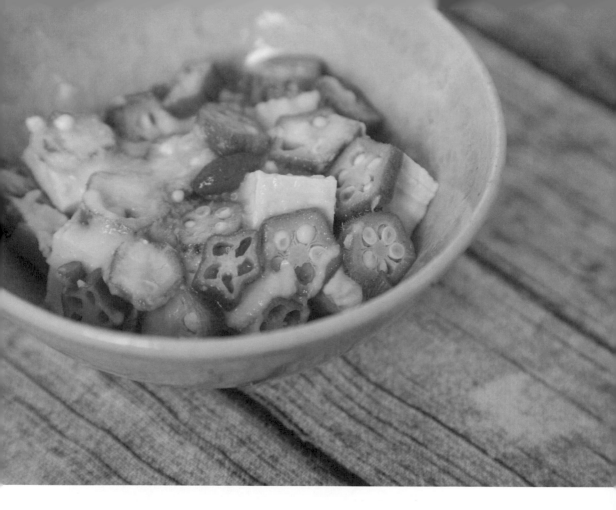

涼拌秋葵豆腐山藥泥

調理卵巢功能

材料

秋葵3枝，山藥1段（約5
公分），豆腐1塊，醬油少
許，芥末少許（不喜芥末者
可不加）

作法

1 秋葵燙熟後橫切成小段；山藥磨成泥；豆腐切小
丁。
2 山藥泥淋在豆腐上，擺上秋葵，淋少許芥末和醬
油調味。

好孕TIP
天然芥末比較好

許多市售芥末並不是天然芥末，某些超市或有機店可買到研磨分裝成小包冷凍販
售的天然芥末，拆開小包裝解凍就可以馬上使用。

黃耆雞湯

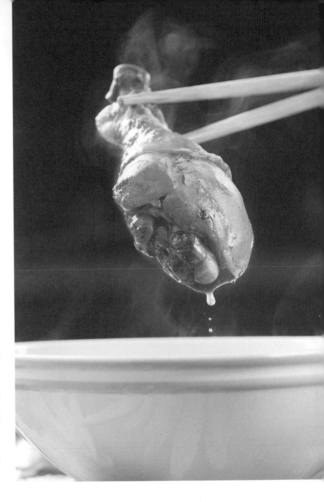

提升卵子品質

黃耆具有補氣效果，所含醣蛋白也有
益養卵，尤其黃耆本身有助抗衰老及
修護細胞，這是一道可提升卵子品質
的湯品。

材料

黃耆3錢，雞塊少許，去皮薑片

作法

1 雞塊以滾水汆燙後撈起，冷水沖去雜
質。
2 黃耆，薑片，雞塊，1000ml的水一同
入鍋，開大火煮滾後以小火煮40分鐘
後食用。
3 如果有電鍋，則以外鍋2杯水的時間
燉煮到開關跳起即完成。

養卵補血珍味鱸魚藥膳

適合血虛、易疲倦，
想改善排卵者

材料

當歸2錢，川芎2錢，白芍2錢，熟地
2錢，茯苓2錢，炙甘草2錢，黨參2
錢，黃耆2錢，葫蘆巴籽1錢，骨碎補
2錢，鱸魚去骨切片或現成魚片一份

作法

1 所有藥材加1500ml的水先以大火煮滾，
再以小火煮40分鐘，濾除藥材。
2 鱸魚放入藥湯內煮熟即可食用。

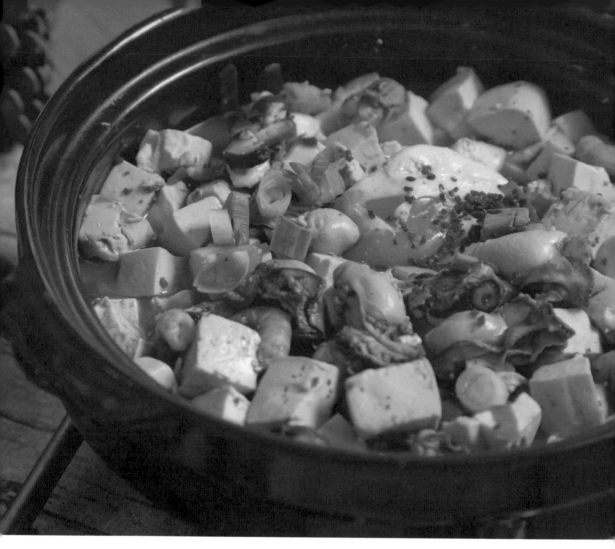

洗蚵的方法

鮮蚵買回家後不要先洗，直到要煮之前才打開包裝，將蚵倒入大碗，加進一小匙鹽（或是一大匙太白粉），以手輕輕攪動數秒，接著輕而緩地換三到四次水，洗去蚵的黏液和碎殼，要小心注意不要把蚵弄破。

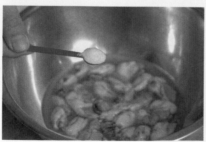
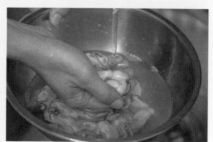

韓風鮮蚵豆腐鍋

蚵富含鋅，不但有助滋養卵子，也有助維持男性生殖系統的健康。這道菜不但可攝取豐富的蛋白質、脂肪、維生素、礦物質，還有蝦米可補鈣，再以辣椒、蔥發汗解鬱，是美味又高營養的鍋物。

材料

鮮蚵300g，豆腐（傳統豆腐或嫩豆腐皆可）1塊，新鮮香菇2朵，蒜頭1瓣，蝦米（或蝦皮）1小匙，紅辣椒1/3枝，青辣椒1/3枝，蔥1枝，蛋1顆，醬油1小匙，米酒1大匙、韓式辣椒粉1/2小匙

作法

1 洗淨鮮蚵（洗法請見左頁的好孕TIP）。
2 豆腐切塊，鮮香菇切厚片，蒜頭切末，蝦米泡軟切碎，青、紅辣椒切成小段，蔥切蔥花備用。
3 鮮蚵、香菇片、蒜末、蝦米、米酒、辣椒片、辣椒粉擺進鍋內，豆腐放在最上方，加入150ml的水，開大火煮到水滾後，轉中火再煮約5分鐘，途中以杓子輕輕翻動鍋底食材，避免黏鍋。如果覺得味道太淡，再酌量加點鹽。
4 蛋打入鍋中，撒上蔥花，便熄火，利用湯的溫度慢慢將蛋悶熟。

豆乳鱸魚湯

豆漿含有蛋白質、葉酸、鉀、鎂、鐵等營養素，鱸魚富含優質動物性蛋白質和維生素A、B群、D等，這道菜清甜、低脂又滋補，適合準備懷孕的任何階段食用，採購時盡量以非基改黃豆搾取的豆漿為宜。

材料

鱸魚1片約200g，金針菇1把，昆布1小段，豌豆苗1把，水250ml，無糖豆漿150ml，鹽少許

作法

1 金針菇、豌豆苗處理好，昆布以乾淨的濕毛巾輕輕擦拭表面即可。
2 水、豆漿、昆布一同入鍋煮滾，加入金針菇、鱸魚，魚片煮至八分熟左右，放上豌豆苗稍微燙，加少許鹽調味即可。

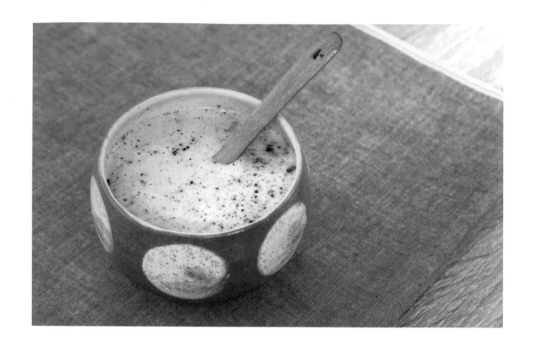

菇菇濃湯

> 菇類可加強體脂代謝，
> 有助提升卵巢功能

菇類含有豐富的醣蛋白、必需胺基酸、維生素 B 群，可提升卵子品質；洋蔥含有鉀、蒜素，可提升免疫力；豆漿富含大豆異黃酮，能調整內分泌。

材料

洋蔥半顆
蒜頭半顆
新鮮香菇2朵
金針菇半包
無糖豆漿200ml

作法

1 洋蔥切塊；蒜頭切碎；香菇洗淨、去蒂、切塊；金針菇切段。

2 乾鍋以微火將洋蔥、蒜頭慢慢炒香後，放入菇類一同炒軟，加入無糖豆漿小火邊攪拌邊煮12～15分鐘，加少許鹽調味。所有材料以調理機或調理棒打成泥狀濃湯，盛盤，上桌前淋數滴橄欖油、撒一點黑胡椒。

好孕TIP

以豆漿取代奶油，高營養、低負擔

這是我在家裡常煮的一道湯品，以豆漿取代奶油，好喝、營養、又方便準備，香濃滋味不輸市售奶油蘑菇湯，卻也少了奶油帶給身體的熱量和高脂肪負擔。

卵子發育慢的注意事項與食療

擇食的大方向 以補氣血、養腎、暖宮為主

卵子發育不良是指卵泡晚期的生長達不到成熟卵子應有的大小或是功能不全，影響後續無法順利形成受精卵或是流產、胎兒無法順利長大等狀況。卵子發育較慢、發育不良或是卵大小不一的原因很多，若是因為氣虛，可以用人參雞湯、黃耆補骨脂參雞湯補氣或是加強運動來改善；而有的人則是腎氣虛造成卵子發育慢。若是血瘀所致，多半是飲食習慣不佳，如喜歡油膩、燒烤、油炸、嗜辣或是常吃含反式脂肪食物，造成身體末梢的血氧供應不好，因此除了補氣以外，更要飲食清淡，往往只要改善末梢的血瘀狀態，卵子的發育就會改善。想要培養具有好孕潛力的優質卵子，可以這麼做：

●戒掉甜食
甜食是許多女生的「心頭好」，卻是造成卵巢功能不佳、內分泌失調的元兇之一。想要卵子準時長大，趕緊把造成卵巢功能紊亂的甜食戒掉。

●針灸或按摩紓壓促進血液循環
卵子發育慢的女性通常都有血液循環不良的狀況，透過按摩或SPA對穴道淋巴揉按，或使用針灸調整個人狀況，有助於循環代謝，也能紓解等待懷孕期間的壓力，對血行及內分泌平衡都有幫助。

●泡熱水澡
對卵子發育慢的人最高保養原則就是「讓身體暖暖的」，泡腳、泡澡或泡溫泉可加速血液循環及發汗，也是可落實在生活中的保養方式。但體質較虛的人對溫度也較敏感，不論泡澡或泡溫泉都要保持空氣流通及注意血壓，不必泡太熱、太久，水也不要高過心臟，以免暈眩不適。另外如果有游泳習慣的人也建議在水中漫步，游泳池的水壓對於促進末梢的血液循環非常有幫助。

●運動
子宮是身體的末梢，研究發現血流阻力較低的情形下，卵巢排卵的狀況會比較好，此外運動可促進生長激素及抗氧化物質的分泌，對養卵助孕有很大的助益。

只要能持續30分鐘以上，有點喘、感到開心而不會有壓力的運動即可，運動會促進腦內啡的釋放，有助壓力釋放，對卵子的發育也有幫助。曾經有一位女性朋友第一胎是人工受孕，生下寶寶後為了保持美麗的身材而持續認真地運動，後來的第二胎是自然懷上的，可見運動絕對是懷孕的最佳良藥。

●早睡不熬夜

睡眠不足或是熬夜會使循環、代謝及荷爾蒙都呈現混亂狀態，身體接受了紊亂的訊息，也會下錯指令給卵巢，造成卵子發育不良。想要卵子乖乖照時間長大，妳也要早早睡覺不熬夜哦！

參杞黃耆飲

補氣、化瘀、抗氧化適合排卵不佳或發育慢者

材料

黃耆3錢，菟絲子2錢，丹參2錢，枸杞1錢

作法

1 所有藥材放進保溫罐，以滾水燜泡2小時後飲用。可回沖2-3次。想要口感更佳或是不喜歡中藥味重者，可以將藥材以1000ml的水煮滾後，轉小火煮30分鐘，撈出藥渣飲用。

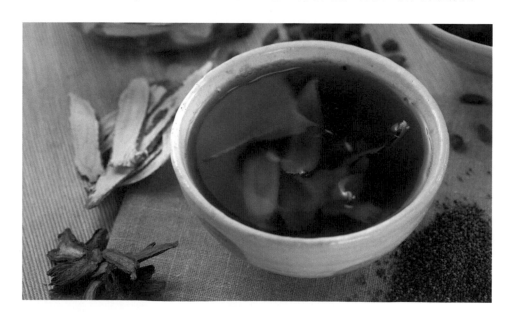

人參雞湯

> 提振精神，抗氧化，提升精卵品質

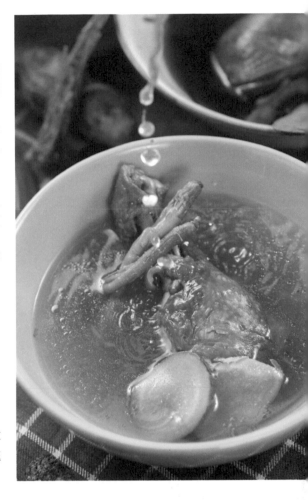

人參可補五臟之氣，《用藥法象》中提到：「人參甘溫，能補肺中元氣，肺氣旺則四臟之氣皆旺，精自生而形自盛，肺主諸氣故也。」因此對於想加強精、卵品質的人可以適量使用，人體的細胞分裂為何會出錯？能量常因細胞老化而導致修復能力下降，人參可以抗老，提高細胞的能量。

材料

人參3錢，雞腿1支，薑數片

作法

1 雞腿切塊，放入加了薑片的滾水汆燙、去除血水，撈起用冷水沖去雜質。
2 雞腿塊、人參加入約1000ml的水，大火煮滾後轉小火繼續燉煮約40分鐘即完成，趁熱食用。

黃耆補骨脂參雞湯

> 補氣，適合排卵功能不佳、卵發育慢者

材料

黃耆3錢，補骨脂2錢，參鬚（或人參）2錢，淮山藥2錢，帶骨雞腿1支

作法

1 雞腿切塊以滾水汆燙去除血水，撈起，冷水沖去雜質。
2 藥材和雞腿加入約1000ml的水大火煮滾後轉小火繼續燉煮約45分鐘即完成。

月經期的注意事項與食療
擇食的大方向 活血化瘀

女生在月經前容易出現情緒起伏不定、膚色黯沉粗糙、疲倦、水腫等狀況，經前因黃體下降也會格外怕冷。這個階段的食療可掌握以下方向，減低不適的情形：

●攝取含鐵、鎂、B群食物，補血助代謝

月經期間可多吃含鐵、鎂及維生素B的食物，補血、促進新陳代謝，例如黑豆、黃豆、牛蒡、紅鳳菜、菠菜、皇宮菜、海菜、海帶、海鮮中的貝類等都很適合。

●少鹽、少糖，避免體內痰溼瘀滯

坊間一直流傳著月經期間多吃甜食可減緩經期疼痛不適的說法，從中醫觀點來看，吃甜食的當下也許會讓情緒變好，但拉長時間來看，大量的糖會造成血氣瘀滯，下一次月經可能會更痛。

月經期間的飲食還是以減少鹽分、糖分攝取為主，以免水腫更嚴重。容易痛經的人建議清淡飲食，多以魚、雞、海鮮為主，減少容易造成痰濕體質的食物如紅肉、奶油、起司、麵包等，尤其在月經前一週，更要避免吃得過鹹、過甜，改變飲食一段時間以後，不僅可以逐漸改善經前症候群，也有助於減輕痛經。

●多喝水，預防感染

這段期間的生殖泌尿系統格外脆弱，多喝水，勤換衛生用品才能避免生殖系統感染，因為生殖系統感染也是造成不易受孕的原因之一。

●可食用生化湯，活血化淤

另外，可把握月經期間食用有助活血化瘀的食物，幫助排除宮內污血雜質，為接下來的排卵做準備。市售的生化湯有助經血排淨，可在這階段食用。

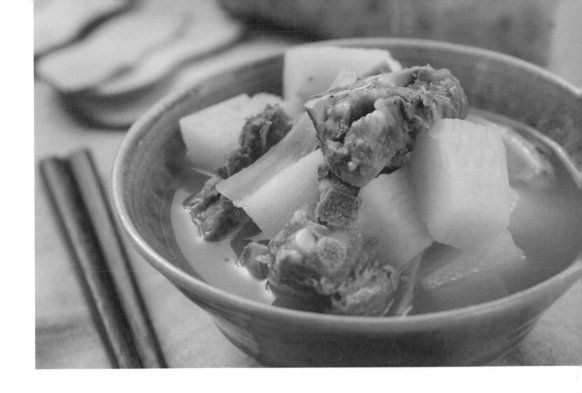

山藥牛蒡排骨湯

> 調理月經期氣血,
> 改善水腫或便秘

山藥可入脾、腎、肺,不寒不燥,可調和月經期的氣血;牛蒡含有大量膳食纖維同時可排水、利尿,有助改善月經期間的水腫或便秘問題。

材料

山藥一段約10公分
牛蒡一段約10公分
排骨約250g
薑片3～4片
胡椒粉少許

作法

1 湯鍋裡放入排骨、淹過料的冷水與2片薑,開中火煮至水滾、血水浮出,撈起排骨,冷水沖去雜質。

2 山藥去皮滾刀切塊;牛蒡以刀背刮去外皮,切片。

3 重新起一鍋水,放入排骨、山藥、牛蒡、薑片,大火煮滾煮後轉中小火續煮20分鐘,熄火後不掀鍋蓋,燜到山藥熟透,撒少許胡椒粉即可食用。

好孕TIP

掌握月經期養卵時機

月經期也是該週期的濾泡開始發育的時間,是養卵的最佳時機。牛蒡補腎滋陰、富含精胺酸,有很好的養卵功效;山藥健脾益氣,對卵子的調理也有不錯的幫助。

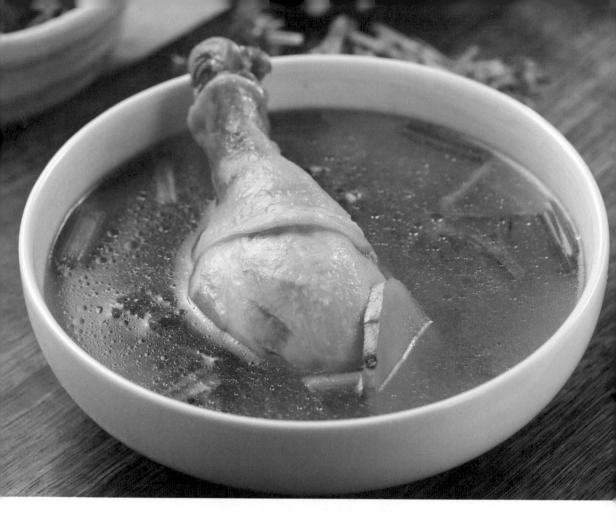

益母草雞湯

緩解痛經，適合月經期食用

益母草入肝調經，可祛瘀止痛，緩解經期不適，在月經期的五天內約食用二次最恰當。

材料

益母草2錢，薑片3片
雞腿1支

作法

1 雞腿切塊，放入滾水汆燙去除血水，撈起，冷水沖去雜質。

2 雞腿塊、益母草連同薑片加約1000ml的水，大火煮滾後轉小火繼續燉煮約45分鐘即可食用。

排瘀助孕雞湯

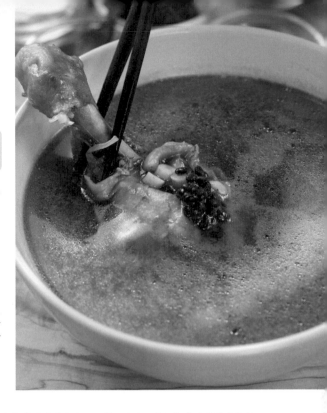

適合怕冷、經期
腹部悶痛的婦女

材料

黃耆2錢，益母草1.5錢，山藥2錢，補骨
脂3錢，紅棗2錢，雞腿1支

作法

1 雞腿切塊，放入滾水氽燙去除血水，
撈起，冷水沖去雜質。
2 藥材連同雞塊加入1000ml的水，大火
煮滾後以小火煮約40分鐘後濾去藥材
即可食用。

活血散瘀益母雞湯

適合月經來血塊較多者飲用，若
經期腹部會悶痛，可加黃耆2錢。

材料

益母草2錢，當歸2
錢，川芎2錢，乾薑
2錢

作法

1 雞腿切塊，放入滾水氽燙去除血水，撈起，冷水沖去雜
質。
2 藥材連同雞腿加入1000ml的水，大火煮滾後轉小火續煮
約40分鐘即完成。

參棗龍眼化瘀飲

養血化瘀，適合月經
期疲倦無力者飲用

材料

龍眼1錢，丹參2
錢，紅棗3錢

作法

藥材放入保溫罐內以滾水燜泡一小時後飲用。

濾泡期又稱為子宮內膜增生期，濾泡持續長大，在自然的情形下，通常最後只有一顆優勢卵泡排出，若以週期二十八天為例，從月經第一天到第十四天屬於濾泡期，卵泡內的顆粒細胞會釋放適量的雌激素，並刺激子宮內膜生長增厚，成為等待受精卵的溫床。濾泡期是養卵的黃金時期，若能攝取營養的食物、維持好的生活作息，可促進血液循環、調節自律神經系統，使體內荷爾蒙協調，就有助雌激素分泌充裕、濾泡發育成熟。

● 高纖、低糖和低脂食物有助排卵順暢

濾泡期適合以高纖、低糖、低脂的清淡食物調節身體。如果排卵時間不固定，尤其排卵時間常延後的人，更要注意此時的飲食，應清淡、避免咖啡因、高油脂、高醣等易致痰濕的食物，因為這類食物容易導致氣滯，間接讓代謝下降，影響排卵，因此體脂偏高或是排卵狀況不穩定者，要盡量避免。

另外充足的睡眠、以及情緒、壓力都會影響排卵的功能以及卵子的品質，研究發現，血流的阻力低有助排卵，因此可以藉由泡澡、運動幫助排卵。

滋陰補血雞湯

> 補腎滋陰，濾泡期屬於腎陰滋長的時期，補血滋腎有助卵巢功能的調理

肉蓯蓉有滑腸效果，容易拉肚子的人可以黃精取代肉蓯蓉，同樣用2錢的量。

材料
乾薑1.5錢，肉蓯蓉2錢，黃耆2錢，補骨脂2錢，紅棗2錢，當歸3錢，熟地黃2錢，雞腿1支

作法
1 雞腿切塊，放入滾水汆燙去除血水，撈起，冷水沖去雜質。
2 所有藥材連同雞腿加入1000ml的水，大火煮滾後轉小火煮約40分鐘即完成。

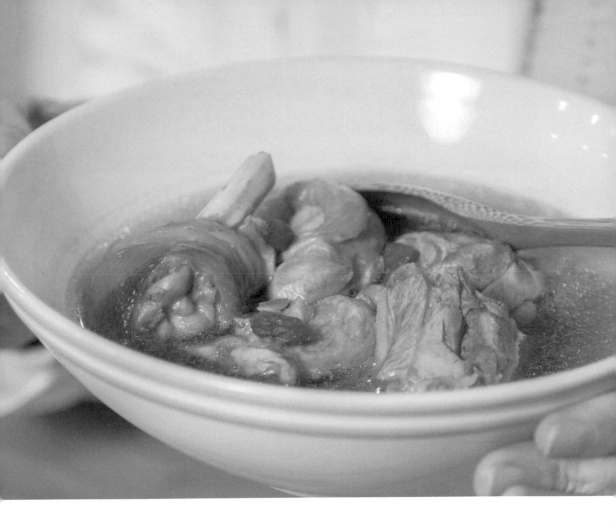

歸耆雞湯

> 補氣養血,黃耆的醣蛋白可提供卵子營養,同時抗氧化,提升卵子品質

黃耆、當歸滋補氣血,枸杞滋養肝腎,很適合在濾泡期多食用。

材料

當歸2錢,黃耆3錢,炙甘草2錢,枸杞若干

作法

1 與雞同煮:先加水1000ml,與汆燙好的雞塊先大火煮滾後,轉小火燉煮30分鐘。
2 若與虱目魚同煮成湯:魚肉、藥材同放入電鍋煮,燉好即可食用。

排卵期的注意事項與食療

擇食的大方向 養血、溫腎、暖宮、疏肝

女性在健康情況下，排卵期會有一顆卵子從卵巢排出。排卵期的症狀依個人體質各有不同，微量出血，程度不等的下腹垂墜疼痛，陰道分泌物變多、呈現黏稠透明清亮的蛋清狀等都很常見。排卵後由於黃體素的分泌，體溫會略微升高，透過基礎體溫的測量可清楚得知體溫變化，想要懷孕的人可以透過觀察基礎體溫及相關排卵症狀抓住受孕的黃金時機。

想要準確抓住受孕日期，一般至少應在排卵日前一到二天先同房。若不了解自己的排卵狀況，可以在週期的第十天（週期二十八天為準）到婦產科照超音波，確認卵泡發育的速度是否正常。另外，量測基礎體溫也是很好的方法，基礎體溫最低溫的那天通常就是排卵日，建議多觀察幾個週期，會比較了解自己的排卵狀況。

●攝取清爽的食物 疏肝也紓壓

排卵期盡量不要吃油炸類等易上火的食物，少喝酒，多攝取蔬菜、水果等紓壓食物，並以適當的運動釋放壓力，心情保持愉快。中醫說肝主疏泄，與情緒壓力釋放有關，可發現壓力大者泌乳素容易偏高，可能影響排卵及高溫期的表現，雖然備孕的過程不少人仍有壓力，說要放鬆心情似乎不容易，這時不妨借由本身自己喜歡的活動轉移一下注意力！聽音樂、看書、看場喜愛的電影，好好給自己放個假！好孕可大大提升。

助孕雞湯

> 養血、溫腎、疏肝，
> 適合排卵期婦女調理

材料

黃耆3錢
丹參2錢
菟絲子3錢
紅棗2錢
雞腿1支

作法

1　雞腿切塊，放入滾水汆燙去除血水，撈起，冷水沖去雜質。

2　所有藥材連同雞腿加入1000ml的水，大火煮滾後轉小火煮約40分鐘即完成。

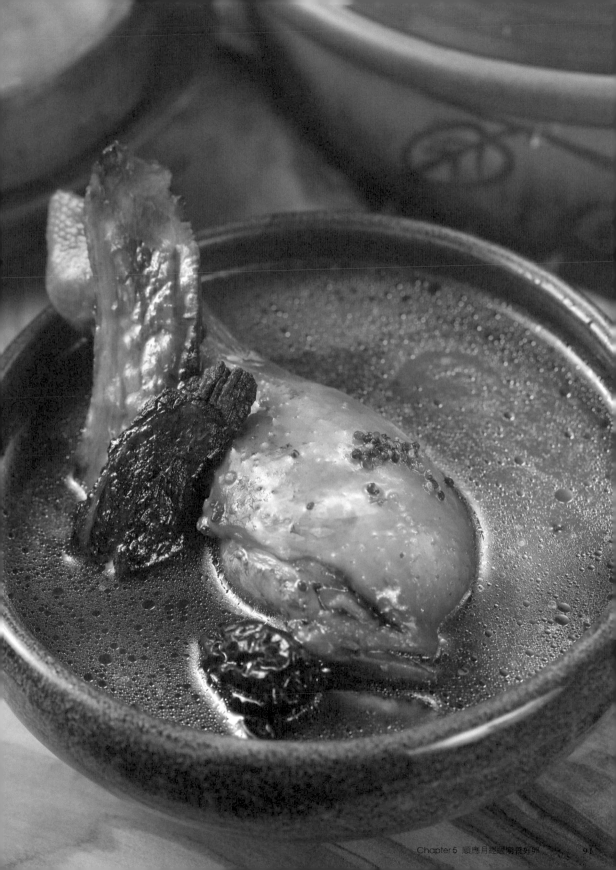

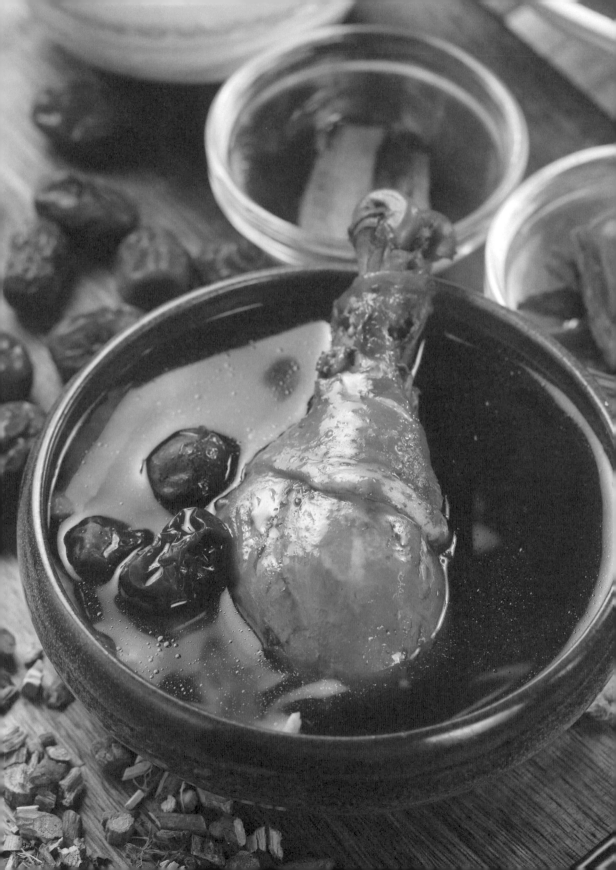

疏肝助孕雞湯

養血、溫腎、疏肝，
適合排卵期婦女調理

壓力會干擾大腦的訊號傳遞，干擾荷爾蒙分泌，使泌乳素升高，影響黃體或排卵，減低懷孕成功率。就中醫醫理來看，排卵期是女性體內由陰轉陽的敏感階段，感受力特別敏銳，如果突然面臨很大壓力或是熬夜，就可能排卵失調、延遲等。這時，疏肝助孕雞湯就很適合食用。

材料
丹參2錢
柴胡1錢
菟絲子3錢
續斷3錢
生甘草2錢
紅棗2錢
當歸2錢
雞腿1支

作法
1 雞腿切塊，放入滾水汆燙去除血水，撈起，冷水沖去雜質。
2 當歸之外的藥材連同雞腿加入1000ml的水，大火煮滾後轉小火續煮約30分鐘，放入當歸後再煮10分鐘即完成。

疏肝茶飲

養血、溫腎、疏肝，口味略苦，
適合排卵期有輕微腹痛者飲用

材料
香附1錢
炒白芍3錢
炙甘草2錢

作法
以滾水燜泡作為日常茶飲

高溫期的注意事項與食療

擇食的大方向 滋陰、補血、溫腎陽

高溫期指的是排卵後至月經前的這段時間，黃體素的分泌量對這個階段有很重要的影響。黃體功能不足可能會產生高溫期溫度不夠高，或是高溫期偏短（小於八天）、經前點狀出血、經前情緒不佳、水腫、胸脹等症狀。造成黃體功能不足的原因可能來自卵巢功能不佳、高泌乳素、內因性黃體刺激素分泌不足、環境壓力等。另外，常吃含有動物荷爾蒙的食物、環境荷爾蒙的汙染如塑化劑、農藥等也可能是黃體功能不足的原因之一，因而影響受孕。黃體功能可經由檢驗得知，如果有疑慮，應找醫師諮詢，找出原因才是最好的對策。

高溫期若想增加受孕機會，飲食上可以這麼做：

食用富含精胺酸的食物　強化血液循環

含精胺酸的食物可以促進血液循環，提升子宮內膜厚度，增加受孕機會。如牛蒡、納豆、魚油、海鮮類、香蕉、雞蛋、芝麻、花生、胡桃等，都含有豐富的精胺酸，可以多吃。

多吃含天然雌激素的食物　提升黃體功能

黃豆、黑豆、山藥都具有可促進內分泌荷爾蒙的前驅物質，有助黃體素的分泌。

吃綠色紓壓食物　有助調節泌乳激素

高溫期偏短者，也要注意泌乳激素的問題。情緒易緊張或是壓力較大的女性朋友易有泌乳素過高的情形，這個時期可以透過溫和的運動或是按摩油壓紓緩緊繃的情緒，也可以多食用一些疏肝氣或紓壓的食物，例如深綠色蔬菜水果如花椰菜、地瓜葉、奇異果等。

發炎的食物請忌口

高溫期仍須維持良好的血液循環，奶油、起司、高溫烤炸等食物讓身體偏酸性，容易引起身體發炎、內分泌失衡，若能忌口，有助營造有利受孕的體內環境。

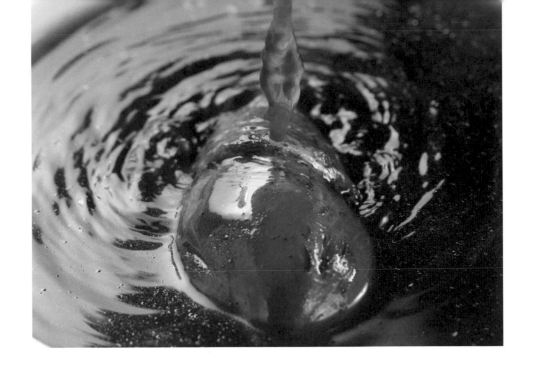

丹參當歸養孕雞湯

滋陰、補血、溫腎陽，
適合高溫期調理

材料

丹參3錢，菟絲子3
錢，生甘草2錢，杜
仲3錢，當歸2錢，
雞腿1支

作法

1　雞腿切塊，放入滾水汆燙去除血水，撈起，冷水沖去雜
　　質。
2　當歸之外的藥材連同雞腿加入1000ml的水，大火煮滾後
　　轉小火煮約30分鐘，放入當歸後再煮10分鐘後即完成。

溫腎養孕雞湯

滋陰、補血、溫腎陽，
適合高溫期調理

材料

桂枝2錢，菟絲子2
錢，續斷3錢，杜仲
3錢，雞血藤2錢，
薑1片，雞腿1支，
山藥一段約5公分

作法

1　雞腿切塊，放入滾水汆燙去除血水，撈起，冷水沖去雜
　　質。山藥去皮切滾刀塊。
2　所有藥材連同雞腿加入1000ml的水，大火煮滾後轉小火
　　煮約40分鐘即完成。

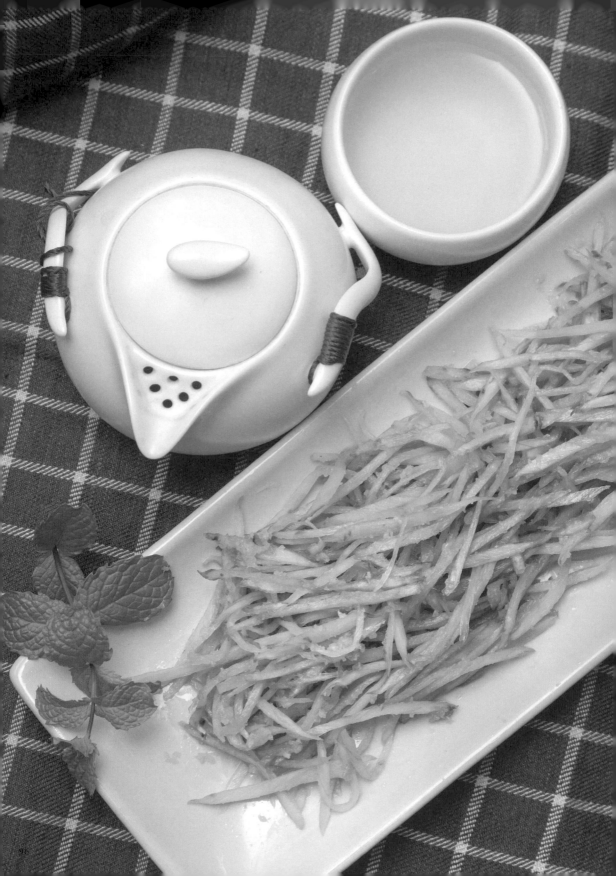

薑味糖醋牛蒡

牛蒡的膳食纖維有助排便,富含精胺酸成分,可加強血液循環,也具有通經脈、補氣的療效;薑止嘔開胃,這道小菜酸甜可口,能緩和害喜的症狀。夏天也可拌入糖、醬油、芝麻油、白芝麻等,冷藏靜置數小時後做成涼拌牛蒡絲,適合即席冷食,也可冷藏保存數天作為常備菜。

材料
牛蒡1支
嫩薑
鹽、糖
白米醋或檸檬汁
水等適量

作法
1 牛蒡洗淨,以刀背刮掉粗皮,切成約0.5公分粗條,一大碗水倒入白米醋或檸檬汁,牛蒡去皮切絲後放入浸泡10分鐘,濾出牛蒡絲,避免氧化變色;薑磨成泥。
2 鹽、糖、白米醋和開水以鹽1:糖6:醋2:水6的比例調成汁。
3 牛蒡和②的調味汁煮滾後轉小火煮到水收乾,拌入薑泥。

好孕TIP
牛蒡好處多多
牛蒡又稱為東洋人參,《本草綱目》中也詳載,牛蒡性溫、味甘無毒,通十二經脈、除五臟惡氣,久服輕身耐老。牛蒡可以幫助人體補充精胺酸,作為蛋白質合成之用外,最重要的是可以促進血管擴張,也有抗癌抗突變的效果,同時可以增強體力。備孕中的夫妻若常覺得工作疲勞,可常食用牛蒡,除了入菜,也可以用來沖泡牛蒡茶作為日常飲用。精胺酸對精卵有益,備孕中的男女可以多攝取。

簡易牛蒡茶

材料
牛蒡100g

作法
1 牛蒡切片放入燜燒罐中,加溫熱水燜40分鐘後可飲用。

多囊性卵巢症候群的注意事項與食療

擇食的大方向 以益氣、補腎、祛痰濕、平穩血糖、提升代謝為主

多囊性卵巢症候群的患者除了不易受孕，往往伴隨體重增加、易長痘痘以及代謝異常等問題，雖然有卵子，但卵子品質不佳，或是排卵不規則，因此必須採取更積極的健康生活方式，自然純淨的飲食、規律的運動與作息是多囊性卵巢症候群患者最佳的好孕對策。飲食上我建議：

●減少奶製品和糖分，少碰紅肉

剔除飲食中含糖及含奶的食品，如鮮奶、乳酪、蛋糕、麵包、甜點、餅乾及紅肉等，有助平穩血糖、降低體重，能有效恢復荷爾蒙分泌狀況和正常排卵。

●以全穀取代精製米、麵粉製品

藜麥、糙米等全穀類能提供適量的葡萄糖使甲狀腺機能和腦下垂體健康運作，豐富的抗氧化成分有益卵子健康，比起精製米、麥，更有助於多囊性卵巢患者的代謝和血糖穩定。若想要使血糖穩定，用餐時先吃蛋白質，接著才吃菜和主食。

黃耆天麻魚湯

> 健脾益氣、去痰濕，有助血糖代謝，適合多囊性卵巢患者調理

天麻通絡止痛，可降低血管阻力，黃耆補氣升陽，這道湯品適合血液循環不佳、常感覺頭痛暈眩的人。

材料

天麻3錢，黃耆3錢，去皮生薑數片，白肉魚片1份約300g

作法

1 天麻、黃耆以滾水略沖洗後，放入1000ml的水滾煮後以小火煮30分鐘，放入魚片、薑片同煮數分鐘，魚熟就可熄火。

小魚苦瓜雞湯

苦瓜有助血糖代謝，適合
多囊性卵巢患者調理

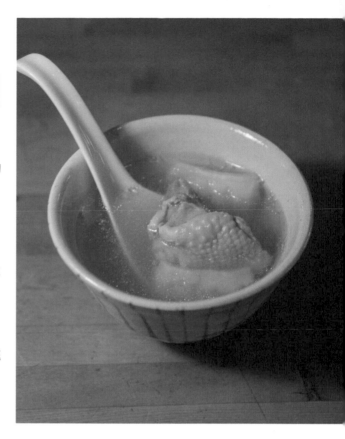

材料

小魚乾1大匙，苦瓜半條，帶骨雞塊約
500g，薑片

作法

1 雞塊以滾水汆燙去血水後撈起，
 冷水沖去雜質。苦瓜去瓢，切成1
 公分厚片。小魚乾稍微沖洗。

2 重起一鍋，放入苦瓜、小魚乾、
 雞塊、薑片及淹過食材的水量，
 以中小火同煮到苦瓜熟軟即完
 成。

石斛陳皮飲

陳皮健脾，石斛有助血糖代謝，
適合多囊性卵巢患者調理

多囊性卵巢患者須維持血糖穩定和良好的代謝狀態，千萬要避開加了大量精製
糖和化學香料的市售含糖飲料。石斛陳皮飲可滋陰、解熱、祛痰濕，平衡血糖
和代謝，同時也能美顏、消脂，適量飲用可保健也有好孕效果。

材料

石斛3錢，陳皮1片

作法

1 石斛放入保溫瓶或燜燒罐，以滾水燜泡1～2小時，飲用
 前放入陳皮再燜5分鐘即可飲用。

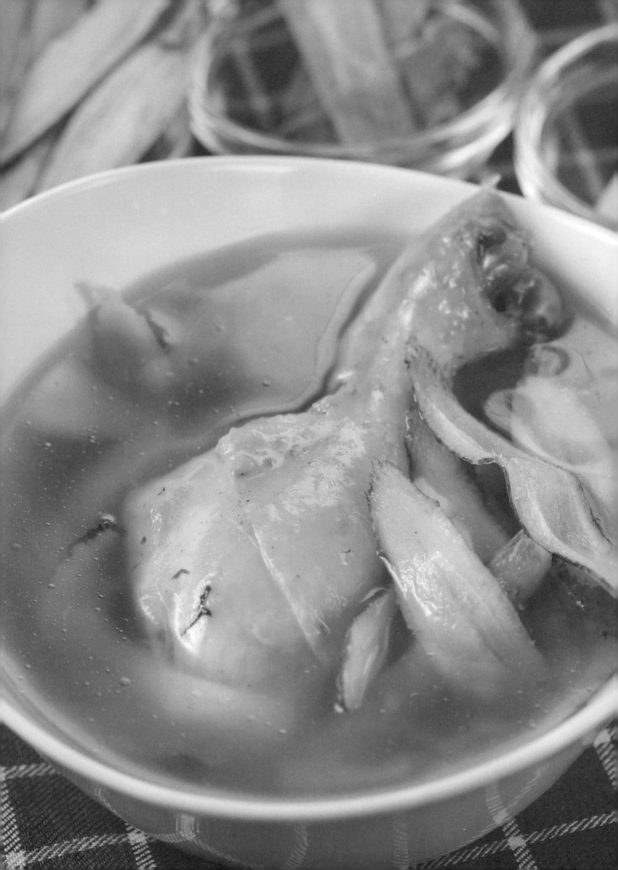

參耆淮山雞湯

> 黃耆補氣提高代謝，山藥有助血糖代謝，適合多囊性卵巢患者調理

材料

黨參3錢，黃耆5錢，淮山3錢，去皮生薑數片，雞腿1支

作法

1. 雞腿切塊，以滾水汆燙後撈起，冷水沖去雜質。
2. 藥材和雞腿、薑片入鍋，加1000ml的水滾煮後，轉小火續煮40分鐘即完成。

玉竹黃耆魚湯

> 玉竹和石斛都有助血糖代謝，適合多囊性卵巢患者調理

玉竹養陰潤燥，黃耆補氣利水退腫，與魚肉一起燉煮便是一道輕補品，有提升代謝的效果，適合多囊性卵巢症候群患者或者排卵功能不佳的人於排卵前食用。

材料

玉竹3錢，黃耆5錢，石斛3錢，白肉魚（依個人喜好挑選，鱸魚、海鱺、鯛魚等均可）1片，薑絲少許

作法

藥材以滾水略沖洗後，加入1500ml的水，大火煮滾後轉小火煮30分鐘，最後5分鐘放入魚片及薑絲轉中火煮至魚片熟透即完成。

好孕TIP

多囊性卵巢症候群調理重點

以上幾道食譜都有助於血糖的代謝，對多囊性卵巢患者而言，吃來清爽外，還可健脾益氣，也是去痰濕的好料理。

藥膳烹調小祕訣

Q1. 怎麼選購中藥才安全？

首要是向信譽良好的商家購買，採購時則要多觀察藥材的形態，中藥多以天然動、植物製成，顏色自然樸實才正常，若是過度鮮豔，可能在製程中經過化學染色或漂白，最好避免食用。有些不肖廠商為了防蟲或增豔以增加賣相，製程中多了熏硫的程序，易殘留對人體有害二氧化硫，最好先聞一聞，沒有刺鼻的酸味才採買。此外，煮沸的過程能使藥材中不好的物質揮發，因此藥材應充分煮過再食用比較安全。近來有些藥廠也開始生產安心中藥材，多直接供應中醫診所或是藥廠直營店，一般民眾不易取得，可向這些店家詢問、購買。

Q2. 烹調中藥膳食時，任何材質的鍋具都適合烹調藥膳嗎？

烹煮中藥材最安全的鍋具為不鏽鋼鍋（304材質）及陶鍋，鐵鍋可能與部分中藥材發生化學反應，比較不建議使用。

Q3. 藥膳煮得越久越濃越有效嗎？

書中藥膳的建議烹煮時間多半數十分鐘，不過老一輩的人都說中藥就是要煮得濃濃的才見效，甚至要煮上幾個鐘頭，到底怎樣才對呢？

一般藥材煮四十分鐘以上即可煮出藥效，有些烹煮過久反而失去效果，因此四十分鐘是較剛好的時間。如果是為了煲成美味濃郁的湯品想要烹煮得久一點，建議可將藥材和食材分開煮，最後再加在一起即可。

Q4. 一天之內可以食用不同的藥膳嗎？

藥膳是藉助食物及藥材的力量幫助改善身體各方面的能量，即使有很多症狀，也建議讀者先真對其中一項先調理即可，等慢慢調理至平衡狀態，再換下一項，如此也才能慢慢感受藥材對身體的作用。人體的各種狀況是環環相扣、彼此影響的，當一個問題慢慢改善，有時候也會自然調節到其他狀況。藥膳雖簡易而溫和，便於讀者居家調理，但如果身體真有諸多不適，還是建議由醫師對症下藥比較恰當！

Q5. 素食者該怎麼烹煮藥膳？

我是素食者，請問該怎麼烹煮書中提到的藥膳療方？可以用杏鮑菇、黑豆、鷹嘴豆、毛豆以及大豆製品如豆乾等優質植物蛋白質替代雞肉或排骨等常見的葷食材。做法大致一樣，但可免去汆燙的步驟，直接與藥材同燉即可。如果想讓素食藥膳的湯頭更好喝，可以另外再加一顆洋蔥與蘋果，即可增添鮮甜美味。

Q6. 中藥茶飲怎樣才會好喝？

要讓中藥茶飲好喝，最好的方法還是煮過，除了更能釋放藥效，也會更加順口，喝來會有淡淡的中藥香氣，接受度也會較高。煮中藥茶飲的方法，大致是將中藥加入想要的水量先煮滾後轉小火續煮三十分鐘，濾去藥渣即可飲用。

認識好孕藥材

當歸

藥性：性溫，味甘辛 | 補血行氣，抗血栓

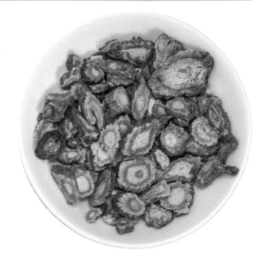

當歸可提高血流量，促進血液循環，有很好的補血和活血功效，也可抗血栓。近來有研究報告證實當歸所含的「苯酞類化合物」成分有調節與提升血液輸送氧氣的功效，確實能「補血行氣」。

當歸因為濃醇辛香，可助血行，坊間常拿來燉煮冬日補品藥膳，許多女性也常應用在日常飲食上，但在使用上要留心，醫學古籍《湯液本草》點出：「（當歸）頭能破血，身能養血，尾能行血，用者不分，不如不使。」意指當歸身養血，當歸尾行血、排瘀，目的用法不同，使用方式及煮法也不同，建議由醫生調配處方較適當。

使用當歸時必須注意時機：用於助孕、安胎、放鬆子宮的藥方，要在所有藥材煮好後再下當歸稍煮一下；排瘀藥方如生化湯，當歸可和其餘藥材同時開始煮。

菟絲子

藥性：性溫，味甘，補肝腎、固精 | 改善男女虛冷，安胎

菟絲子既能補腎陽也可補腎陰，《藥性論》：「治男女虛冷，添精益髓，去腰疼膝冷，又主消渴熱中。」臨床上是助孕、安胎常用的藥材，通常肝腎不足的人會有視力模糊、容易頻尿等症狀，可以菟絲子煲雞湯滋補。另外肝腎不足型的胎動不安，易使孕婦感到腰痠、頭昏、易疲倦、下半身常覺得冷，也適合飲用。

石斛

藥性：味甘，性微寒，入脾、腎，滋陰清熱，益胃生津

有助提升精蟲數量，血糖代謝

石斛為上品的藥材，曾與人參、靈芝等被列為中華九大仙草，頗負盛名。《本草備要》裡提到石斛可益精強陰，平胃氣，補虛勞，壯筋骨，在臨床上使用效果不錯，是很好的養胃、明目藥材。

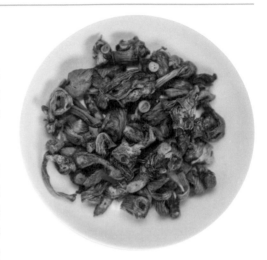

石斛生長環境嚴苛，產量少，又在商業炒作下價格暴漲，除了各產區品種不同外，又有各式加工手法，名稱繁多，藥用價值其實相差不遠，購買時選一般價位的即可。石斛有益增加精蟲數量，備孕中的男性可以直接泡來喝，或是與雞肉或排骨同煮成湯食用。

石斛明目茶

有助增加男性精蟲數量，女性飲用可養陰抗衰老

材料

石斛3錢，枸杞1小匙（約10粒）

作法

1 石斛、枸杞放入保溫瓶以滾水燜泡2到3鐘頭後飲用。
2 有時間的話，也可將1000ml的水煮滾後加入石斛轉小火煮30分鐘，最後10分鐘再放入枸杞，中藥味較淡，也更能釋放枸杞的甜味。

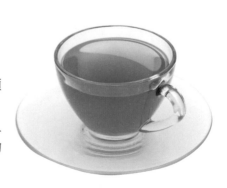

淫羊藿

藥性：味辛甘，性溫，入肝、腎，可溫腎壯陽

提升精蟲活動力

準備懷孕的路途，夫妻就像並肩作戰的隊友，出征前得先檢查一下槍枝彈炮是否運作正常，才能有較高的成功率。曾遇過想要嘗試自然懷孕一直不成功的夫妻，先生的精蟲型態經過檢查發現正常比率小於1%，若沒經過檢查分析，單只調理太太的身體，恐怕半年後要成功懷孕的機率仍偏低。

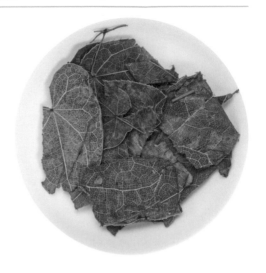

建議男性平日多吃些抗氧化食物、少抽菸、少喝酒來提升精子的質量，某些壯陽的中藥材也有幫助，淫羊藿就是能助腎陽的藥材，男性若是腎陽虛、陽萎或是性慾較低落，淫羊藿在部分的人使用上發現可提高性趣，同時有助提升精蟲活動力。

丹參

藥性：味苦性，微寒

婦女活血調經

丹參有很好的補血化瘀功效，常被用來為女性調經如月經不調、經閉痛經等，對於因血瘀症狀不易懷孕的女性，可達散瘀疏通的效果。為婦科要藥，古人以「一味丹參功同四物」形容丹參的功效。

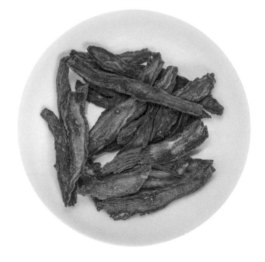

味苦歸心、肝經，可養血安神，現代醫學證明具有抗凝血、預防血栓的功效，在臨床上也用於治療心絞痛、動脈硬化等疾病。

續斷

藥性：味苦，性溫，補肝腎，強筋骨，調血脈，消腫止痛

調經安胎，改善月經出血過多和習慣性流產、胎動不安等症狀

續斷又名川斷或川續斷，有補肝腎、通血脈、安胎止血的功效，常用於懷孕時有腹下墜感、習慣性流產、胎動不安等，或是婦科應用在月經出血過多等崩漏症狀。除了調經安胎，續斷也能調血脈、消腫止痛，治療跌倒損傷、骨折腫痛，因此也常應用在外科傷科的藥方中。

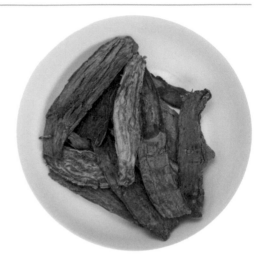

芡實

藥性：味甘，性平，補脾、腎，可健脾排濕

改善女性白帶、多囊性卵巢症候群

患有多囊性卵巢症候群、非細菌性感染的白帶過多等症狀的女性，代謝較差，在中醫看來多半屬於痰濕的體質，芡實健脾補氣、有助祛濕，多吃有助改善，對男性則有補腎固精的功效。

脾虛體質者，建議可在料理前先將芡實泡水一小時，再加入米飯同煮，或是煮湯時放一小匙，就能隨手達到食療之效。

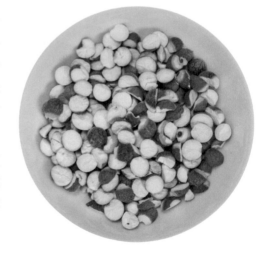

 怎麼判斷自己是不是體內太濕？

體內累積過多濕氣會產生黏膩、滯重、昏昏欲睡、猛打呵欠、皮膚易起疹子、虛胖、水腫等症狀，有些女性還會有分泌物過多的問題。外界環境濕熱，吃多了寒涼食物，長期待在冷氣房少流汗，經脈不暢以致身體排濕功能失調……這些都是體內鬱積濕氣的原因。

桑寄生

藥性：味苦性平，補肝腎，強筋骨

降血壓、強筋骨，安胎

桑寄生有固沖、任二脈和安胎功效。懷孕期間伴有出血的胎動不安，除了就診找出原因之外，有時中醫也會輔以桑寄生茶調理。助孕安胎的藥材，很多都入肝腎，因此坊間也有人會煮桑寄生茶來飲用，取其祛風溼、強筋骨之效。在現代臨床應用上，桑寄生能舒張血管，增加血流量，也有降血壓之用。

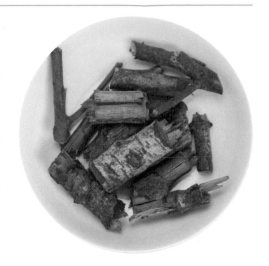

香附

藥性：味苦，疏肝行氣，止痛

調理月經來潮前胸部脹痛，改善氣鬱胸悶等經前症狀

香附自古被稱為「女科之主帥，氣病之總司」，通行體內十二經，可以解六鬱，最常被作為理氣用藥。有些女性在月經來潮前會感到胸部脹痛，或是無故情緒低落苦悶，都屬於氣鬱症狀，可藉香附的理氣作用來紓解。

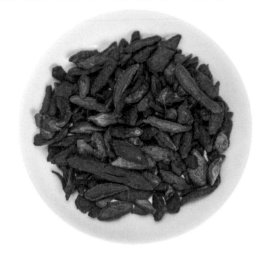

 中醫所說的「氣」是什麼？

「氣」指的是身體內無形的力量，也是驅策五臟六腑、水分、血液正常運作的能量。「氣」足夠且順暢時，行動有力，精神充沛，做起事來有幹勁；氣不足時則有子宮下垂、分泌物較多、疲倦乏力、易出汗、關節痠軟的現象。中醫所說的「不通則痛」指的是氣足而經脈不順、卡在體內的現象，表現在外則是疼痛、燥怒等症狀。

杜仲

藥性：味甘性溫，補益肝腎

改善女性受孕時腰痠症狀，安胎

杜仲可調理掌管女性月經、胚胎及孕育的沖脈及任脈，因此常用來為習慣性流產及容易子宮收縮的人放鬆子宮，作為安胎之用。入肝腎，對於因肝腎不足所致的筋骨無力、腰痠症狀有效，尤其是做人工受孕置放胚胎會腰痠、或是懷孕時腰痠嚴重的人，可在醫生配方下以稍多分量的杜仲煮水或熬湯飲用來緩解不適。

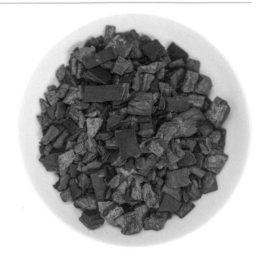

古籍記載：「凡下焦之虛，非杜仲不補；下焦之濕，非杜仲不利……腰膝之痛，非杜仲不除。」「下焦」指的是骨盆、生殖、泌尿系統部位，若因濕寒入侵引起的筋骨痠痛，杜仲都可對治。

女貞子

藥性：味甘性平，益肝腎陰，黑髮，明目

補腎陰，改善排卵功能

求好孕之所以要補腎陰，因腎有貯藏精氣之用，腎精又有先、後天之分，先天之精即與生殖發育有關。如果飲食不均、吃多了燒烤炸辣等不合體質的食物先會損傷脾胃，久了便造成痰濕體質，再進一步傷到腎精。另外過勞耗氣，氣虛也會傷精，或是吃得不好、血虛等也會導致血不化精。

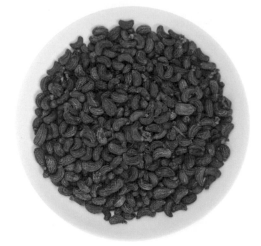

女貞子是很好的補腎陰中藥材，常感到眼睛疲累、視線模糊的人，除了可用前文提到的石斛，通常還會搭配使用一味女貞子，因兩者都有很好的滋陰功效。女貞子也有助黑髮、明目，都是補腎陰帶來的效果。排卵功能較不佳者，可以在煮湯時加點女貞子來強化卵巢功能。

艾葉

藥性：味苦性溫，散寒氣，溫暖經絡

調經散寒，止血安胎

艾葉有散寒氣、緩解疼痛、改善出血及溫暖經絡的效用，適合腹冷的人用來調經、補血、安胎。因體質虛寒、孕期有少許出血現象，或是做試管的早期出血，就醫檢查如果沒有什麼大礙，可燉點艾葉湯品來止血安胎。一般女性若常覺得下腹冷寒，可飲用艾葉燉雞湯來散寒氣、保暖子宮。

艾葉的應用多元，除了食用之外，也可拿來泡腳、製成艾條炙治穴位。例如準備要懷孕的女性若常覺得腹冷，非排卵期常見透明分泌物，可以使用

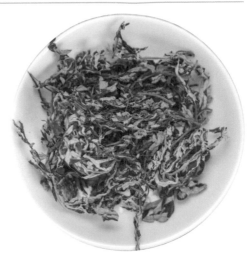

艾條薰臍，灸在神闕、氣海、關元、腎俞等位置，也有很好的效果。

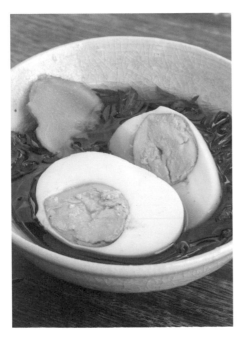

艾葉蒸蛋

調經止痛，婦女產前助孕，產後補虛，止血安胎

艾葉具有調經止痛、止血安胎的功效，月經來潮時會悶悶寒痛的女生，可用這味艾草蒸蛋暖宮助孕，或是月經常會滴答不止的女性，也適合食用。

材料

艾葉3錢，蛋1顆，薑片2片，水500ml

作法

1 所有食材一同放入電鍋，外鍋放一杯水，蒸好跳起悶10分鐘即可剝殼食用。

桂枝

藥性：味辛甘，性溫，發汗助陽化氣，溫通經脈

準備懷孕但體質較濕寒、怕冷的人

桂枝是將肉桂嫩枝乾燥的成品，藥性和薑接近，但較為溫和。容易鼻子過敏、感冒、怕冷、喉頭常覺得卡著痰的體質，可以常用桂枝燉煮雞湯來喝，既吃到桂枝的辛甘香氣，又有發汗祛寒濕的功效。桂枝溫通血脈可保持身體溫暖，進而達到助孕，是我調理助孕時常用的一味藥。現代人常因環境或飲食中不自覺接觸到冰冷的東西，例如夏天的冰、冷飲，天熱時進出冷氣房或長時間走在室外高溫下又直接走入冷氣房，身體的熱散不掉又直接接觸寒邪，導致身體的體溫調節出問題，也適合以桂枝溫通經脈。

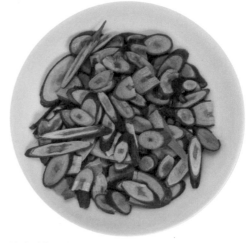

準備懷孕的人可用桂枝作為日常食補，但懷孕中的準媽媽則不建議自行運用，畢竟桂枝的藥性偏溫熱，還是諮詢過醫生再食用較安全。

甘草

藥性：味甘性平，生用清熱解毒，灸用補中益氣

抗發炎，調養脾胃，提升備孕體質

甘草有清熱解毒、抗發炎的功效，常拿來治療胃潰瘍、拉肚子，解除疼痛痙攣。以蜂蜜烘製過的甘草稱為灸甘草，入脾胃肺經，可補中益氣、調和藥性，適用於脾胃虛弱、倦怠無力調理使用。

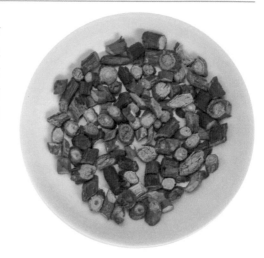

白芍

藥性：味微寒，味苦、酸、甘，養血調經，平肝止痛，斂陰 ｜ 舒緩痛經，有助胚胎著床期放鬆肌肉、撫平焦慮

針對痛經，白芍能有效達到放鬆肌肉、緩解疼痛的功效，常用來作為調經藥膳的四物湯也使用白芍與熟地黃、當歸、川芎共同入藥。

除了經期，在準備試管放胚胎的著床期間，我也會給患者一點加有白芍的放鬆處方，讓著床更順利，情緒易緊張的人也適合用一點白芍入藥，撫平焦慮。有患者提到自己常常滿頭大汗，就中醫來說，陰虛的人會夜間盜汗、氣虛的人則是白天就算不動還是一身汗，流汗雖有益排除體內毒素，但汗流得太多往往導致身體更虛，都可藉由白芍的斂陰藥效來斂陰止汗，同時調肝養血。

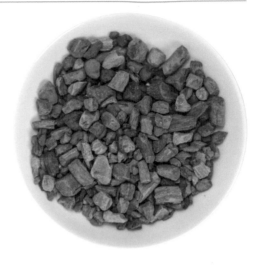

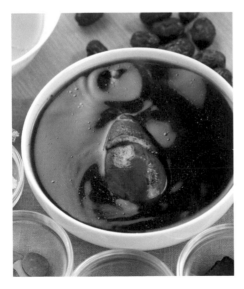

滋陰養血止痛湯方

滋陰補血，適合經行腹絞痛者

材料

熟地黃2錢，黃精2錢，當歸2錢，白芍2錢，紅棗2錢，雞腿一支

作法

所有藥材加水1000ml，與汆燙好的雞先一起煮滾後，轉小火燉煮30分鐘。

熟地黃

藥性：味甘，性微溫，益精填髓，含多醣體可加強免疫力

滋陰補血，適合備孕者食用

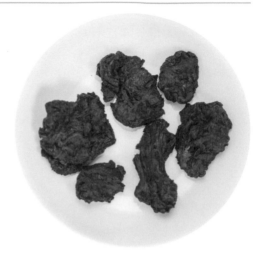

熟地黃是由地黃的塊根經過加工蒸曬後製成。一般的四物湯中常見黑色潤澤軟滑的一大片藥品，就是熟地黃。熟地黃所含的多醣體可加強免疫力，也有養精填髓、滋陰補血的功效，適合準備懷孕的人食用。容易耳鳴、盜汗的人往往腎陰不足，也可藉熟地黃補腎陰的功效進行食療。

不太習慣熟地黃的人，也可用藥效接近的黃精來代用。黃精滋味甘甜同樣可補腎精、抗衰老，兼具降血壓、降血糖的功能，適合需要穩定血糖者食用。

補陰養顏茶

補腎精，降血壓、穩定血糖，有助備孕

材料
黃精3錢
玉竹1錢
紅棗2顆

作法
黃精、玉竹、紅棗加入1000ml水滾煮後轉小火煮40分，濾去藥材飲用。或是所有藥材放入保溫罐中沖入滾水，燜泡半小時後飲用。

紅棗、黑棗

藥性：味道清甜，富含蛋白質和胺基酸

紅棗－春夏養陽，顧脾胃
黑棗－秋冬養陰，調肝腎

紅棗又名大棗，黑棗又名烏棗，兩者都富含蛋白質和胺基酸，有很好的補養氣血功能，味道清甜無特殊藥味，常用於藥膳飲品之中。春夏適合養陽，是照顧脾胃的好時節，適合較溫和的紅棗入食；秋冬適合養陰，調理肝腎最對時，滋補的黑棗更適合。

有時心情的低落是來自是來自體內氣血的欠缺，中藥有一帖「甘麥大棗湯」，使用甘草、大棗、小麥來治婦女憂鬱、情緒起伏不定。另外，平日以紅棗泡茶飲用也有幫助。

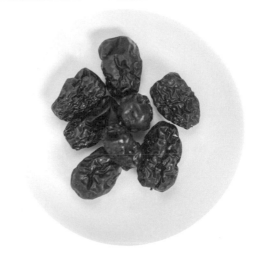

人參

藥性：味甘微苦，性微溫，補脾肺氣

養陰補氣，抗衰老、抗氧化

現在有越來越多女性三十多歲後才將生兒育女列入人生規劃，好處是工作和人生均已較成熟穩定，但錯過了黃金生育期也成了揮不去的心事。針對大齡女子的備孕飲食，可將重點放在加強卵巢功能和補氣血，人參有促進性腺激素和荷爾蒙的功效，既能補氣、益脾，對於代謝也有幫助，但有免疫亢進或是已懷孕的人還是經醫師診斷後對症使用才安全。

韓國料理中常見人參雞湯，用的是較為平價的參鬚部位，藥性溫和，食用上比較沒有忌諱。體質偏燥熱或氣管

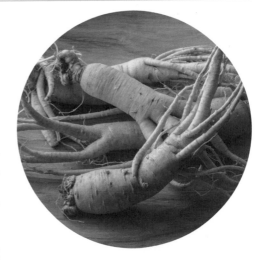

不好的人可選用屬性較涼的西洋參，一樣能達到養陰補氣的效果。

白朮

藥性：性溫，味甘苦，健脾祛濕 | 安胎

吳小姐結婚兩、三年未孕，做多項檢查找不出原因。有次來看診則是為了膀胱炎，那次還注意到吳小姐肘彎處有一些濕疹。這些症狀顯示她的身體處於痰濕狀態，體內濕熱會使免疫系統長期處於失衡狀態，難怪膀胱炎和濕疹反覆發作。於是開了加有白朮的利脾祛濕藥方為她調理，同時多運動流汗，暫時戒吃烤炸食物和甜食，以利將體內的濕排乾淨。

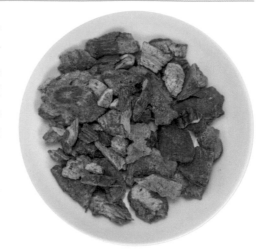

「陳醫師，我懷孕了！」不但困擾多時的膀胱炎和濕疹調理好，久候的好消息也來報到了。可見人體環環相扣，很多不孕的問題，原因不在生殖器官功能，也可能是來自免疫功能、過敏、脾胃不好等因素，若能觀照身體的整體，回復平衡狀態，很快就找出好孕的關鍵。人體環環相扣，有的人之所以不孕，原因不在生殖器官功能，也有可能是來自免疫功能、鼻子過敏、脾胃不好等因素，若能關照身體的整體，回復平衡狀態，很快就找到好孕的關鍵。

雞血藤

藥性：味苦甘、性溫，疏經活血 | 補血調經，改善婦女貧血、月經量少

雞黃血藤歸肝經，行血補血，對臉色蒼白、易倦、貧血、月經量少等血虛症狀的女性特別受用，常用來作為調經用藥。女性子宮虛寒則不易受孕，也就是古人所說的「虛不受胎」，雞血藤溫暖子宮的療效也能派上用場。此外，雞血藤能活血行血、疏經活絡，也常被用在治療風溼性關節疼痛。

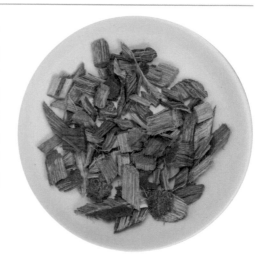

補骨脂

藥性：味辛、苦，性溫，補腎助陽，固精止瀉，平喘 ‖ 改善女性排卵功能，助男性壯陽固精

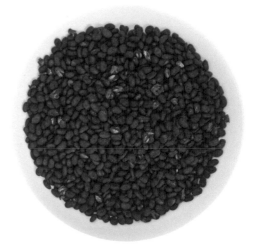

有回餐廳裡吃飯，聽到鄰桌顧客對著菜單上一道「故紙雞湯」討論著：「故紙是什麼？」「會不會真的拿紙來煮啊」，令人聽了忍不住莞爾一笑。

其實「故紙」不是紙，而是「補骨脂」，它既補腎，也抗衰老，燉煮成湯品，即為男女都適合的藥膳。它有補腎助陽、止瀉的功效。

備孕中男女，無論是女性雌激素不足、排卵功能不佳，或是男性性機能不足、腰膝痠軟，都可藉補骨脂的補腎陽功能來加強。一般人若是有怕冷、筋骨痠軟，或是氣喘、久咳不癒、容易腹瀉等症狀，也都和腎陽虛有關，可用補骨脂來補強。

補骨脂養腎雞湯

改善女性排卵功能，助男性壯陽固精

材料
雞腿1支
補骨脂3錢

作法
1 雞腿切塊放入滾水汆燙去除血水，撈起用冷水沖去浮沫。
2 雞腿塊、補骨脂加約1000ml的水，大火煮滾後轉小火繼續燉煮約40分鐘即可食用。

枸杞

藥性：味甘性平，補肝腎，富含胡蘿蔔素、維生素 B1、B2，益氣明目 ‖ 改善肝腎陰虛所致的腰膝痠軟、遺精，男女皆宜

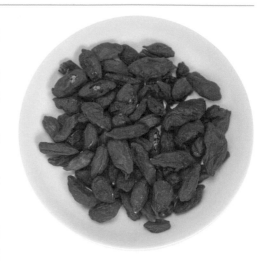

枸杞入肝腎，補精益氣，有助改善肝腎陰虛所致的腰膝痠軟、遺精等症狀，準備懷孕的人可多食用。它富含胡蘿蔔素、維生素B1、B2等有益眼睛的元素，素有「明眼子」之稱，平時若常感到體力不足、頭暈目花，或是腎氣虛而導致眼睛痠澀、視力模糊，簡單以熱水沖泡飲用，味道略甜且口感佳，是好的護眼茶品。

枸杞種植時易生蟲害，所以得留意農藥殘留的問題，跟信譽可靠的商家購買較安全。若氣候潮濕，保存較易腐壞發霉，盡量以冷藏或冷凍方式保存。

川芎

藥性：味辛性溫，活血行氣、散瘀止痛 ‖ 改善血瘀造成的月經不順、產後惡露瘀痛

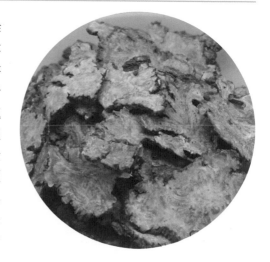

川芎有很強的通血路、抗凝血作用，對於因血瘀造成的月經不順或是產後惡露排出不良造成的瘀痛，有散瘀血、止疼痛的療效。針對不孕的症狀，川芎可增加子宮的血流量，適合在排卵前適量食用，可調理子宮的血液循環，使血栓體質者的受孕較順利。不過，古書說川芎上行頭目，下調經水，中開鬱結，為血中氣藥，因為其本身促進循環的效果很好，若是經血過多、多汗者，建議仍是使用醫師搭配好的藥方才安全。

薑黃

藥性：味苦、辛，活血散寒

止痛去瘀，可改善女性月經疼痛

薑黃和我們平常調味常用的薑同是薑科，但為不同品種，它具有活血行氣、溫經散寒、止痛的功效。對於因氣滯血瘀而不孕的人能改善血流，使血液不黏稠，而達到助孕效果。

中醫也利用薑黃活經絡、止痛、去瘀的特性來治療寒氣入侵引起的上肢關節痠痛，《本草綱目》提到薑黃「治風痹臂痛」，即為風溼臂痛。

薑黃所含的大量薑黃素，具良好的抗氧化、抗發炎功能，磨成粉末是咖哩的主要香料之一，在印度傳統的阿育

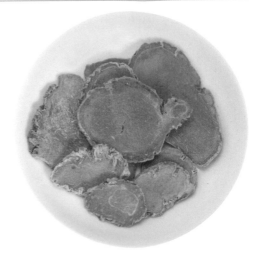

吠陀醫學系統中，會用薑黃來抑制關節疼痛、幫助傷口復原。

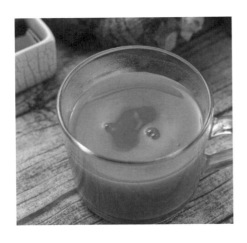

薑黃蜂蜜美白飲

美白，抗氧化、發炎，有助婦女通經止痛

材料

薑黃粉1/4茶匙，生薑2片，蜂蜜1/2茶匙

作法

熱水沖泡後飲用。

中醫所說的「氣滯血瘀」是什麼？

氣滯血瘀是指身體的氣血流動緩慢、不順暢。由於身體的營養供應及消炎，都仰賴血液傳輸，氣滯血瘀會造成痛經、經血中帶有血塊、面色灰暗、胃部悶脹、胸悶、身體痠痛、容易瘀斑等，並可能導致肌瘤、纖維瘤或靜脈曲張等疾病。可透過運動、少吃油炸甜食、多吃活血化瘀的食物來加以改善。

Chapter 6
保持健康生活養好精

如同女性的卵子會因為生活型態、年齡而影響健康狀態，男性的身體狀況也會反映在精子的表現上。正常情況下，男性位於精囊內的精蟲製造約有六十天在睪丸形成，之後會到細精管約十四天的時間，最後進入副睪，經過二十四小時之後變成活動力強的精蟲，大約再經過二週，會到達儲精囊，射精時，儲精囊會收縮將這些精蟲送出順著尿道到男性的生殖道，精子的生成及成熟需時七十四天，如果成熟的精子在一個月內沒有經由射精作用排出，會漸漸退化失去功能。

精蟲檢查，讓不孕治療少走彎路

根據世界衛生組織公佈的數據，每毫升精液應含有一千五百萬隻精蟲，活動力正常的精子應佔40％，型態正常的精子應佔4％以上，否則就容易造成懷孕困難。

比起女性的婦產科檢查，男性的精液分析檢查相對簡單得多，因此，當夫婦有了不孕的疑慮，先生最好也一起做一些簡單的精蟲檢查，除了精蟲活動力、數量外，建議也務必要檢查型態。世界衛生組織所制訂的精蟲檢測標準值逐年下修，雖然新的標準讓現代人鬆了一口氣，但是都在提醒我們要更注重生活、避開環境汙染並維持健康生活。現代的環境汙染越來越嚴重，環境中的戴奧辛、塑化劑、放射線、農藥，飲食習慣的改變、營養素如鋅的缺乏等，加上喝酒、抽菸、熬夜造成生活作息不規律和衣物化纖比例升高等，都會造成影響。雖然正常型態的標準已經下修到4％，但是4％的自然懷孕率卻只有約2.3％，不可不注意。如果檢查精蟲型態有問題，可以試著補充一些抗氧化的食物或保健品，我曾經在門診遇到想自然懷孕的年輕夫妻，精蟲型態一檢查只有0％，如果先生從一開始就一起檢查，往往可以讓不孕治療少走很多冤枉路，求子之路更順暢。

除了少數特殊情況，對多數人來說，精子無論在數量、品質、功能上都並非不可逆，只要跟隨醫師建議從生活進行調整，都能有一定程度的提升。

增加精子質量的 *5* 大原則

精子是極為敏感的生命源起，非常容易因為抽菸、酗酒、高脂烤炸食物、空氣汙染、壓力等因素，影響其生命力、活動力和型態等。好在精子的成長有固定週期，可定期汰舊換新，是以若精蟲品質欠佳的男性若能調整生活作息，仍有希望改提升質量，增加致孕的成功率。

1 戒除菸、酒

醫學證實香菸中的尼古丁會使精子數量明顯減少，甚至可能使精子的基因受損；酒精不只影響肝臟功能，也會影響男性體內荷爾蒙，干擾製造精子的能力，使精子的型態異常率變高。因此，菸酒可謂精子質量的頭號大敵。如果精子質量已經影響受孕，就必須減少或戒除抽菸、喝酒，才能有利生機。

2 多攝取海鮮、貝類等優質蛋白質

魚、蝦、墨魚、海參、牡蠣等海鮮含有優質蛋白質與精胺酸，且含有豐富的鋅，能促進精子生成，對於提升精子的量有幫助。不過海鮮的普林值較高，有痛風病史的患者須注意攝取量，避免因為吃下過多導致痛風發作，而有些痛風所服用的藥可能會影響精子功能，反而得不償失。

3 多攝取抗氧化食物

β-胡蘿蔔素、薑黃素、茄紅素、兒茶素、花青素、白藜蘆醇、維生素C、維生素E、銅、鐵、硒等營養素都是天然的抗氧化成分，可對抗自由基，改善體內環境，應多加食用。含抗氧化成分的食物有堅果、藜麥、黑米、香椿、綠茶、葡萄、蘆筍、甜椒、花椰菜、大蒜、洋蔥、南瓜等。另外，松樹皮萃取物、葡萄籽萃取物或是含有OPC（原花青素）的食品經過科學研究顯示也可達到抗氧化效果。

4 少紅肉

男性由於先天的基礎代謝率不同於女性，對於高蛋白肉類的需求也高於女性。不同種類的蛋白質各含有不同的養分，在飲食上，想要改善精子狀態的男性可多食富含鋅、硒等微量元素的海鮮，尤其高體脂對於精蟲的品質也會有影響，因此建議想有好孕的男性應減少食用含有較多飽合脂肪酸的紅肉，既可平衡養分攝取，也不會吃下過多飽和脂肪酸，造成體內脂肪囤積。

5 遠離汙染源，維持健康的生活習慣

現代人的生活講求便利，生活環境中的塑化劑、農藥也比比皆是，若想產生健康的精子，除了不菸、不酒，更必須留意遠離環境中的汙染源，並維持良好的生活習慣、不熬夜，精子才能頭好壯壯！

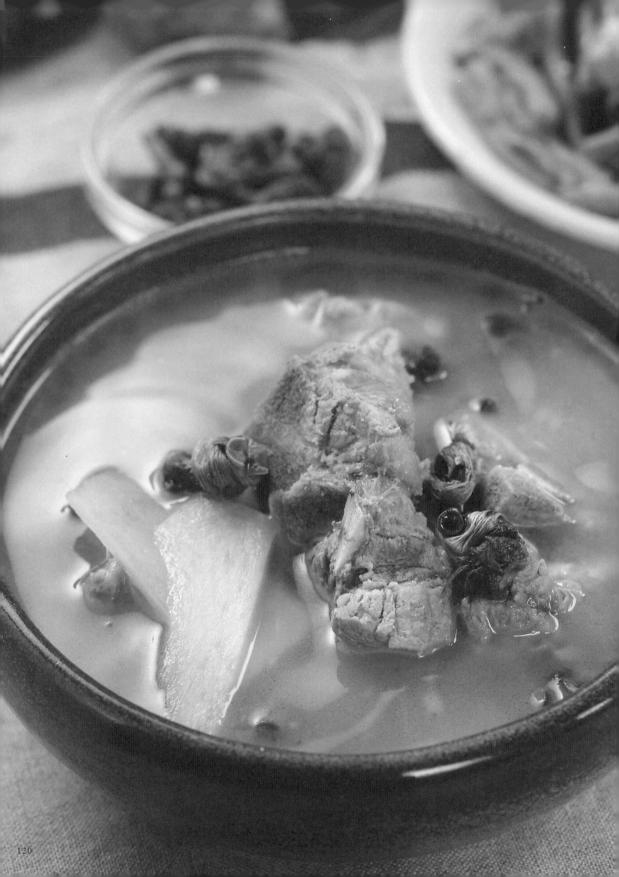

養胃明目排骨湯

古籍記載石斛有養腎益精的功效，是男女皆宜的一味藥，男性如想增加精蟲數量，可以用石斛與雞或排骨燉湯飲用。另一方面，由於石斛能養胃明目，中醫稱之為養胃聖藥，因此太太同喝也很好。

材料

石斛5錢，豬小排一份（約300g），薑數片

◎豬小排也可用一隻雞腿代替

作法

1 排骨放入滾水汆燙去除血水，撈起以冷水沖去浮沫。

2 排骨、石斛加入約1000ml的水，大火煮滾後轉小火。

3 繼續燉煮約40分鐘後，趁熱食用。

沙苑子養力茶

材料

沙苑子10g

作法

放入陶鍋加水煮40分鐘後，濾去藥材作為日常保健茶飲。

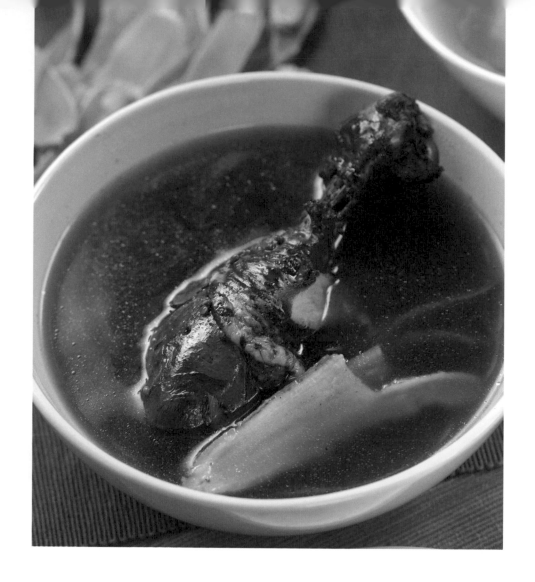

養精活力雞湯

增加精蟲活動力

材料

人參2錢，沙苑子3錢，
黑棗3錢，黃耆3錢，雞
腿1支

作法

1 雞腿切塊放入滾水汆燙，先去除血水。

2 撈起雞腿後，先用冷水沖去浮沫。

2 雞腿塊、所有藥材加入約1000ml的水。

4 以大火煮滾後，蓋上鍋蓋留小縫，轉小火繼續燉煮
約40分鐘即完成。

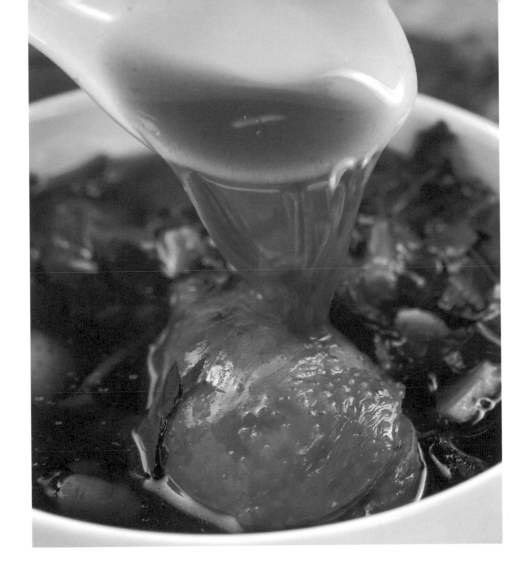

情人雞湯

提升精子數量，滋補身心，男女皆宜

材料

黨參3錢，炙甘草1錢，茯苓2錢，紅棗1錢，補骨脂2錢，石斛2錢，菟絲子2錢，百合3錢，淫羊霍3錢，熟地2錢，炒白芍2 錢，雞腿1支

作法

1 雞腿切塊放入滾水汆燙去除血水，撈起用冷水沖去浮沫。

2 雞腿塊、所有藥材加入約1000ml的水，大火煮滾後，蓋上鍋蓋留小縫，轉小火繼續燉煮約40分鐘。

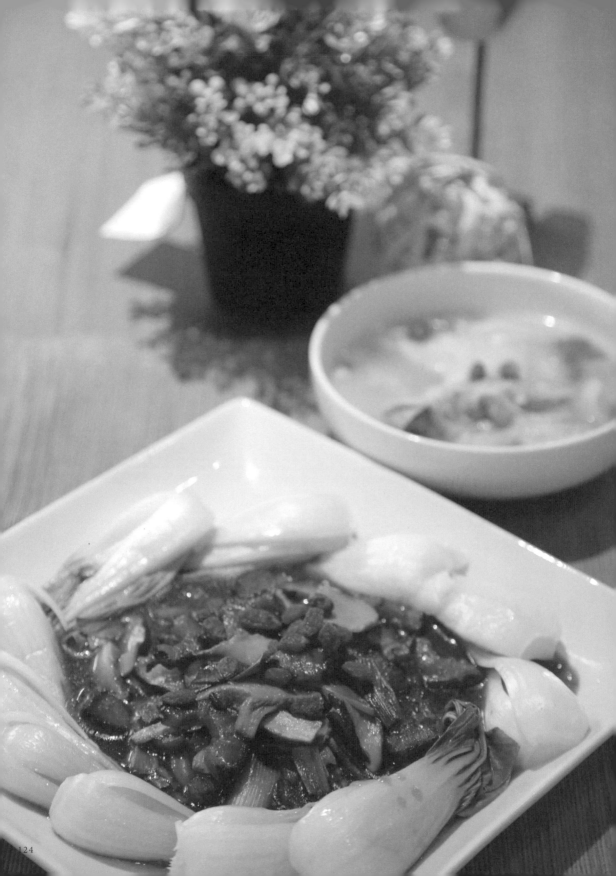

黃精首烏燴海參

富含精胺酸，提升性功能、幫助精卵發育，男女皆宜

黃精可養精填髓，海參的精胺酸含量在食物中算相當高，每100公克海參就含有4.82公克的精胺酸，有助提升性功能、幫助精卵發育，同時也可以有益睡眠及提升記憶力，是男女都可吃的一道好孕料理。

材料

黃精3錢，制首烏3錢，已泡水發好的海參2支，青江菜數株，薑絲少許，醬油少許

作法

1 黃精和制首烏加3碗水煮滾後轉小火續煮20分鐘，濾出藥汁。
2 另起一鍋加入橄欖油，將海參先下鍋翻炒，同時放入薑絲去腥、淋少許醬油提味。
3 倒入藥汁以中小火稍煮至湯汁收乾剩一半。
4 青江菜洗淨、整株燙熟後縱切繞圓擺盤。
5 倒入煮好的海參即完成。

好孕TIP

平價蔬菜、堅果也有精胺酸

除了海參，許多平價的蔬菜堅果如洋蔥、花生、核桃等食物也都含有精胺酸。古代典籍也提到核桃補腎，從現代營養學的角度分析，原來是精胺酸之作用，古今對照之下真的很有趣。

巴戟天參耆益氣湯

補腎壯陽，助孕

材料

巴戟天2錢，人參3錢，黃耆3錢，沙苑子2錢，菟絲子2錢，枸杞1錢，黑棗1錢，雞腿1支

作法

1 雞腿切塊放入滾水汆燙去除血水，撈起用冷水沖去浮沫。
2 雞腿塊、所有藥材加入約1000ml的水大火煮滾後，蓋上鍋蓋留小縫，轉小火，繼續燉煮約40分鐘即完成。

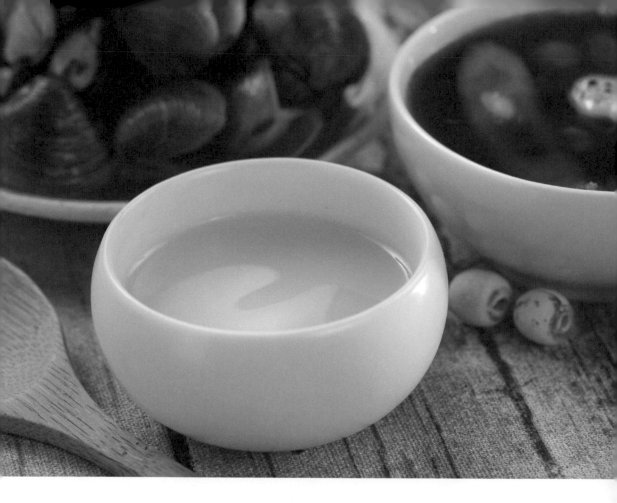

參耆蜆湯

養精助孕，抗氧化

材料

蜆1斤，人參2錢，黃耆2錢，沙苑子2錢，芡實2錢，蓮子2錢，薑數片

作法

1 蜆洗淨後，先加鹽泡水吐沙，然後加薑片做成蜆精。
2 所有藥材加入1000ml水大火煮滾，蓋上鍋蓋留小縫，再以小火煮30分鐘。
3 將藥湯濾出，加入蜆精同喝。

好孕TIP

蜆精自己做

電鍋內放一個大碗，碗內放薑片，蒸盤擺在碗上，洗淨吐沙的蜆鋪放蒸盤上，外鍋加水一杯，按下開關直到電鍋自然跳起，碗內的湯汁即為蜆的精華。

面對不孕，不是太太一個人的事

婚後一、兩年，太太沒有懷孕的消息，夫妻到大醫院做了檢查，確定兩人的身體狀況都很正常，太太吃了三個月排卵藥依舊沒動靜，進階採取人工受孕、接著做試管還是失敗了，太太有點氣餒，但我們仍彼此打氣。休息將近一年後，我問太太是不是要再努力一下？醫師建議我們不妨找愛群的翁紹評醫師，於是開啟了我們和翁醫師及中醫部陳曉萱院長合作的契機。

太太接受PGS檢驗（著床前基因篩檢）後，發現卵子的品質較差，翁醫師認為加強卵子品質可以提高成功受孕的機率。我是學理科的人，喜歡凡事照計劃來，找到努力的方向就像在長長的隧道裡看到前方有光，只要走久一點就可以找到出口，於是「養卵」成為我和太太的首要目標。陳院長除了以中藥替太太療養過敏體質，也建議我們調整作息和飲食，盡量減少麵包等麵精緻食物，多吃天然食材。由於她的血栓指數偏高，牛肉等飽和脂肪含量較高的紅肉也盡量別吃。

太太一向容易感冒，又有嚴重的過敏，我們曾經懷疑這樣的體質是不是間接影響懷孕，卻不太知道該怎麼改善，但是自從調整了飲食和作息，健康明顯好轉，從每次回診檢查的醫學報告中，都可看出身體的反應和狀況一直在進步，心裡也比較篤定了。

孩子是兩個人愛的結晶，過程中的大小事我不想置身事外，就以改善體質和養卵來說，醫生給的建議和作法，光靠太太一個人很難做得到。若我每天都自顧自地吃鹽酥雞、喝含糖飲料，或是大半夜開著燈打電動，不理會太太的感受，相信任誰也無法堅持下去，所以我覺得醫師的囑咐應當是要夫妻一起遵守。

除了生活作息之外，不孕治療是段複雜的過程，從身體調養、檢測到植入都有很多不能忽略的細節，各種瑣碎的事如果只丟給太太承擔，她一個人一定負荷不了，何況或大或小的手術都需要休息，如果凡事都由她親自打點，又怎有辦法照應自己的身體？太太懷孕與生產，我無法代勞，但其他雜務總還做得來，像是陪她看醫生、做治療、幫忙熬藥，記錄看診、打針、吃藥的時間……只要是我可以做的，我都盡可能去做，就是希望能陪伴她一起度過療程，幫她減輕壓力，不致於身心俱疲。

面對不孕，難免有徬徨無助的時刻，我們有時也常會聊聊心裡的想法，當一方快要倒下，另一方能適時撐住，就能有更多的力氣走得更久，我們相信只要再多堅持一點，美好的事就會出現。

回想最初發現可能是不孕時，心中多少有些慌亂，曾偷偷上網搜尋很多資料，但醫學並非我們的專業，看著網路上千百條資料瞎猜後，仍不知道該何去何從，反而耽誤了一些時間。如果時間能倒流，我們都覺得一有不孕的疑惑，就該早點求診才對，選擇一位醫術和醫德都值得信賴的醫生，自己也要定下來心跟著醫囑走，才是最好的。很幸運的，如今我們終於有了好消息，小寶寶即將就要誕生。我很感謝這段時間太太與我一起堅持走完這條養孕之路，未來也要攜手迎接全新的育兒旅程。

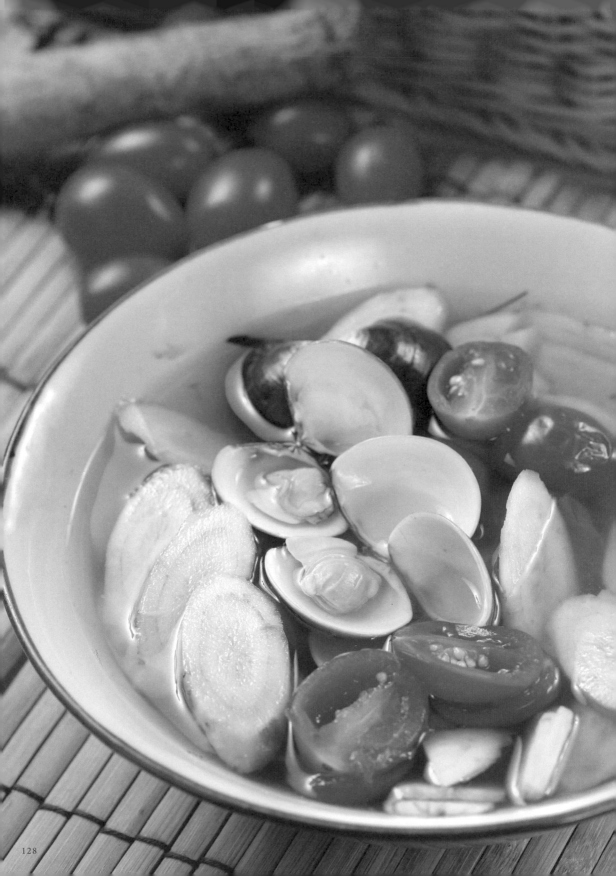

牛蒡番茄蛤蜊湯

振元氣，提高精子數量，
增進精卵活力，男女皆宜

蛤蜊富含鋅，番茄能抗氧化、提高免疫力，牛蒡則含有精胺酸，這是一道男女都適合的湯品。

材料

牛蒡1根，小番茄10顆，
蛤蜊200g

作法

1 牛蒡去皮切片，小番茄對半切，加入1000ml的水，
煮滾後蓋鍋蓋轉小火續煮30分鐘。

2 加入蛤蜊煮開後即可起鍋。

元氣蛤蜊雞湯

提振元氣，提高
精子數量與活力

對於因工作壓力沉重，無心力於房事，精子量偏少的男性，可用這道湯品補充元氣。

材料

補骨脂3錢，芡實3錢，
菟絲子3錢，黃耆3錢，
黨參3錢，黑棗5顆，淫
羊藿3錢，石斛3錢，雞
腿1支，蛤蜊約10顆

作法

1 雞腿切塊放入滾水汆燙去除血水，撈起用冷水沖去
浮沫。

2 雞腿塊、所有藥材加入約1000ml的水大火煮滾後，
蓋上鍋蓋留小縫，轉小火繼續燉煮約40分鐘。

3 步驟②的雞湯煮好後先不熄火，趁滾煮狀態時放入
新鮮蛤蜊煮1～2分鐘，待蛤蜊全開即熄火起鍋。

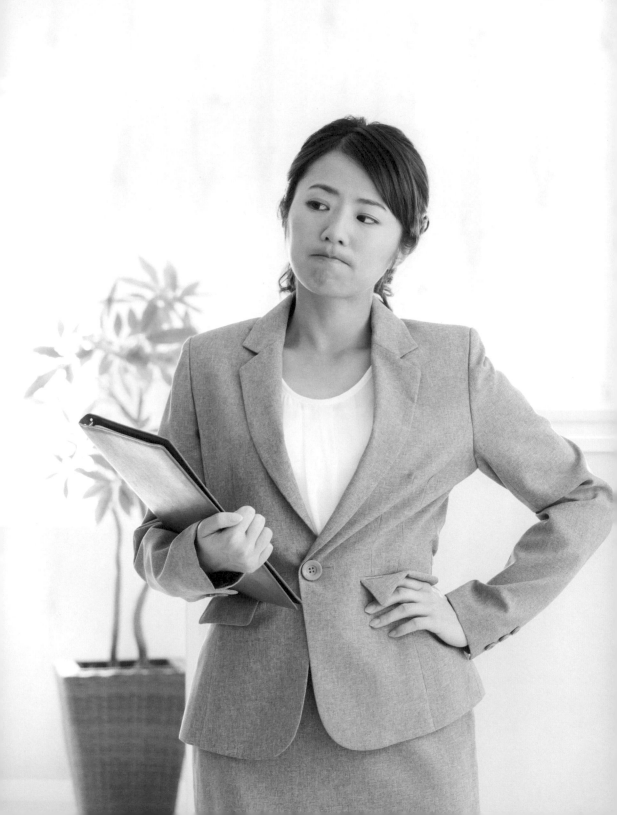

擺脫擾人的難孕困擾
這樣調養就對了

Chapter 7
孕前九十天要補充的營養素和注意事項

醫學研究顯示，寶寶的腦部與脊椎在懷孕初期就開始重要的發展，女性如果等到發現自己懷孕，才開始補充孕期營養素，就錯過了優生保健的最佳時機。從西醫的觀點，懷孕九十天前起，要早點留意葉酸和鈣的補充。孕前準備不嫌早，吃得好、吃得巧，媽媽健康，寶寶也頭好壯壯。

葉酸

葉酸即維生素B9，主要是預防胎兒神經管缺陷，如脊柱裂等，另一方面，葉酸可以分解血液內的同胱胺酸，過多的同胱胺酸會造成心血管的傷害，因此葉酸對於孕婦與胎兒的心血管健康也很重要。

如果沒有足夠的葉酸，對母體和胎兒都會造成影響，尤其受精第十九天起正是胎兒腦部神經細胞快速發展的關鍵階段，也是最需要葉酸的時候。但葉酸無法久存在體內，如果得知懷孕才開始攝取，恐怕太遲，為能把握到寶寶發育的黃金時期，建議孕前九十天到懷孕第十三週為止每天補充。

●提高男女受孕成功率，降低染色體異常

胚胎染色體異常可能導致流產或不易受孕，精蟲正常型態若比率過低，也會影響胚胎的正常率。環境汙染、壓力、生活型態及年齡等因素都影響著男性的精蟲品質，醫學研究指出，每天服用700微克（μg，1微克＝1/1000毫克）以上的葉酸，可以減少染色體異常的機率，準備懷孕的夫婦如果檢查出精蟲型態不佳，可以補充葉酸以及抗氧化保健品，降低染色體異常的機率，提升受孕成功率。

●避免流產，促進胎兒神經系統的發育

懷孕初期的孕婦若缺乏葉酸容易出現疲勞、頭暈、呼吸急促等症狀，也可能引起貧血，因此需要足夠的葉酸；同時葉酸也可以避免流產、早產。

對寶寶來說，在胎兒階段，葉酸可以促進腦與神經系統的發育，缺乏葉酸容易導致神經管的缺損，會影響腦和脊柱的正常發育，甚至造成脊柱裂、無腦兒、水腦症等先天性畸形。女性從準備懷孕開始每日補充400微克葉酸，懷孕後增加至600微克，就能降低胎兒發生神經管缺陷的機率。

哪些食物含有葉酸？

不論是準備懷孕的男女或是孕婦，可多攝取以下這些富含葉酸的食物：
- **深色蔬菜**：如蘆筍、花椰菜、萵苣、菠菜、龍鬚菜、油菜等，胡蘿蔔，番茄，蘑菇、香菇等。
- **新鮮水果**：如橘子、柳丁、檸檬、草莓、櫻桃、香蕉、檸檬、桃子、奇異果、石榴、葡萄、梨子等。
- **海產類**：牡蠣、鮭魚、鮪魚、海藻類。
- **堅果、五穀類**：核桃、腰果、杏仁、松子、栗子等堅果，扁豆、毛豆、黃豆、黑豆及豆製品，以及糙米等全穀類雜糧。
- **奶、蛋類**：如乳酪、奶類、雞蛋等。

鈣

鈣質是體內含量最高的礦物質，人體內的鈣質99％儲存在骨骼和牙齒中，其餘1％則循環在血液中以維持身體機能的運作。當食物中的鈣質攝取不夠時，身體會自動提取骨骼中的鈣質送入血液，以維持鈣質在血液中的循環量。鈣質可維持強健的骨骼和牙齒，也對肌肉收縮、心律調節、神經傳導、凝血功能有重要影響。

●有益母子健康

準備懷孕時，女性需要鈣質保持荷爾蒙、酵素正常分泌；懷孕後，母體需要供應鈣質給寶寶，所以不論是孕前或懷孕中都需要攝取充足的鈣質。鈣質對寶寶的大腦發育及神經系統非常重要，另外，與寶寶出生後的牙齒狀況、睡眠穩定性、腹痛也有關係，嚴重鈣不足也可能會誘發先天性佝僂病。孕婦鈣質不夠會發生抽筋、牙痛、腰痠等症狀，懷孕期間每天補充1200毫克的鈣，不僅有益寶寶發育，同時能維護媽媽的健康。

●運動與陽光有助鈣的吸收

多吃鈣就能補骨嗎？那可不一定。人所吃進的鈣，會存在血液中，增加血中的鈣濃度，卻未必能強化骨骼，還必須讓陽光照射皮膚，產生維生素D3，促進鈣質吸收，再加上健走、跑步、爬樓梯、爬山等使關節與骨頭碰撞衝擊、對肌肉和骨骼造成阻力的運動才能刺激骨細胞生成，使骨骼強健。

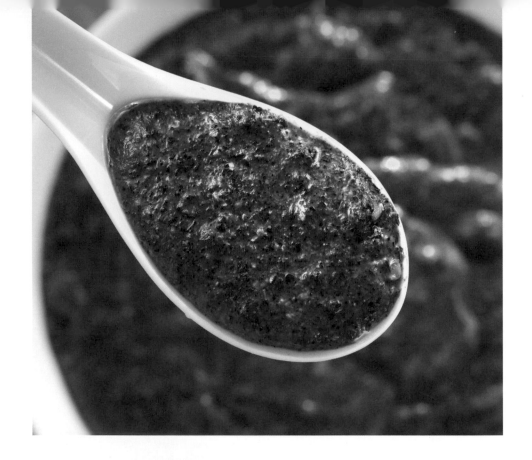

糙米芝麻糊

有助孕前或懷孕中的婦女補充鈣質

材料

芝麻粉100g
豆漿200g
糙米飯半碗
水200ml

作法

1 糙米飯加200ml水,以果汁機打成米漿備用。

2 芝麻粉加水以小火煮滾,加入豆漿、米漿續煮。

3 如果覺得太稠,可再加分量外的水調整濃度,煮滾後即可飲用。

 哪些食物含有鈣?

· 沙丁魚、鮭魚、小魚乾、蝦皮
· 黑芝麻、花生、核桃
· 深綠色蔬菜如芥藍菜、芥菜、花椰菜、青江菜等
· 海帶、紫菜、髮菜
· 豆漿、豆腐

有礙孕氣的 4 大不良因素

1 酒精

研究指出，酒精會造成末稍血管擴張，使子宮動脈血流減少，影響受孕機會，若是孕婦飲酒，會使進入胎盤的血流減少，致使胎兒無法自胎盤吸收營養，造成發育遲緩。即使孕婦只是飲用少量的酒，酒精卻會通過胎盤進入胎兒體內，對小小的胎兒發生大大的作用，使腦細胞分裂受到阻礙，中樞神經發育也受影響。越是在妊娠早期，酒精對胎兒的影響越明顯，所以我們建議從有計畫要懷孕起的孕前三個月到整個孕期及哺乳期間，女性對於酒精的攝取還是要十分注意。

2 咖啡因

一天一杯咖啡已經成為許多人的晨間儀式，也有人說自己如果不喝咖啡，就無法真正醒過來。咖啡因會造成精神亢奮，若攝取到咖啡油醇會增加血液中的膽固醇，利尿而使細胞缺水，身體流失鈣質、鎂、鋅及其他礦物質。在倒數計時準備懷孕的這段時間，咖啡因會為身體帶來的變數會影響排卵功能；倘若已經懷孕，脆弱的胚胎則可能會因咖啡因而成長趨緩。也許咖啡因會使媽媽精神百倍，但卻會帶給寶寶更多副作用，謹慎攝取為佳。

3 尼古丁

孕婦無論是吸菸或是接觸二手菸，都會透過血液將尼古丁傳送給胎兒，使胎兒的血管收縮，氧氣無法順利供應。尤其孕婦吸菸，更會把氰化物和一氧化碳傳給肚子裡的寶寶，降低攜氧能力，同時影響胎兒發育。所以，一旦有生育的計畫，最好能全家一起戒菸，讓大人小孩都健康。

4 各種汙染源

在備孕期間，母體所吸收的各種營養或毒素，都會影響胎兒的發育，因此，除了補充營養，也要注意日常生活中隱藏的各種汙染，

* 避免使用香水、指甲油等持續釋放人工香氣的產品。此外，香氣久久不散、持續10分鐘以上的香氛、保養品或護膚品也要避免使用。
* 日常洗髮、沐浴品，也要選擇成分安全、不會釋出paraben環境荷爾蒙這類的產品。
* 烹調前，以流動的水清洗食物，能去皮的蔬果盡量去皮，減少農藥進入身體的機會。
* 購買熟食時盡量自備容器，避免拋棄式容器釋放的化學成分對身體造成影響。
* 避免在這段時間裝修房子，以免空氣中的甲醛、苯等化學揮發物刺激身體。

 哪些食物含有咖啡因？

咖啡、巧克力、可可、茶、可樂等。

Chapter 8
進行人工療程前的飲食調養

李小姐和先生兩、三個月前就跟醫院約好要在今天進入療程，兩人興沖沖趕到診間，忐忑不安做完檢查，醫生的口吻略有遲疑：「今天的卵泡情況不好，有大有小，恐怕不太適合。最近壓力太大嗎？還是作息不正常？飲食正常嗎？妳的代謝影響了卵泡，回去多注意生活作息，我們再約個合適的時間好嗎？」

「的確最近太忙，但工作好忙，就是想要好好犒賞自己……」李小姐想到日前約了姊妹淘吃了幾次下午茶，又甜又香的甜點的確滿足了口腹之慾，但一想到整個療程又得重來一遍，又不由得落寞地走出診間……

開始療程前，就必須提早遵守的飲食原則

類似的求子故事常常出現在診間，人體的平衡和代謝需要時間，不可能短短幾天就完成。

進行人工療程之前，可提前一個月先檢查月經期第二、三天基礎卵泡的狀況。一般卵巢功能正常的人影響可能不大，但是對於高齡、體脂肪偏高或是代謝較差的女性朋友，如果有基礎卵泡不如預期的狀況，就要在飲食、運動、睡眠上好好調理，療程會進行得較順利，否則仍然可能因為檢查數值不適合進入療程被「退貨」。或許準備療程的日子會覺得辛苦，不過為了早點看到未來寶貝可愛的模樣，一起為健康努力吧！

如果進行療程前，醫師檢查發現是屬於卵巢功能不佳者，可燉山藥雞湯來喝。多囊性卵巢症候群患者仍要謝絕甜食、烤炸食物，不論任何體質的人都要注意飲食的內容，避免重金屬汙染、農藥殘留的食物。

對於計劃借助醫學科技達成求子心願者，為了能早日好孕，最好在療程前九十天起，就遵守以下飲食原則：

食用原型、原色、原味的「真食物」，不吃含過多化學添加物的「食品」。

· 攝取白肉、魚類、貝類、海鮮等優質蛋白質。
· 多食用抗氧化食物。
· 戒除起司、炸雞、薯條等油膩、烤炸的發炎食物。
· 避開反式脂肪、基因改造食物。

排卵針期間的養卵注意事項

排卵針期間的養卵食療，大致和進入療程前的飲食準則相同，但除了飲食之外，仍要多提醒一些生活中有可能造成排卵不順暢的外因：

· 避免食物中的重金屬汙染、農藥殘留影響。
· 睡眠時，臥房內盡量不要有3C充電設備。
· 盡量不要在這段時間內進行居家裝潢，以免空氣中的甲醛影響精卵品質。
· 工作性質如果容易接觸有機溶劑、染髮劑等化學物質，也要小心做好防護。
· 卵子和精子的發育週期都是九十天，先生也要注意，夫妻雙方都要朝養出健康的精子和卵子一起共同合作。

取卵後的注意事項和食療

取卵後的體質，瘀象偏重，通常中醫調理的方向會以加強代謝為主，患者也可多吃納豆等有益血液循環、抗血栓的食物。不要吃太油膩的食物，否則代謝會更差。

取卵後要注意是否有腹脹、腹水等卵巢過度刺激情形，以及小便次數是否正常，必要時就醫諮詢解決，中醫的方劑、針灸也可緩解不適。

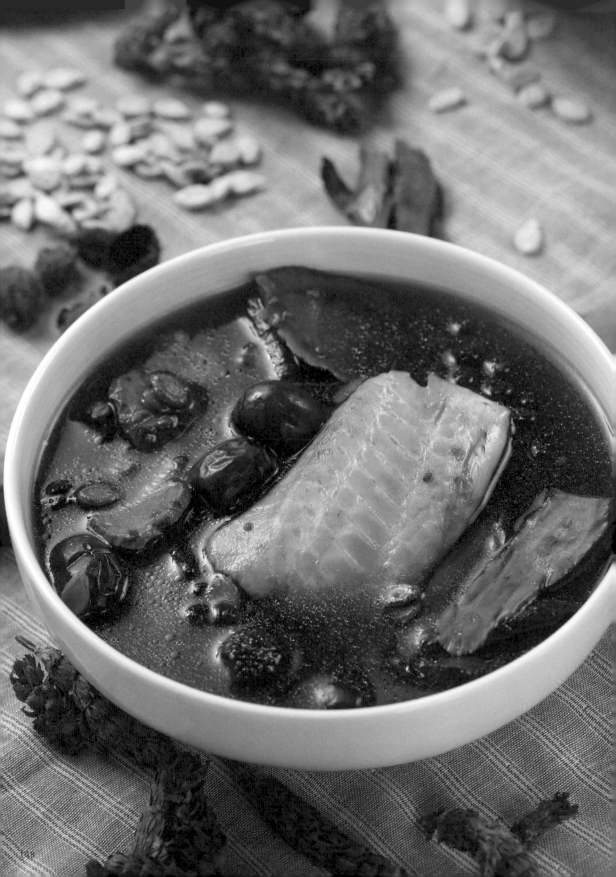

祛瘀利水湯

適合取卵後的婦女
加強代謝

材料

丹參3錢
薑黃3錢
紅棗1兩
夏枯草2錢
縮砂仁2錢
冬瓜子3錢
魚片一份

作法

1 藥材加1000ml的水煮滾，蓋鍋蓋留一小縫，轉小火煮40分鐘。

2 濾出藥渣，藥湯內放入魚片燙熟後食用。

好孕TIP

取卵後避免高油脂和紅肉

取卵後腹脹較不舒服的人，一定要注意飲食，避免高油脂食物、紅肉等，盡量多補充魚湯等優質蛋白質，也可以喝泥鰍湯。另外也要保持排便通暢，排便通暢代謝才會好，同時也要注意小便的量是否正常，若小便不順，排尿量太少，就要注意。

去濕化瘀湯

適合取卵後的婦女
加強代謝

材料

玄參3錢
紅棗1兩
大腹皮2錢
白茅根3錢
夏枯草2錢
蛤蜊200g

作法

1 藥材加1000ml的水煮滾，蓋鍋蓋留一小縫轉小火煮40分鐘。

2 濾出藥渣，藥湯內放入蛤蜊煮開後食用。

植入期的注意事項

植入期間大致可以分為「胚胎植入前」和「胚胎植入後」兩個階段：

● 胚胎植入前：

子宮血流順暢，是胚胎著床的重要因素之一，這段時間除了可多吃洋蔥、大蒜等，以幫助血液循環、抗凝血和預防血栓，此外像納豆、魚油等也可促進子宮的血液循環。

● 胚胎植入後：

緊張的情緒會引起子宮收縮，保持輕鬆愉悅的心情和正常的生活節奏，能讓植入更順利。此外，也可適度補充讓子宮放鬆、有助安胎的湯品。

由於胚胎植入後的荷爾蒙起伏較大，此時可做些讓心情愉快的事轉移注意力，散散步、逛逛街、看場電影、讀本輕鬆的書……都有助心境平和。先生也要多體諒妻子為了孕育下一代所做的付出，理解妻子這時期的情緒變化情非得已，為了兩人共同的寶寶，多點退讓與包容。

若植入失敗……

胚胎植入可分新鮮胚胎植入和冷凍胚胎植入。若是新鮮胚胎在這個週期失敗了，須休息至下個週期，等荷爾蒙代謝完再進行下一次療程更好；冷凍胚胎則可由醫師安排合適的時間再接再厲。

從中醫來看，血熱的人由於身體一直處於發炎狀態，往往不易植入成功，此時也可以再檢視體質，以和緩體內上火症狀、讓子宮的血液供應好一點為要務。

若已有懷孕徵兆卻流產，仍須調理身體至體力恢復再進行另一次植入較好。

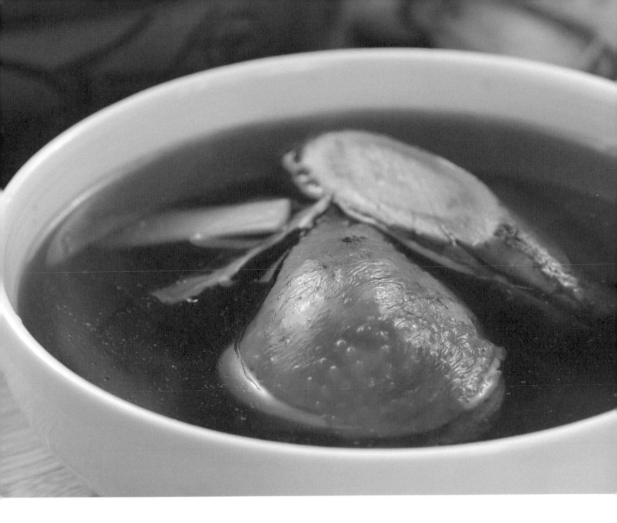

丹參薑味雞湯

有助子宮血液循環，適合胚胎植入前或備孕婦女調理

植入期間的血液循環良好與否，是受孕能否成功的關鍵，丹參能抗凝血、預防血栓，是補血、化瘀的好藥材，很適合在胚胎植入前食用。

材料

去皮老薑數片
丹參3錢
牛蒡1根
雞腿一隻

作法

1 雞腿切塊以滾水汆燙後撈起，冷水沖去雜質。
2 老薑、丹參、雞腿塊、牛蒡加入1000ml的水滾煮後，蓋鍋蓋留小縫，轉小火煮30分鐘即完成。

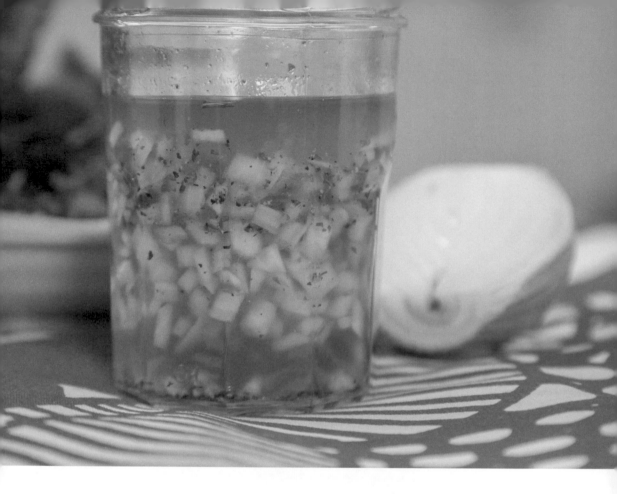

百搭洋蔥沙拉醬

有助子宮血液循環，適合胚胎植入前或備孕婦女調理

這道菜使用能抗血栓、助循環的洋蔥和大蒜，製作出來的百搭沙拉醬可以搭配煎魚、水煮海鮮、雞胸肉、蛋或生菜等，非常好用，一次可多做點，剩下的放冰箱冷藏，方便日常取用。

材料

洋蔥1/2顆，大蒜1瓣，米醋1/2杯，初榨橄欖油1/2杯，鹽少許，黑胡椒粒（或粗黑胡椒粉）1小匙，乾燥香草粉（依個人喜好選擇）少許

作法

1 洋蔥去粗皮及頭尾，切粗丁；大蒜大致切成末。
2 洋蔥、蒜末加上其餘材料攪拌混合均勻，冷藏約可保存一星期。

助循環蘋果汁

有助子宮血液循環，適合胚胎植入前或備孕婦女調理

材料

洋蔥1/4顆，蘋果1/2顆，胡蘿蔔1/2根（約10公分），去皮老薑一小塊，開水約300ml

作法

1 蘋果去皮；胡蘿蔔洗淨去皮，如果蘋果來源可信任，則可不去皮。

2 蘋果、胡蘿蔔、薑、洋蔥連同開水以果汁機或調理器打成果汁，不過濾全部喝下。

◎亦可參考第59頁的「血管淨化蘋果汁」比例和口味可自行調配。

好孕TIP

生洋蔥這樣吃

如果覺得加了洋蔥後的果汁辛刺無法入口，也可不加洋蔥，另外切絲以果醋或和風醬調味生吃。

桑寄生杜仲茶

適合胚胎植入後調理

材料

桑寄生2錢
杜仲3錢
生甘草2錢

作法

以1000ml水加藥材煮滾後，轉小火煮30分鐘即可飲用。

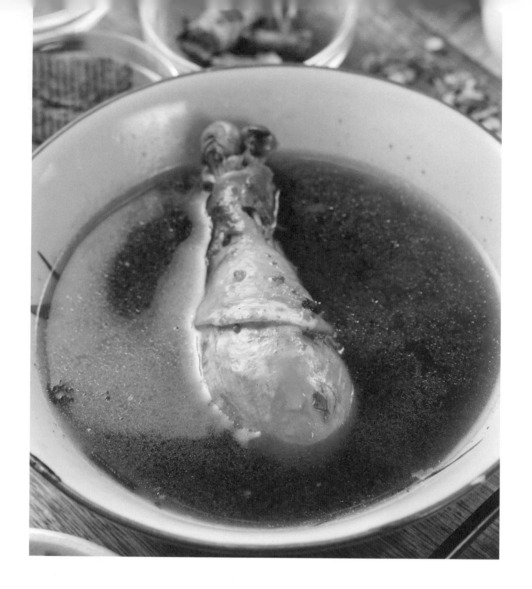

白芍杜仲雞湯

安胎助孕，適合胚胎植入後調理

材料

炒白芍3錢
生甘草2錢
菟絲子3錢
杜仲3錢
桑寄生3錢
帶骨雞腿一支

作法

1 雞腿切塊以滾水汆燙後撈起，冷水沖洗去雜質。

2 藥材和雞腿放入1000ml的水滾煮後，蓋上鍋蓋留小縫，轉小火煮30分鐘即完成。

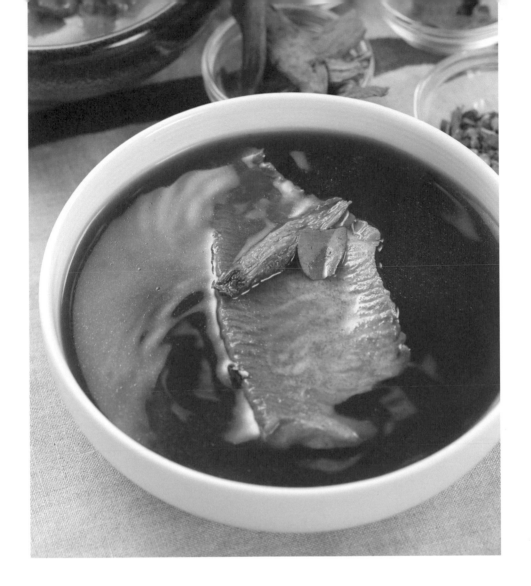

安胎魚湯

安胎助孕，適合胚胎植入後調理

材料

生甘草2錢
續斷3錢
桑寄生3錢
雞血藤1錢
魚片一包

作法

1 先將藥材加1000ml的水先煮滾。蓋鍋蓋留一小縫，
　轉小火煮40分鐘。

2 濾出藥渣，放入魚片燙熟即可食用。

年輕時透支健康資本，靠著八年調養，終於追到我的小皮蛋！

三十二歲結婚時，因計畫婚後趕緊生小寶寶，婚前就開始吃中藥調理體質。原以為有備而來必能心想事成，但婚後一年半仍沒有消息，也做了一些基本檢查，明明卵巢功能還很好，子宮狀態佳，輸卵管也並未阻塞，卻找不出無法懷孕的原因。

最初為了不孕而求診時，並不特別在意飲食，從小我的胃口就很好，平常過著一般上班族的生活，東西便宜好吃最要緊。早餐就近在便利商店隨便買個三明治或跟大家一起訂便當、吃麵店，吃得飽就好，從來不覺得「營養不良」這四個字會跟自己扯上關係。第一位提醒我飲食重要性的是台安醫院婦產科的魏曉瑞醫師，她為我安排血糖檢測，檢查飯前和飯後的血糖變化，一驗之下才發現，飯後血糖太高，必須改變飲食模式才行。從那時起，我才發現從前可能只是吃飽而已，還談不上營養。

三十三歲之後不到半年，我的卵巢嚴重早衰。我想不只是我，大部分年輕人本來就不太明白健康的重要，熬夜、早餐亂吃是普遍現象，沒有人當一回事，後來才明白年輕時透支的健康資本遲早是要還的，沒想到我是用卵巢的健康來還。

想到自己為了求子訪遍了各大醫院，該看的中、西名醫都看了，努力了三年多身心俱疲，那一刻我產生了放棄的念頭。但也非常感謝台安的護士小姐建議我不妨去看看類風濕免疫科，在休息了將近十個月後，我在老公和媽媽的鼓勵下，提起步伐踏進免疫科門診，一個我從沒想過跟不孕有關聯的診別。

驗了免疫指數，許多的不解隱約浮出了答案。正常情況下的D-dimer血栓值是0，而我的指數卻高達10.0以上，根本是不能做試管的情況，由於免疫系統混亂的狀況十分明顯，我同步開始不孕及免疫療程，也因為免疫藥劑轉診因緣際會認識了翁紹評醫師，跟著他繼續我的不孕馬拉松，也為了養出一顆健康成熟的好卵，並開始跟著陳曉萱院長用中醫調理身體。

為了寶寶，痛下決心改變飲食習慣

院長跟我說的飲食方針並不複雜，記得剛開始她也就只是就提醒我少吃牛肉，因為牛肉中含有的鐵質易在體內產生氧化的自由基，干擾到我的免疫系統。還要我別吃牛奶、麵粉製品，寒涼的水果中午前吃，吃好的油脂，吃雞肉時盡量去皮。我的飲食習慣向來跟大家差不多，聽到這些方針當然有點半信半疑，但是求子路上我已經流過太多眼淚也失望好多次，試了那麼多方法都不成功，我告訴自己不妨就試試陳院長說的從調整飲食開始重整體質，所有的努力都是為了養出一顆能成功植入的漂亮卵子。

那時我已經來到三十七、八歲，卵巢又有早衰現象，治療不孕多年，求神問卦、換肚、看風水……各種能嘗試的民俗方法我都試過，也只能帶著背水一戰的精神試一試這個讓

我半信半疑的飲食方法。於是我的飲食方式一百八十度大轉彎，首先不吃加工食品，早餐吃自製的飯糰、烤地瓜、水煮蛋、馬鈴薯沙拉，還有陳院長教我做的清淡雞湯。中午不得不訂便當時，就以清淡不油炸的烤魚、蒜泥白肉飯等為主，外食時也以米製品為主。同事親友聚餐時，盡量選吃天然食材烹調的清淡料理，不吃起司、奶醬、羹類，避開各種含有化學調味的食品。過去的飲食習慣在身體裡累積了很多毒素，需要時間代謝掉，不可能只靠著一種飲食方法立即改善體質，我也配合針灸、運動一步步慢慢來。

調整了飲食方式後，最大的變化是精神變好了，長久以來的異位性皮膚炎、富貴手不藥而癒，加上藉著每星期固定一到二次跑步、踩飛輪帶動血液循環，認真執行半年後，我終於取到一顆Day 5的卵，隔了一陣子又養到另一顆Day 6的卵。在之前跟過那麼多醫生，卵最多只能養到Day 3，眼見卵的品質有進步，我的信心恢復了不少。免疫系統有問題的女性，有卵是不夠的，還要有一個準備充分的身體和子宮才行，做胚胎植入手術前，我不敢鬆懈，三餐還是照著陳院長提醒的飲食方法，第一次做冷凍胚胎植入手術，我終於成功了！

知道懷孕的那一刻，我好開心，但是也曉得身為免疫系統有狀況的媽媽，我的奮戰才正要開始。懷孕期間不但必須持續吃藥，還要比懷孕前注射更多藥劑，甚至每隔十五到十八天就住院打免疫球蛋白避免體內對胚胎產生阻抗，直到十二週後確定寶寶安穩成長，才能比較放鬆。

求子之路不能孤軍奮戰

還好一路辛苦走過，老天終於讓我們擁有一個健康又調皮的孩子小皮蛋。不孕之路可能只有短短一段，也可能會走得非常久，醫師雖然能提供專業上的醫療建議，但是夫妻之間的關係、來自長輩的壓力，都沒有人可以幫忙，唯有自己才知道該怎麼面對，穩住自己的身心最重要。求子之路夫妻都很辛苦，要不要走下去，夫妻雙方都要一再溝通，不要只讓其中一方孤軍奮戰，也不要最後求子成功卻賠上夫妻感情。

八年求子是漫長的道路，磨鍊我的耐性和脾氣，生下孩子後的養育一樣不輕鬆，但是只要打開手機，聽聽孩子咯咯的笑聲，就又暫時忘了曾經的辛苦。感謝能讓我成功懷孕的愛群翁紹評醫生和陳曉萱院長，院長用心為我調經、養卵、養子宮內膜、針灸、耐心提點我什麼該吃什麼不能吃。更要感謝明明一向不挑食的我，總是能忍住口腹之欲，過濾掉不適合我體質的食物，然後找到健康又美味的食物，證明生命會自己找出路！

Chapter 9
流產後的調養重點與藥膳

流產是產科常見情況，導致流產的原因很複雜，從西醫觀點，較為常見的原因為胚胎染色體在複製的過程中出現異常、內分泌失調、甲狀腺異常、胎盤異常、黃體素不足、血栓、免疫疾病、母體疾病等。

中醫眼中的兩大流產殺手

中醫懷孕講究逐月養胎，每個月都有不同的經絡，中醫有「婦人懷孕，一月足厥陰肝養胎，二月足少陽膽經養胎，三月手厥陰心包絡養胎，四月手少陽三焦養胎，四經皆有相火。」的說法，也就是懷孕的婦女體內本就有逐漸偏熱的傾向。有流產病史的人，如果是因為體質所造成，一定要注意飲食及生活習慣，高溫油炸燒烤的飲食、熬夜都容易造成身體上火及發炎，中醫認為凡滑胎者，常由於水不濟火，血熱所致，因此更要注意養生，避免造成血熱體質。當血瘀、血熱的情況處理好，體內不再處於發炎狀態，陰陽平衡，懷孕就會順利。

就中醫觀點，流產原因大概有兩大類：

●血瘀：

因嗜吃高油脂、烤炸食物等，或是體質的關係不易代謝油脂，造成體內瘀滯現象嚴重，血液黏稠，子宮的血液供應不良，胚胎無法獲得充足的營養支持胚胎發育。

●血熱：

指的是身體瘀滯過久化為內熱，也就是一般所說的發炎或肝火太旺。造成血熱的原因往往來自不良的飲食習慣、加工食品、化學添加物以及環境污染、農藥、重金屬、環境荷爾蒙等外在因素，使身體代謝超過負荷，造成身體的修復功能失

常，無法回到陰陽平衡的狀態。中醫說：「陰平陽祕，精神乃治」，血熱的子宮就像火山，無法讓胚胎好好長大，西醫所說的子宮內膜異位、巧克力囊腫等，也都是這樣的體質。血熱也可能使身體產生自體免疫問題，導致子宮像是被太陽曬得滾燙的房子，甚至熱得像即將爆發的火山，使敏感又脆弱的胚胎初期寶寶無法在裡面健康成長。

流產後更要注意食療與調養

日夜期待、用心呵護的小寶寶未能順利來到，媽媽一定十分沮喪，但務必仍要把身體養好，為了下一胎做好準備。人體的氣血和情緒互為表裡，情緒為肝所主，氣行則血行，肝氣順了，血液才會暢通，有利之後的求子路。

但流產後的調養不可輕忽，這時更要懷抱希望，照著步驟調養，假以時日，寶寶自然會選擇最好的時候來報到。在這段時期，藥膳對於滋補元氣大有幫助，如果不能接受中藥的味道，也可以喝滴雞精來調補氣血，一天一到二份，將氣血補回來。

流產後的建議休養天數	
懷孕5週以內	休養3-4天
懷孕約8到12週	至少休息調養2週
懷孕3個月以上	至少休息調養3週
懷孕6個月以上	比照正常生產，調養1個月

小產或產後可以洗頭或運動嗎？

台灣氣候濕熱，無論正常生產或小產後，要求產婦不可洗澡洗頭，不僅不衛生，產婦的生活品質也大受影響。生產或小產後都可以用溫熱的水洗頭、洗澡，但要注意梳洗後得盡快擦乾、吹乾，不要待在風口。

可進行較輕鬆的運動，但要注意運動後是否有出血狀況。若突然發生大量出血的情況，應立即就診，不可自己任意服藥。

流產後的飲食禁忌

1 前二週盡量不吃水果

小產後與生產一樣,腠理(泛指皮下肌肉之間的空隙和皮膚、肌肉的紋理)是打開的,易受寒邪入侵,一旦寒涼之物入侵身體,易產生頭痛、筋骨痠痛的問題。

2 忌吃冰冷的食物

不論是冰淇淋、可樂等冰品飲料都要忌口,也不要吃生冷的沙拉,食物盡量烹煮加熱後再食用。

3 飲食清淡,少鹽、少糖、健康油

小產後脾胃較弱,從中醫來看,人的先天之氣來自腎,後天之氣來自脾胃,若在脾胃較弱期間吃重口味的食物,易造成脾胃負擔,氣提上不來,建議食用清淡易消化的食物,有助於體力、精氣神的恢復。

流產後第一週的食療對策

◎ 飲食原則:排瘀為主。

‧湯品中加入薑、當歸尾等藥材一同燉煮,有助排除瘀血。

‧建議湯品:薑絲魚湯、香菇薑絲雞湯、當歸尾調養雞湯等。

‧適合喝生化湯,但如果醫生已經開立了促進子宮收縮的西藥,就不宜再飲用。

佛手魚片湯

流產第一週排瘀調養

材料

當歸3錢
川芎3錢
魚片1份
老薑3片

作法

藥材與薑先大火煮滾後,蓋上鍋蓋留小縫,轉小火煮30分鐘,最後放入魚片燙熟即可食用。

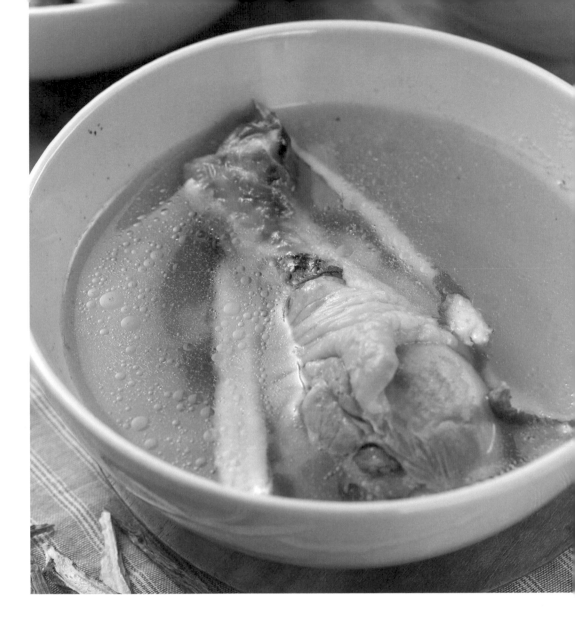

當歸尾雞湯

流產第一週排瘀調養

材料

當歸尾3錢
雞腿1支
薑數片

作法

1 雞腿切塊放滾水汆燙去除血水,撈起以冷水沖去雜質。
2 雞腿塊、當歸尾加入約1000ml的水,大火煮滾後,蓋上鍋蓋留小縫,轉小火繼續燉煮約30分鐘即完成,趁熱食用。

流產後第二週的食療對策

◎ 飲食原則：提氣、調理脾胃為主。

- 可在湯品中加入芡實、山藥、茯苓、黨參、蓮子、白朮等健脾胃的藥材一同燉煮，促進元氣恢復。
- 建議湯品：四神湯、山藥雞湯、山藥排骨湯、山藥蓮子湯、黨參雞湯等。

補氣四神雞湯

> 流產第二週提氣，調脾胃

材料

茯苓10錢，山藥10錢，芡實10錢，蓮子10錢，雞腿1支，薑數片，紅棗10顆，當歸1片

作法

1 雞腿塊放滾水汆燙去除血水，撈起用冷水沖去雜質。
2 雞腿塊、藥材加入約1000ml的水大火煮滾後，蓋上鍋蓋留小縫，轉小火繼續燉煮約30分鐘，最後10分鐘放入當歸，煮熟後趁熱食用。（藥材可食用）

元氣雞湯

> 流產第二週提氣，調脾胃

材料

當歸3錢，桂枝3錢，黨參3錢，炙甘草若干，雞腿1支，薑數片，紅棗10顆

作法

1 雞腿切塊放滾水汆燙去除血水，撈起用冷水沖去雜質。
2 藥材加入約1000ml的水，連同雞腿塊以大火煮滾後蓋上鍋蓋留小縫，轉小火繼續燉煮約30分鐘即完成，過濾藥材後趁熱食用。

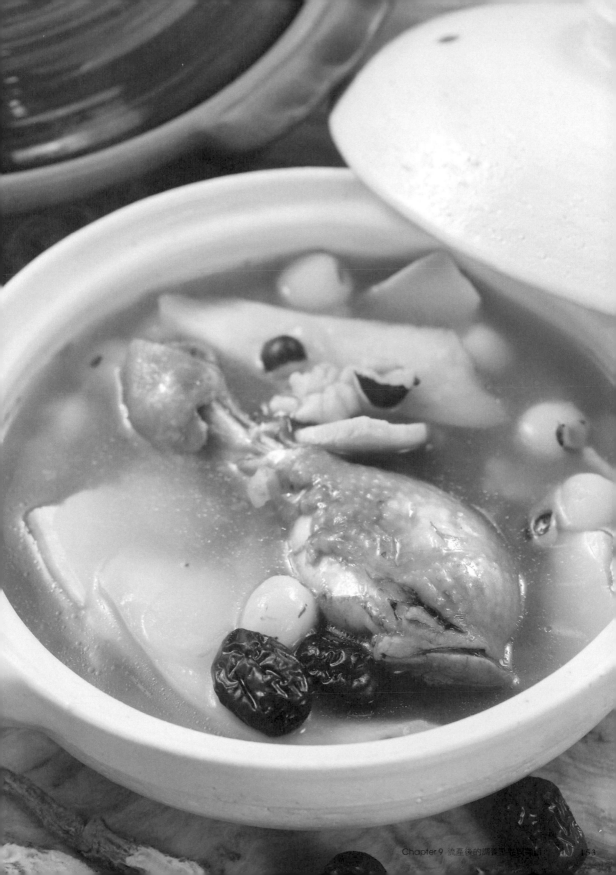

◎ 飲食原則：補氣血、益肝腎為主。

- 食物可加入枸杞、杜仲、菟絲子、補骨脂、黃精、肉蓯蓉、雞血藤、桂枝等溫補氣血的藥材一同燉煮，漸進提升氣血。
- 適合食療：杜仲腰花湯、麻油腰子、魚湯、黑豆雞湯、杜仲水等。

杜仲水

流產第三週調理氣血，益肝腎

小產後的調養期間，杜仲水可取代白開水作為日常飲品，或是用來煮魚湯、雞湯、排骨湯等。

材料

杜仲1兩，水2000ml

作法

杜仲放入水中同煮，大火煮滾後轉成小火煮40分鐘即完成。

茴香地黃參雞湯

流產第三週調理氣血，益肝腎

材料

小茴香2錢，熟地黃3錢，黨參3錢，當歸2錢，枸杞1錢，杜仲3錢，雞腿1支，薑數片，紅棗10顆

作法

1 雞腿切塊放滾水汆燙去除血水，撈起用冷水沖去雜質。

2 雞腿塊、藥材加入約1000ml的水大火煮滾後，蓋上鍋蓋留小縫，轉小火繼續燉煮約30分鐘，煮熟後過濾藥材趁熱食用。

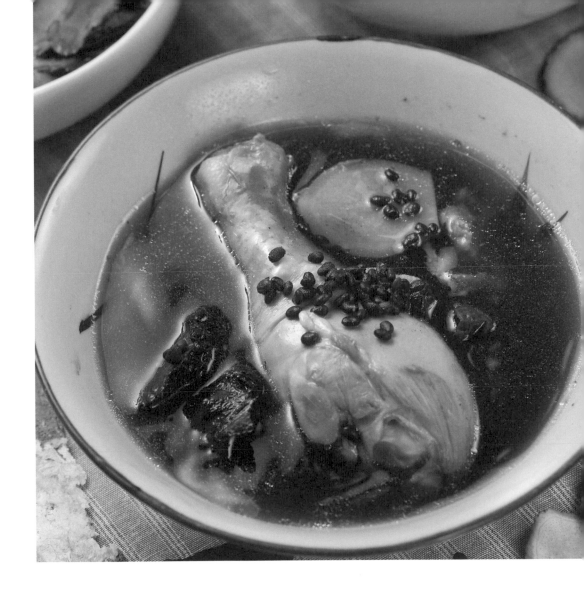

補血黃精湯

流產第三週調理氣血，益肝腎

材料

補骨脂3錢，黃精3錢，當歸3錢，肉蓯蓉3錢，雞腿1支，薑數片，紅棗10顆

作法

1 雞腿切塊放滾水汆燙去除血水，撈起用冷水沖去雜質。

2 雞腿塊、藥材加入約1000ml的水大火煮滾後，蓋上鍋蓋留小縫，轉小火繼續燉煮約30分鐘，煮熟後過濾藥材趁熱食用。

流產後第四週的食療對策

◎ 飲食原則：幫助子宮恢復。

• 可在湯品中使用鹿角膠、龜板、黃精、當歸、黨參、黃耆、補骨脂、肉蓯蓉、何首烏、熟地黃、菟絲子等有助子宮復原的藥材一同燉煮。

• 這個時期的吸收能力和新陳代謝特別好，忌食高糖分、油膩、高熱量食物，以免熱量堆積在身上形成擺脫不掉的脂肪。烹調也盡量減少使用鹽、醬油等調味料，避免水腫。

黃耆首烏參雞湯

> 流產第四週協助子宮和身體恢復

材料

黃耆2錢，炙首烏3錢，黨參3錢，當歸2錢，枸杞1錢，雞腿1支，薑數片，紅棗10顆

作法

1 雞腿切塊放滾水汆燙去除血水，撈起用冷水沖去雜質。

2 雞腿塊、藥材加入約1000ml的水大火煮滾後，蓋上鍋蓋留小縫，轉小火繼續燉煮約30分鐘，煮熟後過濾藥材趁熱食用。

3 若要加強調理，可趁熱於湯中融入打碎的鹿角膠3錢一起飲用。

菟絲補骨脂雞湯

> 流產第四週協助子宮和身體恢復

材料

菟絲子3錢，補骨脂3錢，熟地黃3錢，杜仲10錢，當歸2錢，雞腿1支，薑數片，紅棗10顆（可加龜板3錢）

作法

1 雞腿切塊放滾水汆燙去除血水，撈起用冷水沖去雜質。

2 雞腿塊、藥材加入約1000ml的水大火煮滾後，蓋上鍋蓋留小縫，轉小火繼續續燉煮約30分鐘，煮熟後過濾藥材趁熱食用。

3 若要加強調理，可趁熱於湯中融入鹿角膠3錢烊化一起飲用。

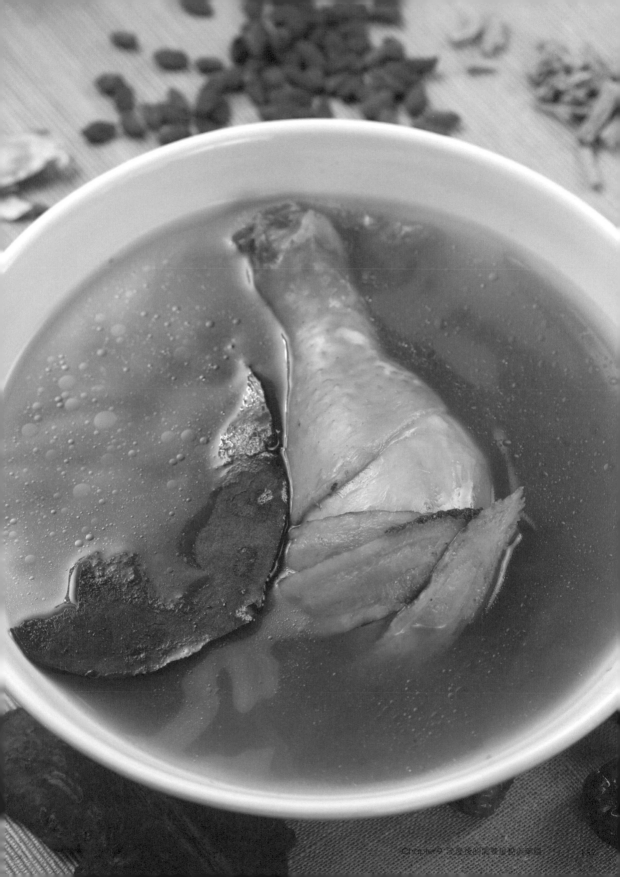

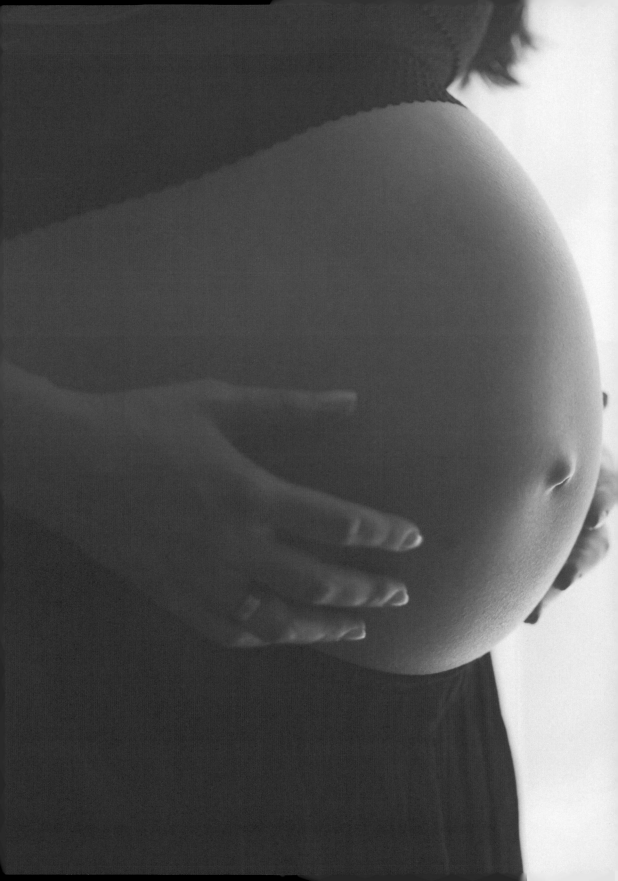

PART

IV

給準媽咪的
中西養胎大補帖

Chapter 10
準媽媽的重點營養儲備

一般而言，懷孕可分為一到三個月的前期、四到六個月的中期及七個月起的後期。前期是胎兒的器官分化、生成的時期，不必刻意增加食物熱量的攝取，但是營養素必須齊全，尤其對胎兒腦神經管發育最重要的葉酸務必充足。

從西醫觀點看孕期營養

懷孕前期的孕婦較易有害喜現象，雖然害喜是荷爾蒙劇烈變化造成的正常現象，如果過於嚴重仍會影響準媽媽的生活品質，可借助書中的方式紓解或尋求醫師協助。中期起建議孕婦每一天攝取的總熱量約2500大卡最恰當，並不是吃得越多、寶寶就長得越快，關鍵在於母體是否能將養分輸送到胎盤。如果攝取了過多熱量或不健康的加工食品、反式脂肪等造成體重增加過多，循環變差，寶寶反而無法從胎盤吸收到營養。後期正值胎兒發育的衝刺階段，這個階段的孕婦吃得對比吃得多更重要，減少醣類、精緻澱粉的攝取，少吃喝高糖分的甜點、飲料，攝取足夠的蛋白質，是讓胎兒茁壯、媽媽體重不暴增的飲食方法。

難孕體質或是高齡的女性懷孕後風險比一般人高，做好飲食控制可以避免成為高體重、高血壓、高血糖的三高孕婦，既有利胎兒成長，也使分娩更順利，孕婦千萬不可對孕期飲食掉以輕心。飲食控制雖然辛苦，但是所有的堅持都是為了分娩那天將健康的寶寶抱在懷裡，加油！

從西醫的觀點來看，很多人體日常所需的營養素，對胎兒來說，都各具不同的功能，無論是準媽媽本人，還是準爸爸、周邊的家人、朋友，大家都應該多學習認識一些重點營養素的功能，一起為即將來到的新生命做好準備。

給準媽媽的 9 大類好孕營養素

1 蛋白質

蛋白質是維持生命所需的重要營養素之一，也是身體細胞生長和修復主要的原料。母體需要大量的蛋白質供應胎盤發育及子宮的擴張，胎兒也需要蛋白質作為細胞增生與器官發育的營養物質。懷孕末期時，則需要蛋白質為產後的乳汁分泌做準備。

富含蛋白質的食物有雞肉、海鮮魚貝類、豆類及豆製品、雞蛋等。懷孕中建議每天攝取約60公克蛋白質，換算成真實食材，一天三餐只要吃下大約100公克去皮雞肉＋100公克鮭魚＋100公克傳統豆腐＋1顆雞蛋，就能達到理想的蛋白質營養標準。由於紅肉含有較高的飽和脂肪酸，容易生成膽固醇造成血栓，因此偶爾少量進食就好。最好能每一餐交替食用，例如這一餐吃魚，下一餐吃蛤蜊、干貝，中間搭配豆類製品，偶爾吃點雞、牛、豬肉，各類食物均衡交替食用，不但能吸收蛋白質，連海鮮的DHA和Omega-3、植物的大豆卵磷脂也能一併吸收，媽媽不過重，寶寶也能長得好。

2 鈣質

鈣質是形成骨骼系統的重要成分，對於神經傳導、內分泌、免疫、心肌功能都有貢獻。人體無法自行合成鈣質，必須倚賴食物提供，懷孕後的準媽媽一天約需要1000到1200毫克鈣質，如果攝取不足，母親的牙齒和骨骼就會自動游離出鈣質，供應胚胎成長所需。此外，孕婦在晚上睡覺時因為血鈣過低，容易抽筋，飲食中增加鈣質攝取就能緩解。食物中的小魚乾、蝦米、蝦皮、黑芝麻、芥藍菜、黃豆及豆製品、奇異果、芥菜、花椰菜、青江菜、杏仁、海帶、洋蔥等都含有豐富的鈣。三十五歲之後，鈣質的流失速度很快，如果婦女在此時正好懷孕，對鈣質的需求量尤其不可輕忽，可適度依個人需求酌量額外補充，可搭配維他命C的食物，增加鈣的吸收。

3 維生素A

維生素A會影響胎兒的細胞分裂增生正常與否，也會影響胎兒視網膜的發育，是攸關胎兒視力健康的重要營養素。富含維生素A的食物有胡蘿蔔、南瓜、地瓜等深黃色根莖菜類，地瓜葉、菠菜等深綠色葉菜，豬、雞等動物肝臟，水果中的哈密瓜、芒果、藍莓等。維生素A是脂溶性維生素，攝入過量會積存在身體內，造成中毒，從自然生長的食物中攝取最為健康自然，是否有必要額外補充須由醫師評估。

4 維生素B群

維生素B群包括B1、B2、B3、B5、B6、B7、B9、B12，功能包括幫助醣類、蛋白質、脂肪的新陳代謝及利用，維持髮膚黏膜的健康，協助細胞氧化還原，修復神經，免疫系統運作等。人體中被稱為細胞發電廠的粒腺體，也需要維生素B群

來產生能量。懷孕期間,有些研究認為維生素B6可緩解孕吐;維生素B12可預防貧血。維生素B群是水溶性維生素,容易隨水分排出體外,而且人體無法合成,必須由食物中補充,因此每天都要攝取,以免缺乏。富含維生素B群的食物有堅果、糙米、全穀類、綠色蔬菜、海帶、紫菜等。維生素B群廣泛分佈在各種食物中,多元的的新鮮食物是攝取完整B群的方法,例如以五穀米、糙米、藜麥、黑米取代精製白米;每天除了肉製品、奶製品,至少吃一份豆類食物;吃肉類食物時搭配各色甜椒綠色蔬菜等,就能攝取到維生素B群。如果因為個人特殊的飲食習慣擔憂缺乏維生素B群,可以諮詢醫生開立份量安全的補充品。

5 維生素C

維生素C有助腦細胞膜的健康,因此對胎兒的腦部發育影響很大。另外還有助膠原蛋白的形成、可以促進傷口癒合、提高免疫機能、還能抗氧化、對抗自由基、幫助鈣和鐵的吸收。懷孕期間多補充維生素C,也能讓準媽媽不易受病菌侵擾。維生素C存在於植物的根、莖、葉和果實中,例如鳳梨、芭樂、奇異果、檸檬、柑橘、青花菜、芥蘭菜等,都是含有豐富維生素C的的蔬果。一個人一天所需的維生素C約在120到200毫克之間,不過,維生素C屬於水溶性維生素,容易在烹調和加工過程流失,最好能在一天內吃下多種新鮮的蔬菜、水果等,確保攝取到足量的維生素C。

6 維生素D

維生素D影響血管健康、骨質代謝、免疫功能和胎盤功能,孕婦如果缺乏維生素D,會導致胎兒的骨骼、牙齒發育不良,腦神經發育可能受影響。母體如果能有充足的維生素D,也比較不容易受細菌侵犯傳染到感冒。台灣日照充足,一般人體皮膚只要在未做防曬的情況下充分接受太陽或紫外線照射30分鐘,就能自體合成維生素D。透過食物中的蛋黃、黑木耳、日曬香菇等也能攝取到維生素D,如果因為工作或個人作息而慮憂維生素D的缺乏,可諮詢醫師評估是否需要額外補充。

7 維生素E

維生素E是天然的抗氧化劑和自由基清除劑,能防止多元不飽合脂肪酸及磷脂質被氧化,也保護維生素A不受氧化,對於細胞、血液、代謝、生育機能等都有作用。準備懷孕前補充維生素E對於男性精子活力和數量和女性雌激素濃度都有影響,所以維生素E也被認為可預防不孕及有助生育力。富含維生素E的食物有大豆、蛋黃、鮪魚、鰻魚、烏賊、綠葉蔬菜、堅果、糙米、全穀物、植物油等。維生素E是脂溶性維生素,不容易儲蓄在體內,易排出體外,但還是不要過度攝取以免中毒。

8 葉酸

葉酸是與胎兒神經發展息息相關的營養素,在懷孕前及早期懷孕時補充葉酸可以預防胎兒神經管缺損的發生。葉酸一如它的名稱,大量存在於綠葉蔬菜中,菠菜、蘆

筍、蕪菁、花椰菜、黃豆、玉米、豌豆、哈密瓜、香蕉、葡萄柚、柑橘、番茄、奇異果等蔬果中都含有大量的葉酸。由於葉酸對孕婦如此重要，但又是非常容易受到烹調高溫破壞的營養素，因此最好從打算懷孕開始就從食物中充分攝取葉酸。

9 鐵、鋅、碘、銅、錳等微量元素

人體需要微量元素參與酵素與荷爾蒙的合成，調整體內的新陳代謝，雖然需求量很低，但卻是不可或缺的角色。體內所需微量元素的種類高達十多種，分佈在水果、蔬菜、穀類、植物性蛋白質、動物性蛋白質等各種食物中，但也不必太過憂慮，只要飲食種類豐富，時常變換飲食內容，多吃天然非加工的真食材，就能捕捉到不同的微量元素。以下是幾種較為大家熟悉的微量元素：

●鐵：懷孕後期鐵的補充較為重要，每天約45毫克

鐵是人體造血的成份之一，對體內的能量供應也扮演重要的角色。懷孕期間因為身體組織增加及胎兒成長的緣故，對鐵質的需求量變大，這時如果缺鐵，容易導致貧血、頭暈、心悸、睏乏無力，胎兒有可能缺氧或生長遲緩。富含鐵質的天然食物有紫米飯、菠菜、紅鳳菜、火龍果、葡萄、紅棗、黑棗、甜菜根、紅莧菜、蘋果等。

●鋅：懷孕期間建議25-30毫克

鋅是體內抗氧化酵素的重要成份，可以強化細胞活性，會影響胚胎腦細胞的分化及胎兒智力發展，在分娩時有助子宮收縮，可幫助順產。天然食物中的黃豆、黑豆、花生、小麥胚芽、蘑菇、牡蠣、魚、蝦、蟹……都是攝取鋅的方便來源。

●碘：懷孕婦女每日約200微克

胚胎在母體內的腦部發育依賴媽媽體內的甲狀腺素，甲狀腺素由甲狀腺體和碘合成，如果缺乏碘，就會造成甲狀腺功能不足，影響胎兒腦部發育，亦與流產有關。海鮮、紫菜、海帶、海藻……含有豐富的碘，是攝取碘的好食材。現代人常見甲狀腺問題，碘是否需要補充可與您的醫師討論。（比方有甲狀腺自體免疫問題者，則不需補充碘。）

●銅

可以協助血紅蛋白的合成，能幫助鐵的吸收和利用，預防貧血。銅也跟骨骼、神經系統、免疫有關。豆類、橄欖、酪梨、芝麻、全穀物、堅果都含有銅。

●錳

錳和強化骨骼、保持皮膚健康、聽力發展有相當大的關係，可從全穀、粗糧、堅果、蔬菜類的萵苣、水果類的藍莓和鳳梨等攝取。錳雖是人體必須的微量元素，但不建議自行額外補充，以免過量中毒，可在飲食中自動控制攝取量，不致於過量，只要日常飲食都以天然食物為主，不太會有過量問題。

Chapter 11
跟著先人的智慧逐月養胎

優生保健可不是現代醫學才有的觀念，南北朝名醫徐之才就曾經提出「逐月養胎說」，主張孕期的每一個月都由不同的臟腑經絡供應養分，飲食及生活如果能逐月循著經脈調息養胎，對母嬰都有幫助。

孕期正確攝食調理，迎接人生新階段

胎兒的孕育全賴母體血液的滋養，懷胎之時血氣的暢旺及滋養與否決定了胎兒的健康，但是孕婦倒也不必整個孕期都如臨大敵，孕期飲食只要掌握食材天然、食物維持原型不過度烹調、種類多樣多元、色彩豐富，不偏食、不暴飲暴食，不但胎兒長得壯碩，孕婦也不易有不適症狀。中醫的經脈養胎學理，細膩地道出許多西醫難以解釋的身心現象，若能在攝食營養之外同時以中醫經脈理論體貼地安撫身心不適，孕期可以更舒適也更自在。

只要好好調理，女性並不會因為孕產過程而耗損衰弱，反而能經由孕產讓體內器官充分成熟，外型更圓潤而煥發女性美，所以孕婦不要以為養胎只是為了孕育胎兒而感覺處處受限，把養胎的過程也視為調養女性身心的過程，就能帶著愉悅的心情邁向另一個人生階段，擁抱接下來的母親身分。以下這裡就綜合整理孕期各階段要注意的營養指南。

懷孕初期避免攝食的 5 大不良食品

1 基因改造食物和反式脂肪

好的油品對人體有益，但是壞的油脂卻是媽媽寶寶的健康大敵。懷孕初期的胚胎非常敏感，反式脂肪容易誘發血栓，易導致重覆性流產，也會讓營養輸送不易，使胚胎發育困難。另外，反式脂肪也會影響寶寶腦部發育、發生家族性疾病、誘發過敏等。

反式脂肪常被標示為氫化植物油、人造酥油、植物黃油等，被大量使用在零食、餅乾、及煎炸食品。除了平日飲食要避免吃到標示含有反式脂肪的食品之外，許多食物雖然並未標示使用反式脂肪，但口感卻是香酥脆的，也有可能暗藏了反式脂肪。同時也要注意，食物經過高溫烤炸煎煮的烹調過程後，部分植物油可能轉為反式脂肪。

如果已經不知不覺吃下肚，要怎麼辦？最好的方法就是加強代謝，多攝取高纖維質的蔬果、多喝水及加強運動，同時避免再攝取含反式脂肪的食物。

2 咖啡因與酒精

咖啡、濃茶、可可、巧克力、可樂都含有咖啡因，會造成孕婦噁心、嘔吐、頭痛、心悸等不適，另外研究顯示過高的咖啡因（＞300毫克）會提高早期流產，咖啡因也會通過胎盤而影響胎兒，造成胎兒體重過輕。酒精則會提高胎兒智力下降、發育不良或體重過輕等問題的機率。懷孕之前酗飲咖啡的準媽咪，懷孕期間儘量減量。平日有小酌習慣的準媽咪，務必在懷孕及哺乳期間為了寶寶忌口忍耐一下。

3 生冷、未經過充分加熱烹煮的食物

生冷不熟的食物，如冰品、生魚片，常因保存不當而容易有細菌滋生，因此懷孕初期吃冰品、沙拉、生魚片、蝦蟹貝類時，須格外注意食物的保存條件及狀態是否新鮮，最麻煩的是怕有李斯特菌，會造成嚴重的感染，不可不慎。此外，吃火鍋料理時，也要充分加熱到足以殺菌及全熟的程度才安全。

4 過多人工調味的食物

坊間口味重的食物難免添加了味精，攝取過量會影響鋅的吸收，造成胎兒神經系統發育問題。另外，市售的煙燻、加工食品及罐頭食品含有的食品添加物、化學物質和防腐劑等較多，對寶寶有不良影響，儘可能不要食用。

5 油炸的食物

炸得香脆的油條、甜甜圈等，製作過程中使用的膨鬆劑含有鋁，會抑制孕婦對鐵的吸收，也會也會通過胎盤影響胎兒的大腦及智力發展。另外，油炸的食物含有大量油脂，也會使孕婦腸胃不適，若造成嚴重腹瀉易引發懷孕初期的子宮收縮。

懷孕初期（一～三個月）的健康小指南

懷孕初期的胚胎開始發展精細的心臟、神經系統，長出小小的四肢、五官，體內器官也逐漸成型。

懷孕初期營養需求

●**葉酸：**懷孕初期是胚胎腦神經管發育的重要時期，葉酸是關係寶寶腦部發育的重要營養素，建議準媽媽每天從天然食物攝取至少400微克的葉酸，例如青豌豆、蘆筍、菠菜、花椰菜等深綠色蔬菜；柳丁、柑橘、奇異果、葡萄柚、番石榴等口味酸澀的水果；蠶豆、扁豆、小麥胚芽、糙米等豆類及雜糧都含有葉酸。

●**蛋白質：**懷孕初期，母親的身體組織為了新生命的孕育開始產生劇烈的變化，寶寶也努力長出肢體及五官，此時的寶寶已經長成一個具體而微的小小人，由於蛋白質是構成人體細胞最重要的成份，是人體內許多抗體、酵素、荷爾蒙…等的主要成份，因此充足的蛋白質供應對母體及胎兒都十分重要。蛋白質是由胺基酸（Amino Acid）所組成。人體所需的二十二種胺基酸中有十三種可人體自行製造，其餘九種必需由飲食中攝取，稱為必需胺基酸。蛋白質分為高生物價蛋白質（雞蛋、黃豆、魚肉、雞肉、豬肉、牛肉、魚肉、牛奶）及低生物價蛋白質（米粉、土司、饅頭、豆類（紅豆、綠豆）、麵筋、堅果類製品）。所謂蛋白質生物價值高低，是以含有人體所需九種胺基酸的均衡性來判定，均衡性愈高的蛋白質，生物價值愈高，就稱之為「完全蛋白質」。

在懷孕期間蛋白質需要量增加，依據衛生部「膳食營養素參考攝取量」（Dietary Reference Intakes，DRIs）懷孕的每個階段都應增加10公克高生物價的蛋白質，每天三餐都應當從食物中攝取蛋白質，植物性蛋白質例如豆漿、豆腐、豆乾、各種豆類、全穀物……；動物性蛋白質，如魚、蝦、蟹、貝類、雞肉等均衡攝食，對媽媽寶寶都有助益。

●**礦物質：**在胚胎進行細緻且密集分裂期間，礦物質對這個階段的寶寶無比重要，大豆、葵瓜子、南瓜子、芝麻、腰果、杏仁、松子、花豆、紅豆、綠豆、南瓜及各色蔬菜中都含有豐富多元的礦物質。

●**鋅：**鋅和此階段寶寶大腦發育息息相關，會影響未來的智力；孕婦缺乏鋅易有疲憊和宮縮不正常的早產症狀。這個階段可以多食用南瓜、芭樂、芋頭、蔥、香椿、紫蘇、小麥胚芽、香菇、蘑菇、牡蠣、蟹、紅蟳、文蛤等富含鋅的食物。

懷孕初期的攝食方針

在懷孕初期因為荷爾蒙人類絨毛膜性腺激素的上升刺激黃體素分泌，黃體素可以穩定子宮內膜，避免子宮收縮，但也讓腸胃減緩蠕動、食物停留在胃的時間拉長，而引起消化不良，導致準媽媽有食慾不振、嘔吐、噁心、唾液分泌過多等症狀，就是俗稱的害喜。害喜並不是疾病而是懷孕的正常生理反應，正常而言懷孕至中期後症狀就會慢慢減輕至消失，而症狀持續多久或多嚴重是因人而異的。減輕懷孕初期害不適可以這樣做：

●**湯湯水水與正餐分開吃**：有些人習慣邊吃飯邊喝湯或飲料，或是喜歡喝粥，但因為液體會稀釋胃酸，而讓食物更不好消化，所以建議湯水要與正餐至少間隔半小時，有利於消化。

●**儘量吃口感乾爽的食物**：無糖的天然果乾、米餅都適合害喜較嚴重的孕婦。

●**少量多餐**：由於腸胃蠕動較慢，建議食物分次少量進食，能讓胃酸充分作用幫助消化。就算胃口不佳，還是建議要適時補充食物，避免胃酸過度分泌。

●**可攝取維生素B6改善孕吐**：維生素B6有止孕吐的效果，天然食物中的胚芽全麥、糙米、豆類、花生等都含有豐富的維生素B6。如果覺得噁心不適，可在口中含些生薑絲或找中醫協助緩解孕吐。

●**補充水分**：足夠水分的攝取有利血液循環，對這個階段的準媽媽非常重要，但是如果因大量喝水容易造成腸胃不適想吐，可以用小量啜飲的方式慢慢補充分，千萬不要因為怕吐而不喝水。

●**以天然水果取代零食**：許多準媽媽懷孕初期嗜食酸味食物，不過市售的酸梅、話梅、山楂等酸酸甜甜的蜜餞、零食多半添加許多人工甘味、防腐劑等，鈉含量也相當高，還是少吃為妙。建議以芭樂、鳳梨、奇異果、葡萄等天然酸味的水果或不加糖、鹽的果乾取代零食，既補充維生素和微量元素，也能閃開對寶寶成長無益的化學成分。不過，水果多半含有較高糖分，仍不宜過量攝取，以免不知不覺吃下太多熱量。

一月・足厥陰肝經養胎

「肝主筋及血，一月之時，血行否澀，不為力事，寢必安靜，無令恐畏。」

肝主筋同時又藏血，也主疏泄，與情緒控制有關，所以門診常有剛懷孕的患者主述工作時EQ變低，抗壓性不像以往那麼好，或是聽到陪同看診的準爸爸說剛懷孕的太太情緒起伏不定，簡直跟之前判若兩人，其實都是初孕階段的自然現象。孕期之初肝經養胎，心情放輕鬆就是最佳的養肝及養胎方法。酸味入肝，飲食方面可多吃一些天然的酸性食物，補肝也保胎。有些孕婦會嗜睡，睡覺也是養胎的好方法，不妨跟隨自然的節奏，想睡就多睡一點。

梅子汁

疏肝解鬱，懷孕一月養胎

懷孕第一個月正值肝經養胎之時，情緒起伏較大，梅子入肝經，以梅子汁作為日常飲料可疏肝解鬱，有助穩定心情。但因釀梅過程會加入大量砂糖，仍要避免因此攝取過多糖分。

材料&作法
釀梅適量，沖溫水飲用。

隨手釀梅很容易

每年五月是梅子盛產季節，喜歡梅子的人可以買新鮮梅子用熱水燙過後陰乾，放入消毒過的玻璃罐中七分滿，加入二號砂糖蓋過梅子，完全密封後放在陰涼處，半年後就可打開食用，除了有酸甜可口的釀梅可吃，並可取梅汁加溫水飲用，安全又沒有人工添加物。

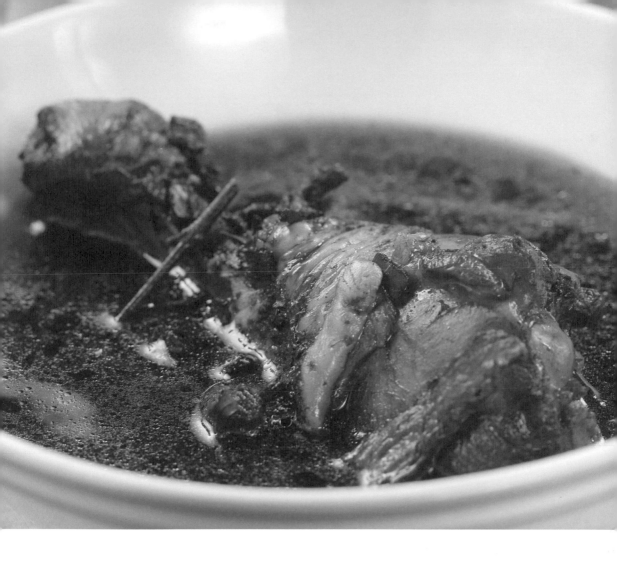

一月安胎雞湯

補腎養肝，懷孕一月安胎

菟絲子補腎固精養肝，桑寄生入肝腎、強筋骨，兩味藥都有安胎功效。黑棗入脾胃，可養胃健脾及提氣。有的人初懷孕時會有輕微出血的胎不穩情況，或是曾有流產史，可以這道溫和雞湯作為日常食療，一週食用一到二次就可以。

材料

菟絲子5錢，桑寄生5錢，甘草2錢，黑棗2錢，帶骨雞肉塊200g

作法

1 雞肉川燙去血水。

2 藥材與雞肉放入2000ml水中大火煮滾，再轉小火蓋鍋蓋留小縫，煮30分鐘即可。

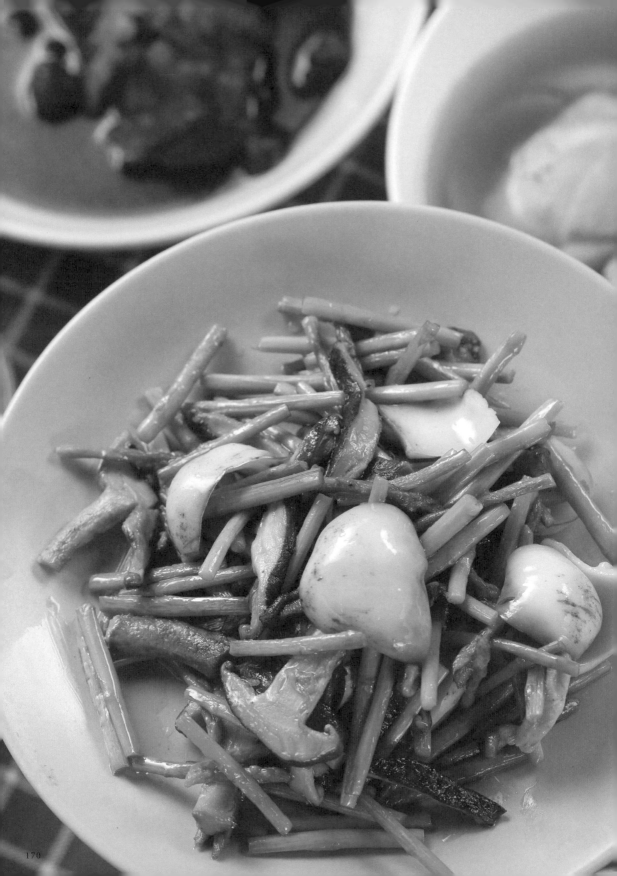

百合蘆筍香菇

蘆筍含富含葉酸；百合能潤燥安神，搭配香菇一起烹調，有助清心養陰及補充懷孕初期的微量元素。

材料
新鮮百合50g
蘆筍300g
香菇5朵
鹽少許

作法
1 食材洗淨後，香菇切片、蘆筍切小段，百合切厚片。
2 橄欖油入鍋微熱後加入香菇炒出香氣，放入蘆筍及百合炒熟後加入適量鹽巴調味即可起鍋。

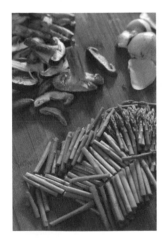
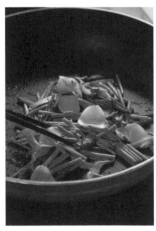
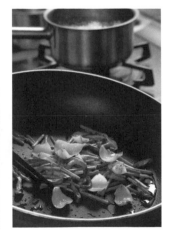

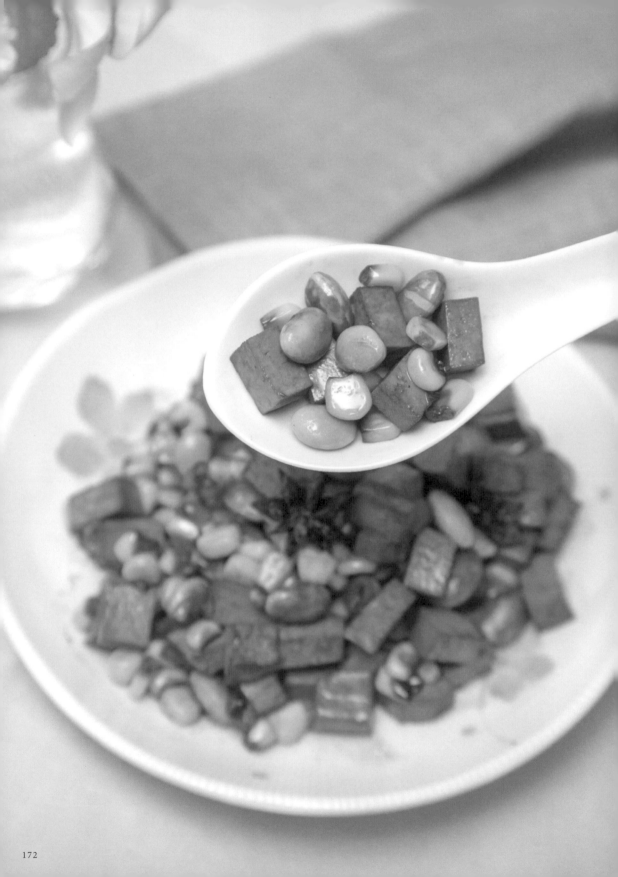

毛豆玉米豆乾

懷孕初期需要攝取適量的維生素A，但是過量的維生素A易導致畸胎，從天然食物中攝取最安全且不會過量，玉米就含有豐富的維生素A，且可健脾開胃；毛豆的葉酸含量高，又有豐富的蛋白質，和植物蛋白含量高的豆乾及可開胃的八角同炒，非常適合懷孕初期體力差、胃口較不好的人。

材料

毛豆100g
玉米100g
豆乾4片
八角5顆
醬油1大匙

作法

1 豆干切成大丁。
2 鍋中加入橄欖油熱鍋後，加入所有材料拌炒至熟透香氣出即可。

酪梨巴西卷

酪梨葉酸含量高，所含的油脂可抗發炎及有益血液循環，對母體及胎兒都好，同時也可緩解孕初期的便秘；藜麥可補氣，是有益健康的食材，與蛋、蝦仁、小黃瓜一起做成酪梨巴西卷，飽足感十足，營養更是滿點。

材料

白米1又2/3杯
台灣藜麥1/3杯
蛋3顆
酪梨一顆
蝦仁100g
小黃瓜1條

作法

1 白米及藜麥分別洗淨加入2杯水放入電鍋煮熟後，趁熱加入糯米醋、適量鹽巴拌勻成醋飯。
2 蛋汁打散後放入鍋中攤成蛋皮切成條狀。
3 小黃瓜洗淨，切條狀；酪梨去皮，切條狀；蝦仁燙熟。
4 醋飯放在壽司用竹簾上鋪平加入蝦仁、蛋、酪梨、小黃瓜捲好後分切即可食用。

第二個月胚胎進入生長時期，還屬於不穩定的階段，媽媽的身體與情緒一樣重要，居住環境宜穩定不要受侵擾，避免受驚嚇。這時的飲食仍以清淡為主，避免腥臊，因為此時胚胎的血液供應很重要，循環不好的媽媽如果攝取過多飽和脂肪及濃厚滋味的食物，胚胎發育可能受影響。居處宜保持安靜，避免過重的勞務，因為胎兒的精氣正在子宮內形成，更要小心不動到胎氣。

「逐月養胎」裡提到若感寒則胎壞難成，要孕婦小心避免風寒等外邪，以現代醫學說法也就是要避免感冒，的確臨床上曾有孕婦在懷孕初期染患重感冒，因而流產，因此懷孕前期孕婦除了心神穩定之外，也要注意保暖及少去人潮擁擠之處，避免感冒等外邪感染的機會。由於胚胎開始生殖系統的發育，應避免環境荷爾蒙的汙染，生活中儘量不要使用塑膠製品盛裝食物，減少使用指甲油、香水以及香味過重的保養品。

靜心安胎飲

> 安神、去痰濕，
> 懷孕二月安胎

百合、蓮子安神，竹茹去痰濕，懷孕前期孕婦的情緒轉折較大，是精血養胎所引起，血不足會造成心不安，可以這帖靜心安胎飲作為日常茶飲，有安定心神的功效。

材料

百合3錢
竹茹3錢
茯苓3錢
蓮子3錢

作法

1 所有藥材加2000ml水煮滾。
2 蓋上鍋蓋轉小火，再煮30分鐘即可。

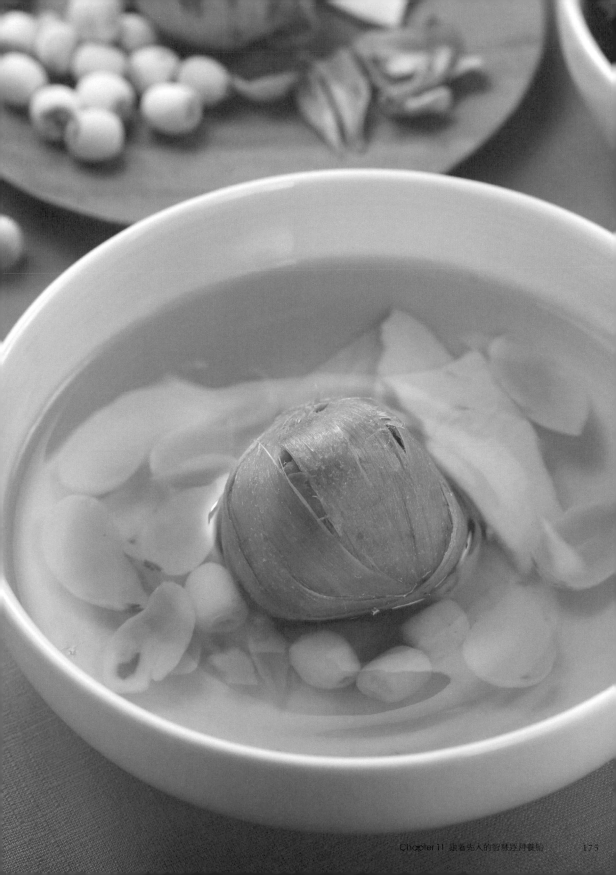

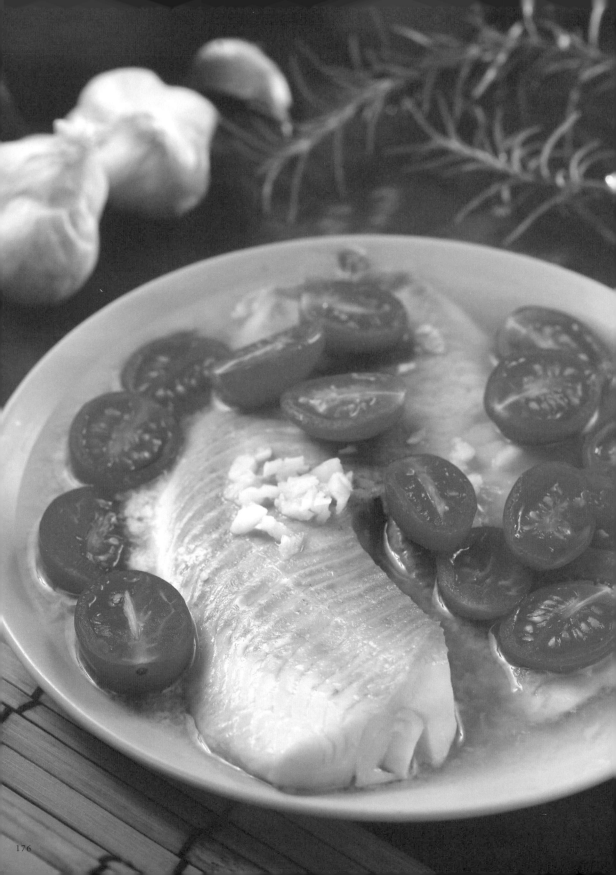

泰式檸檬魚

補充蛋白質,健脾開胃,懷孕二月安胎

魚類提供的高生物價蛋白質非常適合懷孕各階段,檸檬可止渴生津、安胎、健脾胃、殺菌,酸酸甜甜的泰式風味料理非常適合嗜酸的孕婦。

材料
白肉魚片300g,小番茄10顆,蒜頭半顆

調味料
檸檬汁2大匙,糖1大匙,魚露1大匙

作法
1 蒜頭去皮切碎;小番茄洗淨切半。
2 所有調味料拌勻後倒在魚片上,放入電鍋蒸熟後即可。

預防外感安胎飲

抗發炎、預防感冒,懷孕二月安胎

孕期若感冒外邪入侵易造成胎不穩,金銀花、連翹、魚腥草都有對抗病毒的作用,這道菜飲可抗發炎、預防感冒,懷孕前期到後期都可作為日常茶飲。也適合皮膚容易癢的人飲用。

材料
金銀花3錢,甘草2錢,連翹3錢,魚腥草3錢,菟絲子3錢

作法
1 所有藥材加2000ml水煮滾。
2 蓋上鍋蓋留小縫轉小火,再煮30分鐘即可。

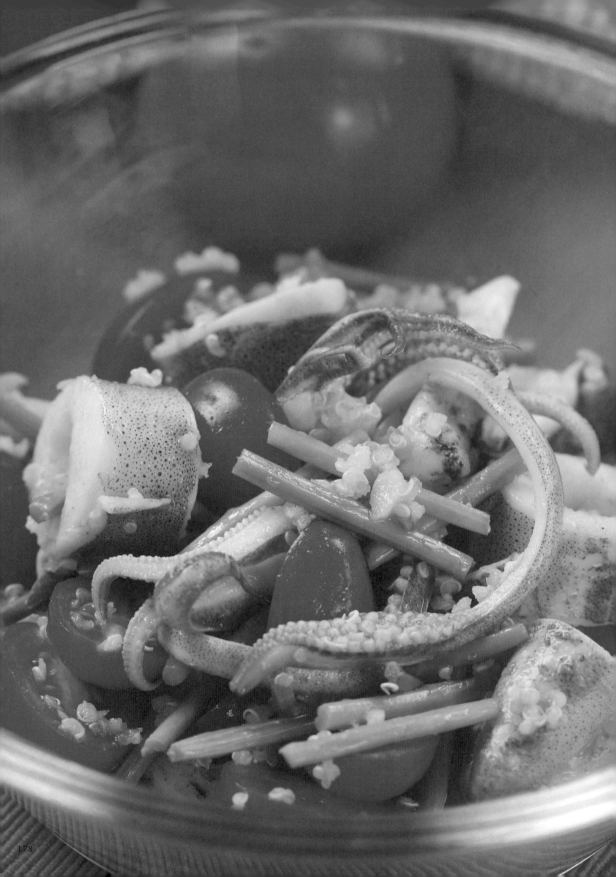

泰式藜麥花枝沙拉

疏肝補氣，開胃，懷孕
二月補充營養

花枝可護肝；蘆筍含葉酸，可疏肝；藜麥可補氣，加入小番茄調拌成酸甜鮮美
又開胃的沙拉，是懷孕初期的好料理。

材料

花枝1尾，蘆筍100g，
藜麥一杯，小番茄10
顆，蒜頭半顆

調味料

檸檬汁2大匙，糖1大
匙，魚露1大匙

作法

1 藜麥洗淨煮熟放涼備用；花枝洗淨切段燙熟；蘆筍
  洗淨切段燙熟備用；小番茄洗淨切半；蒜頭去皮切
  碎。
2 蒜頭、檸檬汁、糖、魚露拌勻，與①處理後食材拌
  勻即可。

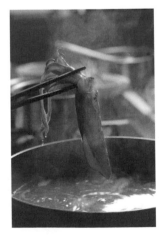
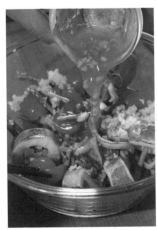
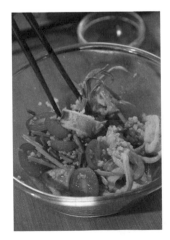

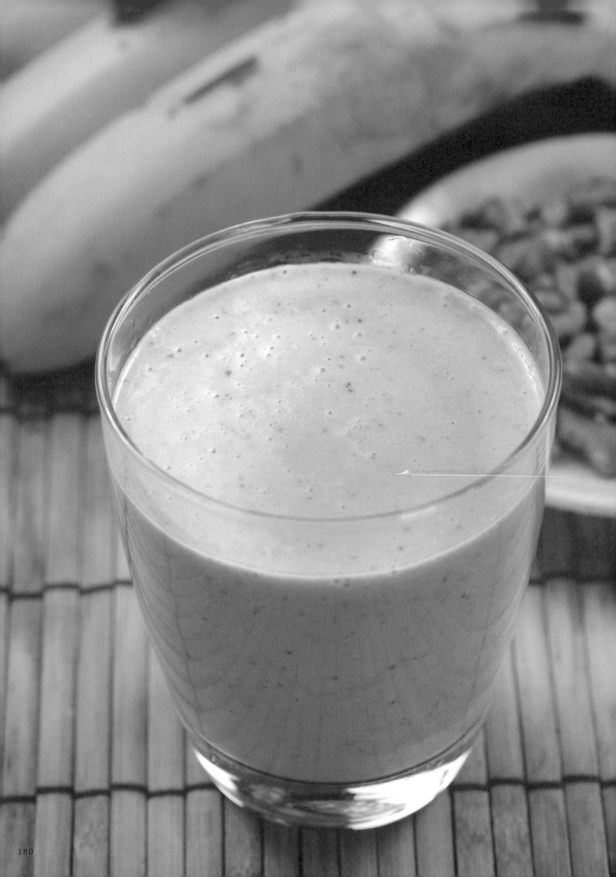

香蕉核桃果昔

黃豆健脾、補氣、補血;核桃入腎;香蕉潤腸、清熱、解毒,富含維他命B6
的食物,有些女性懷孕初期孕吐較嚴重,維生素B6可以緩解孕吐。這道果昔營
養多多,能讓胃口不佳的媽媽補充一些營養。

材料
香蕉一根
核桃10g
無糖豆漿200ml

作法
所有材料放入果汁機中打勻即可飲用。

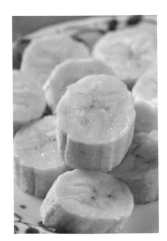
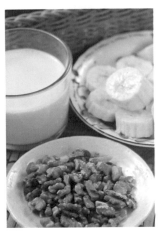
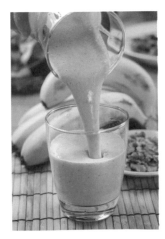

心包經主喜樂，孕婦這個時期的情緒仍會影響胚胎的穩定。除了安胎以外，古人認為若要未來孩子的品性好，可以端看一些碧玉，那是見物而化的概念，若以現代的胎教觀點來看，藉由欣賞藝術、閱讀、聆聽音樂等陶冶孕婦心靈，有助胎兒孕育養成。

養心安胎雞湯

> 養心除煩，懷孕
> 三月安胎

有的人懷孕後易累也易熱，此時應避開油膩燥熱的食物。黃芩除熱、安胎；麥門冬養心安神、益胃生津，可飲用這道清心除煩的安神湯品來安胎。每週至多食用二到三次。

材料

黃芩3錢
炙甘草3錢
麥門冬3錢
白芍3錢
紅棗3錢
雞肉塊200g

作法

1 雞肉川燙
2 藥材與雞肉放入2000ml水中先煮滾，再轉小火蓋鍋蓋留小縫煮30分鐘，即可食用。

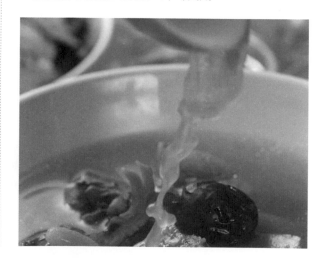

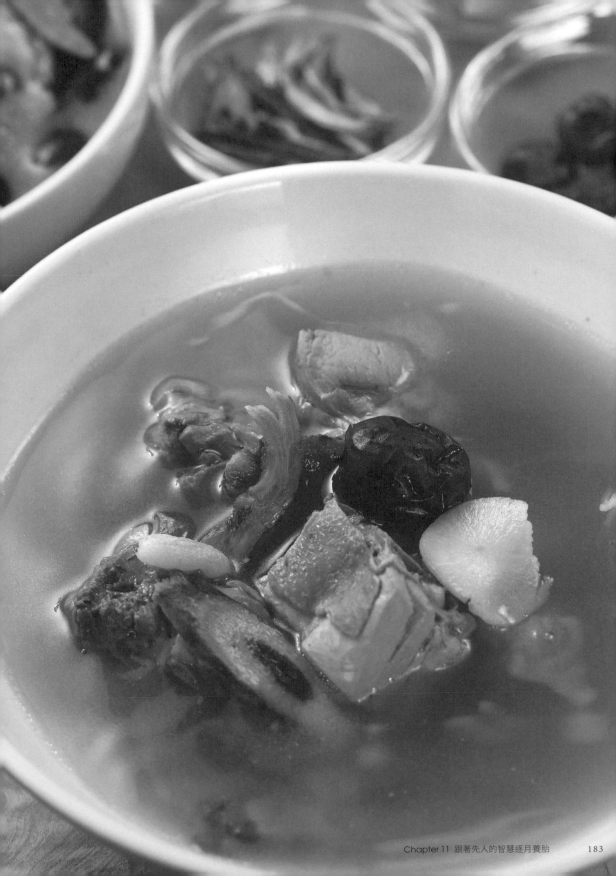

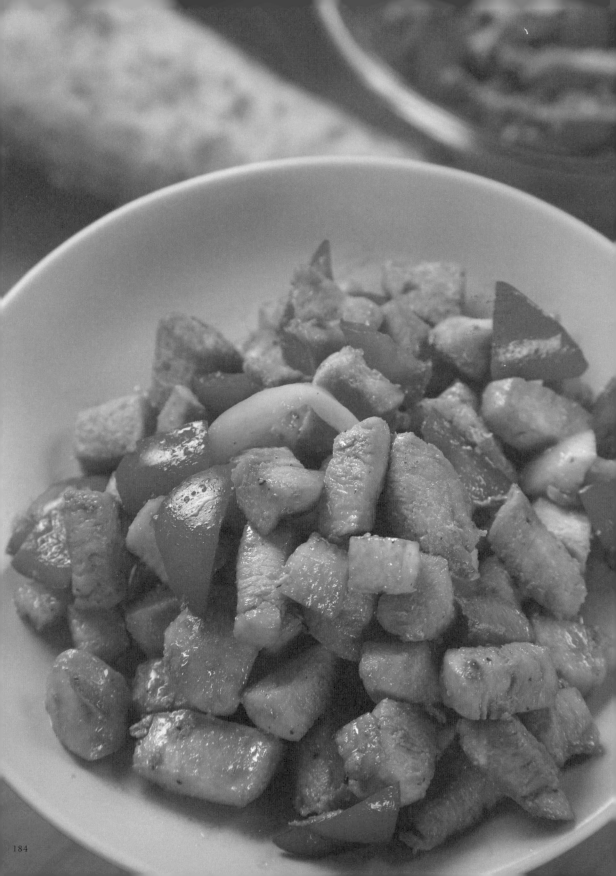

彩椒山藥雞丁

益氣護腎，適合孕期
各階段補充營養

低脂且輕軟易熟的雞胸肉溫中益氣，山藥健脾護腎，彩椒富含鐵、鎂、鉀、鈣
等多種元素，這道料理結合多種豐富的食材，適合孕期各階段。

材料

雞胸肉200g，山藥
100g，紅椒1/4個，黃
椒1/4個

調味料

醃料：醬油1小匙，糖
一小撮，白胡椒粉少
許，酒一小匙，芝麻油
一小茶匙

作法

1 雞胸肉切大丁，加入醃料抓勻備用。
2 山藥切成約姆指大小塊狀；紅、黃椒切小片。
3 少許油將雞胸肉煎至金黃色（醃料先不必倒入，保
　留備用）；接著放入紅黃椒片翻炒，紅黃椒片先起
　鍋
4 雞胸肉和山藥翻炒數下後，倒入醃料汁燜至山藥軟
　熟，投入紅黃椒片拌炒，如果覺得味道不夠鹹可再
　加少許鹽調味後起鍋。

三月養心安胎飲

益熱，緩解孕吐，
懷孕三月安胎

竹茹、蘆根可清熱、生津、止嘔，孕吐嚴重的孕婦，可以使用這味茶飲作為日
常茶飲，紓解害喜症狀。

材料

竹茹3錢，蘆根3錢，生
薑2片

作法

藥材先加水1000ml煮滾後蓋鍋蓋，轉小火煮30分鐘，最
後關火加入薑片燜5分鐘一起飲用。

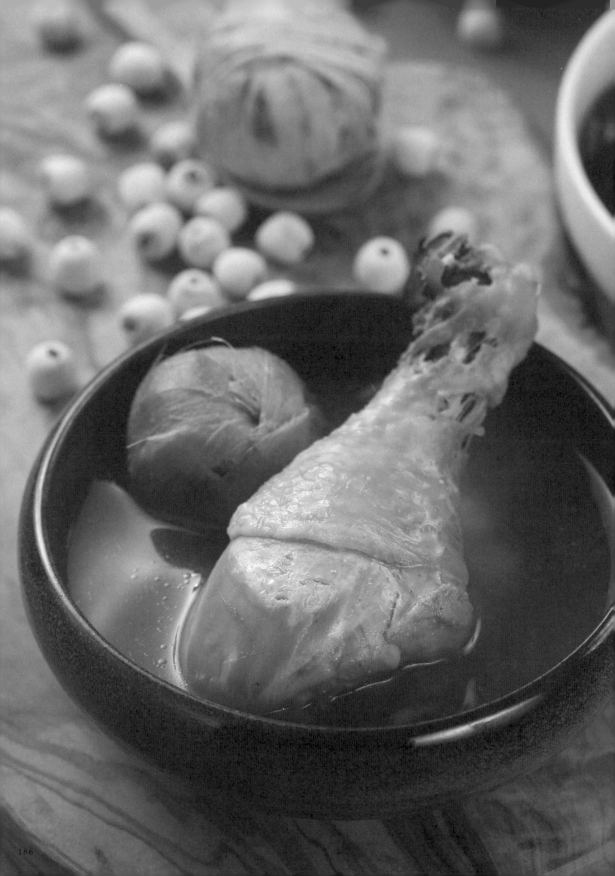

蓮子竹茹養心雞湯

安神除煩，懷孕
三月安胎

竹茹清心除煩，蓮子可安神，這道湯品滋味清淡，可作為日常湯品食用。

材料
蓮子100g，竹茹3錢，
雞腿一支（可切塊）

調味料
鹽巴適量

作法
所有食材連同約1000ml水放入電鍋中，外鍋加2杯水，
跳起後加適量鹽巴調味即可食用。

清心安胎飲

安神、助眠，
懷孕三月安胎

這道茶飲適合睡眠不佳及容易緊張的孕婦飲用，蘆根也可舒緩孕吐。

材料
茯神3錢，柏子仁2錢，蘆
根3錢，紅棗3錢，桑寄生3
錢

作法
所有材料加1000ml水先煮滾後蓋鍋蓋轉小火煮30分
鐘即可。

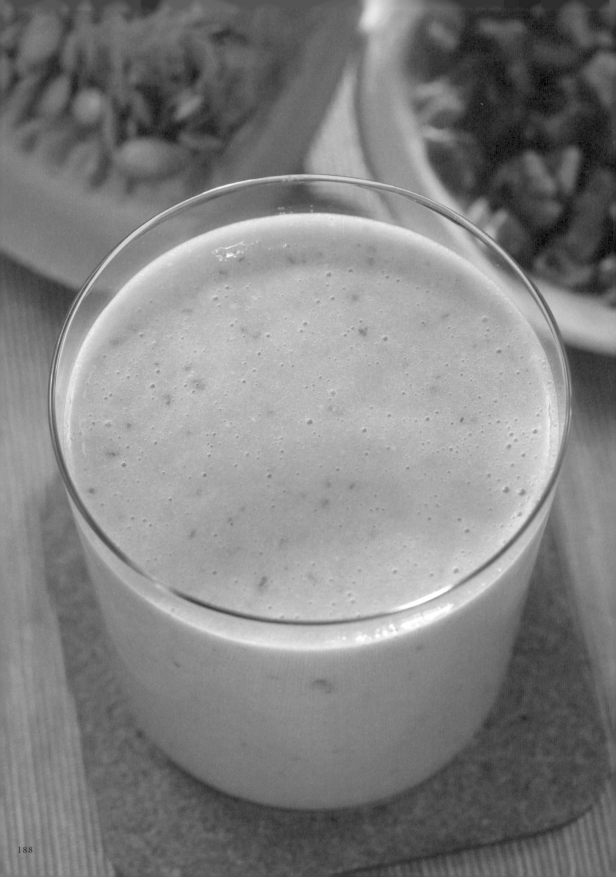

南瓜核桃豆漿

養心補肺，懷孕
三月補充營養

南瓜有養心補肺的作用，也含有豐富的維生素A，對皮膚等器官的發育都有助
益。

材料

南瓜1 / 4顆，核桃
10g，豆漿200g

作法

1 南瓜蒸熟。
2 加入其餘食材用調理機打勻即可飲用。

酪梨薯泥

顧腸胃，懷孕三月補充營養

這道料理富含維他命A，有益腸胃，懷孕初期嗜酸且胃口不佳的媽媽可擠入一
點點檸檬汁比較開胃。

材料

馬鈴薯一顆，小地瓜一
顆，雞蛋2顆，酪梨1/2
顆，玉米粒一大匙，鹽
巴適量（可使用玫瑰鹽
口感較佳），黑胡椒適
量，檸檬汁少許

作法

1 馬鈴薯、地瓜去皮蒸熟；雞蛋煮成白煮蛋，切碎；
 玉米粒蒸熟。
2 馬鈴薯、地瓜、酪梨攪拌成泥，加入切碎的水煮
 蛋、玉米粒和適量鹽巴、黑胡椒、檸檬汁拌勻，想
 增加口感還可加入切碎的新鮮小黃瓜。

懷孕中期（四～六個月）的健康小指南

懷孕中期，胎盤已經形成，寶寶也已經穩定著床，準媽媽懷孕初期的害喜不適症狀已經減輕不少，胃口恢復正常，食量也比之前來得大。此時寶寶的心臟血液供應開始，生殖器官已經出現，腦細胞神經元的連結仍在發展中，視覺、聽覺、味覺等感官也逐漸發育，視網膜已生成，也會出現情緒表現。到了中期末尾，寶寶原本縐皺的皮膚漸漸變得平滑，原本細瘦的四肢開始變得圓滾滾，器官發育更成熟。

懷孕中期營養需求

●**維生素B群**：維生素B群包括B1、B2、B6、B12，負責準媽媽蛋白質與氨基酸的代謝，也能使醣類代謝成能量，使疲勞恢復，也跟血液、神經系統，抗體有關，是快速發育中寶寶不可缺少的養份。維生素B群存在於海帶、紫菜、黃豆製品、豌豆、全穀類、綠葉蔬菜、香蕉、蛋類等。

●**鐵**：充足的血液對此時的媽媽寶寶非常重要，建議從地瓜葉、小松菜、油菜、紅鳳菜、莧菜、菠菜、皇宮菜、豌豆苗、海菜、海帶、花豆、紅豆、扁豆、蓮子、小魚乾、蝦米、蝦皮……攝取。蔥、薑、九層塔、香椿、紫蘇、辣椒、薄荷等調味料也含有大量的鐵。

●**鈣**：懷孕進入中期後，胎兒的各個器官及骨骼開始發育，鈣質的攝取量格外重要。這個時期的孕婦常半夜抽筋，除了因荷爾蒙的影響外，也跟胎兒會跟母體競爭鈣質的吸收有關，鈣質吸收不足的母體較容易產生抽筋的症狀。

●**DHA**：Omega-3的DHA也跟寶寶的腦部發育有關，可以選擇受環境汙染較少的中小型深海魚如黃花魚與鯧魚等來補充，如果繁忙的職業婦女較沒有空準備自己的飲食，也可以選擇無汞的魚油作為補充。

依據衛生福利部國民健康署的國人膳食營養素參考攝取量，十九歲以上的育齡婦女每天的建議攝取量每天是1000到1200毫克。鈣質在食物中分佈很廣，除了魚、蝦、蟹、貝類外，葉菜類的地瓜葉、小松菜、油菜、紅鳳菜、山芹菜、莧菜、菠菜、皇宮菜、花椰菜、秋葵等，以及海帶芽、海菜……都含有大量的鈣。如果因為作息或是飲食習慣實在無法自食物中吸收到足夠鈣質，可以諮詢醫師補充適量的鈣質營養補給品。

懷孕中期的攝食方針

懷孕中期的準媽媽已度過了孕期之初最辛苦的時間，寶寶安穩成長，媽媽的胃口也恢復，因為寶寶的骨骼四肢急速成長，媽媽的熱量需求雖然比之前來得高一點，但也不要因此而吃下太多高熱量、低營養價值的食物，天然、新鮮、烹調方式單純的食物仍然是最好的營養來源。

四月・手少陽三焦經養胎

「兒六腑順成，當靜形體，和心志，節飲食。
食宜稻粳，羹宜魚雁，是謂盛血氣，以通耳目而行經絡。」

四個月時，胎兒的五臟六腑已經形成，孕婦的胃口也較佳，可以開始多吃營養的食物。體力差的孕婦，應當多吃一些米飯，或是以海鮮、雞、魚等補充蛋白質。糙米熬製的米湯也具有極佳的補養體力功效。由於現代的飲食與古代不同，含有較多添加物，而且烹調方式更複雜，因此反而須

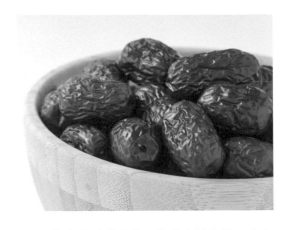

注意不要為了補充養分而吃下含太多奶油、飽和脂肪的食物，造成身體負擔，也會使媽媽體重增加過多。三焦經主要與身體的經絡、臟腑的調節有關，孕婦的循環良好，避免情緒導致的氣滯或飲食不節導致的痰濕，多曬太陽、散散步，身體氣順，寶寶就能良好發育。

安胎米湯

> 鎮靜神經，補養體力，懷孕四月安胎

糙米能調和五臟及鎮靜神經，與紅棗共煮，可為孕婦補養體力。若有腰酸、輕微出血、胎氣不穩的情況，可加入能補肝腎、強筋骨的續斷增加安胎療效。

材料
糙米1杯，水8杯，紅棗3錢，（續斷3錢）

作法
糙米洗淨加入水用電鍋煮成稀飯，放瓦斯爐上，加入藥材以小火邊煮邊攪拌至黏稠後，取米湯飲用。

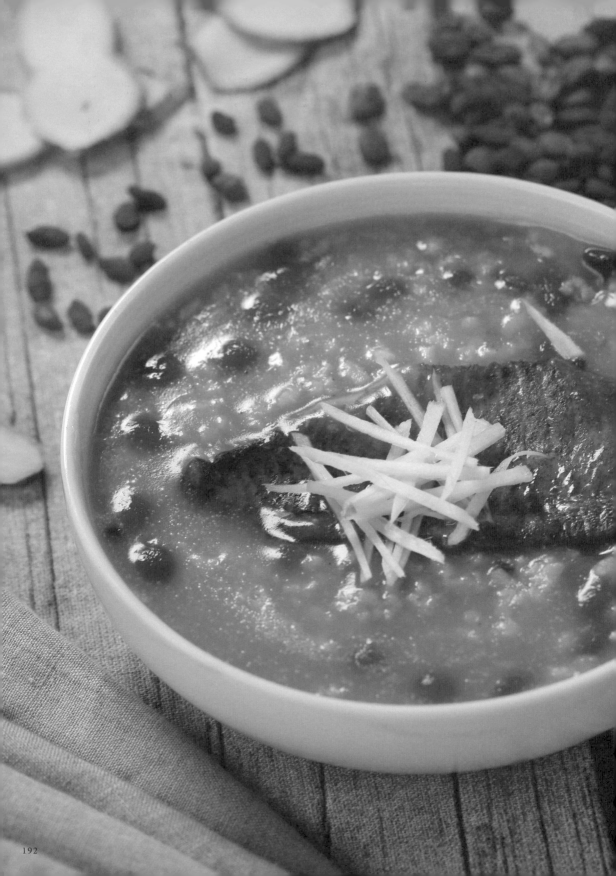

安胎魚片粥

養血安胎，懷孕四月安胎

杜仲可養血、放鬆子宮，有安胎需求的孕婦可作為輔助的日常食療。

材料

米半杯，水8杯，魚片200g，薑絲適量，枸杞5錢，紅棗3錢，杜仲3錢

作法

先將米加水以電鍋煮成稀飯，移至瓦斯爐，加入中藥材以小火攪拌熬煮至黏稠。加入魚片燙煮至熟，起鍋前以少許鹽巴及薑絲調味。

好孕TIP

加料更美味

這道粥品可加入炒好的香菇增加香氣，或是加入毛豆、玉米、地瓜葉等蔬菜增加營養，也讓粥品更好吃。

綠豆芽菜豆腐魚片湯

清熱解毒，補元氣，懷孕四月安胎

綠豆芽清熱解毒，孕婦夏天容易感覺燥熱，可多吃豆芽菜解暑熱。蔥、薑、豆芽都有益人體三焦經，多吃有助體內元氣。

材料

豆芽菜100g，魚片200g，洋蔥1顆，豆腐1塊，蔥1枝切段，薑片2片

調味料

鹽巴，白胡椒適量

作法

1 蔥切段；洋蔥切塊；豆腐切小塊。
2 洋蔥放入1500ml水中煮滾，蓋鍋蓋轉小火煮30分鐘。加入豆芽菜、豆腐、薑片煮熟後，放入魚片煮熟，加蔥段煮至香味略出後以少許鹽、胡椒調味。

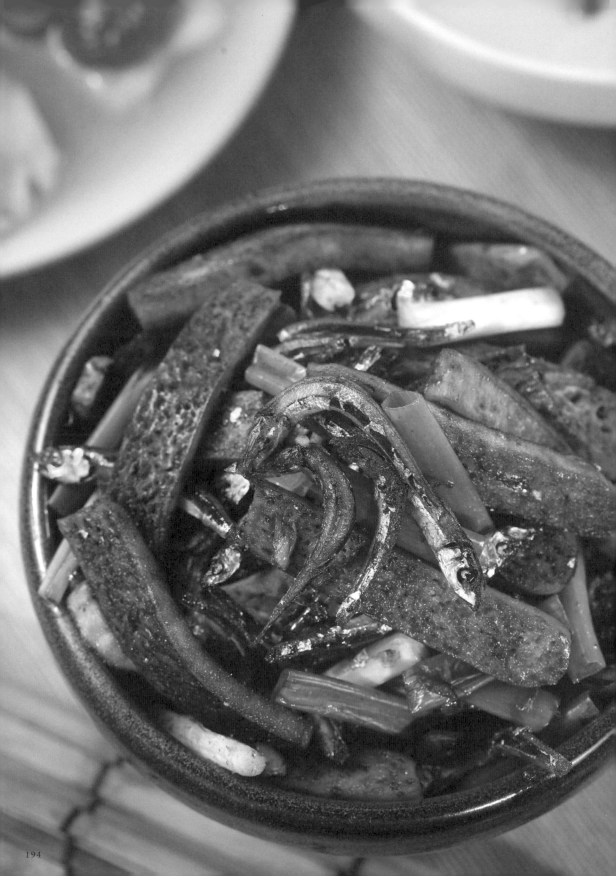

小魚乾炒豆乾

豆豉可和胃，助消化、解表清熱、安胎解毒，小魚乾含有豐富的鈣質，這道小菜可冷藏多日，作為孕期餐桌的常備菜。

材料

小魚乾30g，豆乾200g，
蒜頭半瓣，豆豉20g

調味料

醬油2大匙，糖1小匙，白
胡椒粉

作法

1 蒜頭切碎；豆乾切片；小魚乾、豆豉分別以少許
水浸泡至稍軟。
2 少許油爆香蒜頭，加入小魚乾拌炒至熟，再加入
豆乾、豆豉及調味料炒香入味即可。

陳皮烏梅飲

陳皮有健脾行氣的功效，有的人懷孕期間易有腹脹氣滯、胃口不開的狀況，這道陳皮烏梅飲可以行氣開胃。

材料

陳皮2錢，釀製烏梅酌量

作法

陳皮放入熱開水燜約10分鐘，依個人口味加入適量
烏梅及釀製湯汁調勻。

五月・足太陰脾經養胎

「兒四肢皆成，毋太饑，毋甚飽，毋食乾燥，毋自炙熱，毋太勞倦。
沐浴浣衣，深其居處，厚其衣服，朝吸天光，以避寒殃。」

懷孕五個月由脾經養胎，脾主運化以及營養的吸收，也掌管四肢肌肉發育，此時剛好是胎兒發育最迅速的時期，也是所謂懷孕的蜜月期，因此孕婦切記不要因為胃口大開而暴飲暴食。這個階段的主食應以糙米、黑米等粗糧為主，多攝取優質蛋白質，常更換乾淨的衣服，多曬太陽，保持身心舒適，不讓寒邪入侵，也要避免過度勞累。

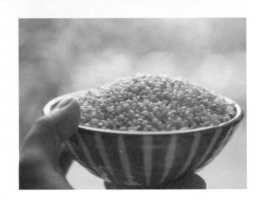

養胎雞精

> 健脾生肌，益元氣，
> 懷孕五月養胎

脾胃較弱的人往往容易氣不足，黨參、麥門冬都能健脾，煮出的藥汁加入滴雞精，可使脾胃強健同時補養元氣。

材料

黨參3錢，麥門冬1錢，炙甘草2錢，滴雞精一份

作法

藥材加一碗水，放入電鍋外鍋加一杯水跳起後，濾掉藥材，加入滴雞精同服。

好孕TIP

雞精是恢復體力的好幫手

我自己生完第一胎後，因放不下工作，沒有認真坐月子，在月子中心還不覺得什麼，沒想到「出關」後走在路上竟然會喘，趕緊連續喝了兩個星期滴雞精，很快便恢復元氣，親身領略了雞，特別是滴雞精補中益氣的功效，此後也就更有信心推薦給需要的人。

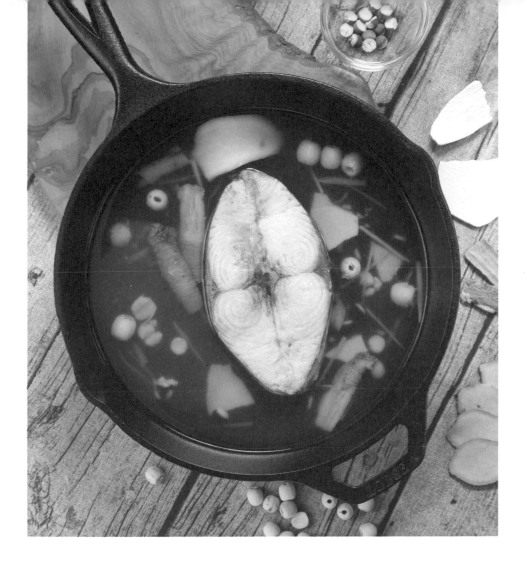

健脾養胎魚湯

健脾益氣，防外感，
懷孕五月養胎

芡實、茯苓、山藥、黨參都是健脾的中藥材。脾主消化，也和免疫相關，懷孕
期間若能提升免疫力，就能預防感冒等外邪。

材料

芡實3錢，茯苓3錢，蓮子3
錢，山藥3錢，黨參3錢，
白肉魚一片

作法

藥材加水2000ml煮滾後蓋鍋蓋轉小火煮30分鐘，加
入魚片煮熟後加入薑絲、鹽巴調味。

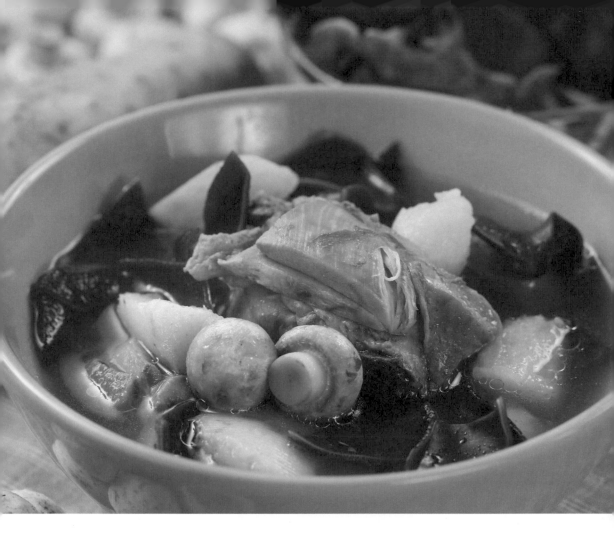

五月健脾養胎山藥雞湯

> 健脾養腎排毒，
> 懷孕五月養胎

山藥含有維生素B群、微量元素等，也有健脾養腎的功效；木耳可補血排毒、促進血液循環，也含有豐富的膠質。

材料

山藥200g，黑木耳 2朵，
蘑菇10顆，雞腿切塊一隻

調味料

鹽適量

作法

1　雞肉川燙；山藥去皮，切塊；木耳去硬蒂，切數片。

2　雞肉、山藥、水2000ml先煮滾後，蓋上鍋蓋留小縫，轉小火煮40分鐘。放入木耳、蘑菇煮熟後加少許鹽調味。

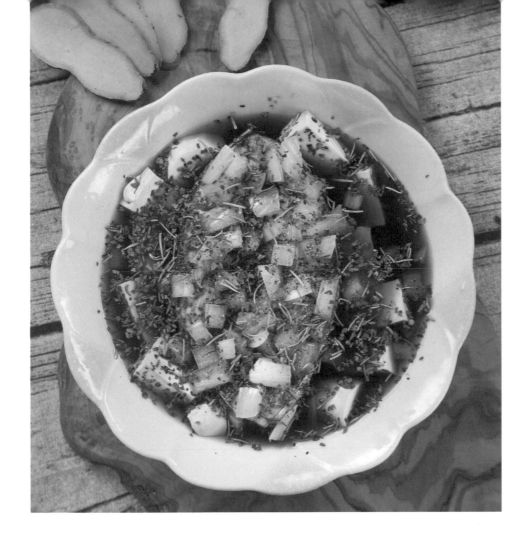

義式蒸魚

健腦助發育，促進食慾，
懷孕五月補充營養

材料

魚片1份，豆腐1份，義式
綜合香草，洋蔥1顆

調味料

蠔油1大匙，烏醋2大匙，
黑胡椒適量

作法

1 豆腐切塊；洋蔥切粗丁。
2 魚片鋪在盤中，淋上蠔油，鋪上洋蔥丁、豆腐，
　淋烏醋，灑上義式香料、黑胡椒，放入電鍋中
　蒸，跳起後即可食用。

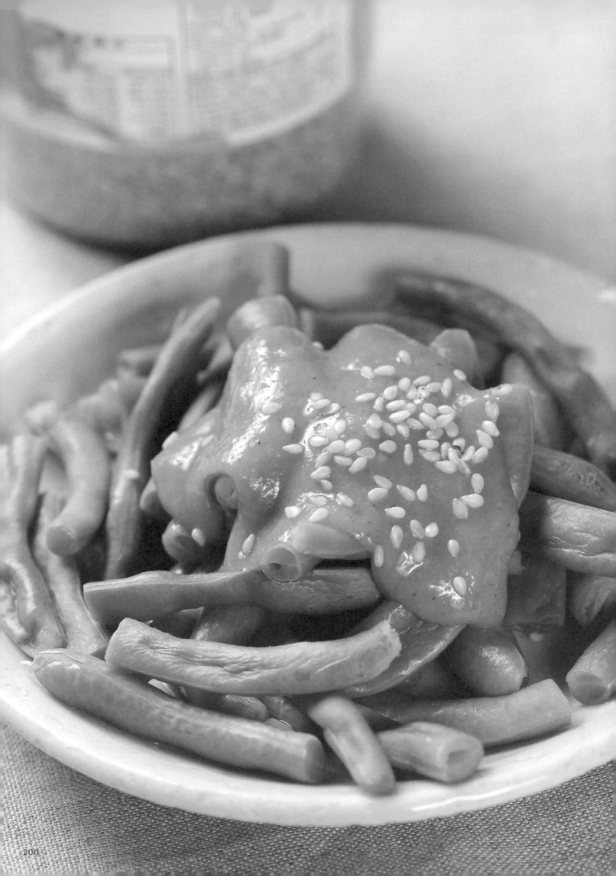

芝麻味噌四季豆

味噌是以黃豆、麴菌、米或麥發酵成的製品，味性甘溫，有疏通阻滯、促進消化的功能；四季豆含有多種礦物質及維生素C，也可消暑化濕，拌入補中益氣的白芝麻，讓營養更全面。

材料

四季豆（或是俗稱醜豆的粉豆亦可）約300g，炒熟白芝麻1大茶匙

調味料

味噌1茶匙，糖一小茶匙

作法

1 豆子掐去頭尾及粗絲，切成約5公分長段。
2 味噌與糖拌勻。白芝麻以乾鍋略炒後，稍微磨碎。
3 平底鍋放約3-4大茶匙水及豆子，蓋上鍋蓋將豆子燜至熟透。
4 熱將調好的味噌醬和芝麻碎拌勻，可冷食。

白花椰濃湯

白花椰菜可以滋肝、補腎、健脾胃；洋蔥行氣、化瘀、助消化，能除血脂、通氣血。懷孕期間易餓，以溫熱的高營養濃湯作為點心既暖身也有益循環。

材料

白花椰1大顆，洋蔥1顆，馬鈴薯（大）1顆

調味料

胡椒粉少許，鹽少許，橄欖油少許

作法

1 洋蔥去粗皮、切去頭尾，切絲；白花椰洗淨，花和莖部，撕去莖部粗皮；馬鈴薯去皮，切小塊。
2 以少許油先將洋蔥炒香，加入馬鈴薯、白花椰及約1000ml水、少許鹽煮到馬鈴薯熟軟。
3 用調理機或調理棒打成泥狀濃湯以少許胡椒調味。上桌後可以滴數滴橄欖油在湯上。

六月・足陽明胃經養胎

「兒口目皆成,調五味,食甘美,毋太飽。
始受金精,以成其筋,身欲微勞,無得靜處,出遊於野,數觀走犬,及視走馬。」

六個月是寶寶長筋肉的重要時期,而胃經多氣多血,供應的氣血多從胃經來,這時候媽媽要開始多走動,舒展筋骨,以利胎兒發育。飲食一樣以清淡營養為主,勿食過飽,身體覺得較熱的孕婦,可適量吃一些涼性食物,不宜過多,因為過多的冰冷易傷脾胃,反而有礙寶寶成長。

六月健胃養胎粥

益胃養胎,懷孕六月養胎

麥門冬、黨參走胃經,與雞腿同煮成粥既可養胃,也可同時養胎。

材料

麥門冬3錢,黨參3錢,炙甘草2錢,紅棗3錢,芹菜2支,米一杯,雞腿1支,薑絲少許

作法

1 雞腿燙去血水;藥材以乾淨棉布包起;米洗淨;芹菜洗淨切細丁。
2 雞腿、藥材、米放入電鍋,倒入8杯水,外鍋1杯水一同燉煮。
3 煮熟後取出藥包,雞腿肉剝絲放入粥中,去骨,移到瓦斯爐上小火煮滾,放入芹菜丁、薑絲煮1分鐘後即可食用。

好孕TIP
美味小撇步
粥裡可加入切碎鹹蛋調味。

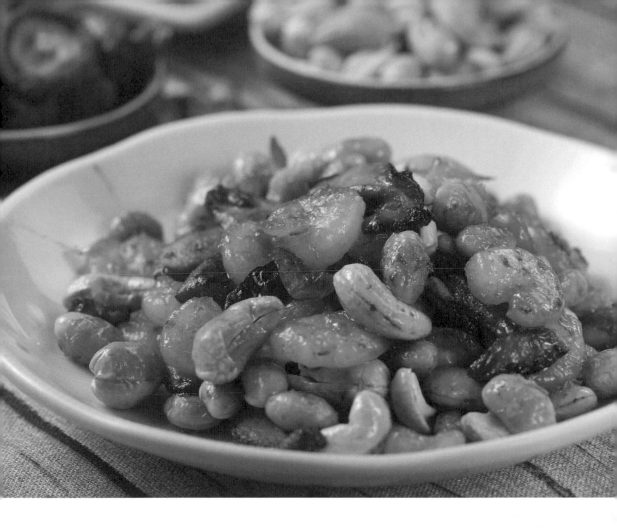

腰果蝦仁

補腦養血，健脾胃，
懷孕六月補充營養

腰果性甘、味平，可以補腦養血、補腎健脾，有益孕期的脾胃經。

材料

腰果70g，蝦仁200g，毛豆60g，乾香菇3朵，蓮藕粉一大匙，薑4片

調味料

楓糖2大匙，鹽1/4小匙，白胡椒粉1小匙

作法

1. 先將兩片薑切成碎末。蓮藕粉加1大匙冷開水拌勻，加入薑末，放入蝦仁稍醃一下。
2. 乾香菇泡軟切片；腰果加入楓糖2大匙拌勻。
3. 少許油爆香薑片，加入香菇、毛豆拌炒至毛豆熟，加入蝦仁炒熟，再加入腰果、白胡椒粉、鹽巴翻炒熟後即可。

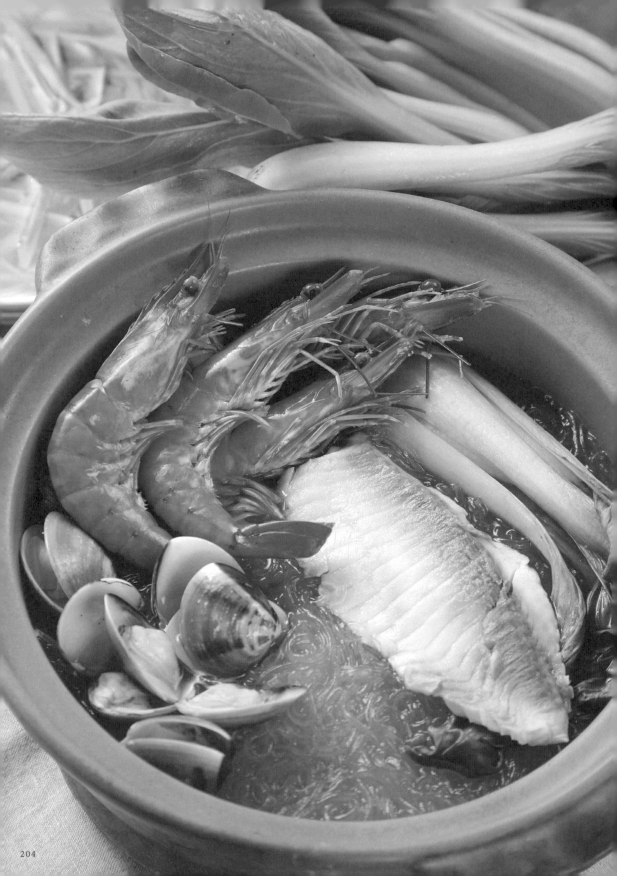

海鮮冬粉

富含胺基酸，懷孕六月補充營養

這道鍋物就能吃到魚、蝦、蛤蜊及杏鮑菇，是蛋白質含量很高的湯品。懷孕期間應少用含人工添加物的調味料，可以試試看用洋蔥和蘋果入湯，久煮後釋放的鮮甜的滋味可不是任何人工味道可以比擬。

材料

魚片200g，蝦4隻，蛤蜊300g，杏鮑菇2支，洋蔥1顆，蒜頭1瓣，蘋果1顆，薑片2片，冬粉2把，青菜一把（茼蒿、青江菜皆可）

調味料

白胡椒粉適量

作法

1 冬粉泡軟；杏鮑菇切滾刀塊；洋蔥、蒜頭、蘋果去皮切塊；青菜洗淨。
2 洋蔥、蒜頭、蘋果加入2000ml水煮滾後，蓋鍋蓋留小縫，轉小火煮30分鐘。
3 放入魚片、蝦、蛤蜊、青菜同煮，最後後加入冬粉一起煮熟即可。

養胎飲

滋養脾胃，懷孕六月養胎

芡實、茯苓、桑寄生都是滋養脾胃的藥材，同煮成日常茶飲，可健胃養胎。

材料

芡實3錢，茯苓3錢，桑寄生3錢，炙甘草3錢

作法

所有藥材加水1000ml 煮滾後，再蓋鍋蓋留小縫，轉小火續煮30分鐘即可。

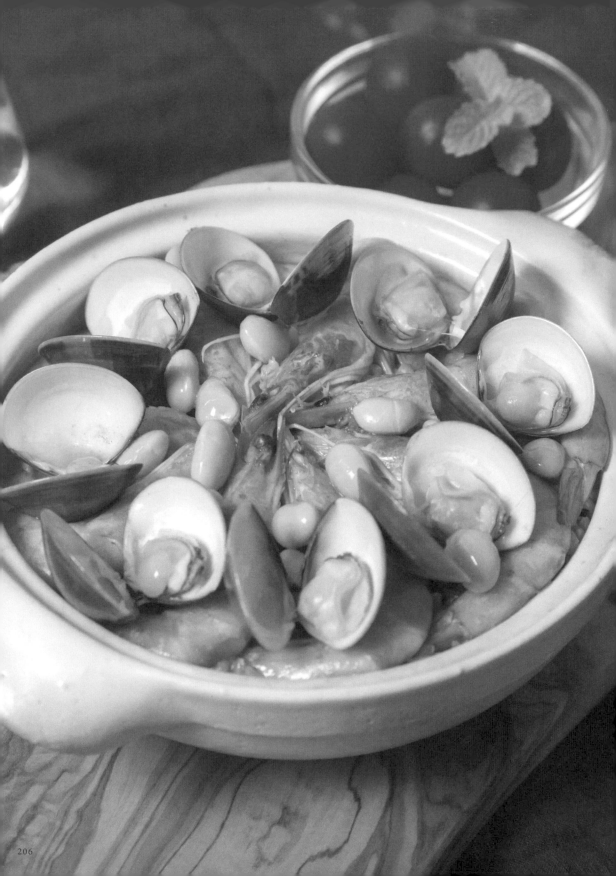

海鮮燉飯

補充蛋白質，懷孕六月補充營養

蛋白質的補充對懷孕中期的女性非常重要，這道料理放入了蝦、蛤蜊、毛豆、雞肉，可說是集海陸葷素的蛋白質之大全，以簡單的乾香菇、蒜頭調味就鮮香十足。

材料

糙米1杯，蝦10隻，蛤蜊300g，毛豆80g，雞腿肉一支先去骨切碎，乾香菇8朵，蒜頭1顆

作法

1 米一杯洗淨泡2小時；乾香菇、蒜頭半顆、水3000ml，一起放入電鍋燉煮成雞湯備用。

2 若有充足時間，建議可再放至瓦斯爐上小火燉煮2小時，可讓燉飯的味道更足。

3 半顆蒜頭切碎，以少許油爆香，倒入米和雞湯1杯，蓋上鍋蓋燜煮，湯汁快收乾時倒入第二杯雞湯，重複此步驟直到飯粒熟透。

4 加入蝦、毛豆、蛤蜊和雞腿肉，食材熟後即可起鍋食用。

好 TIP

快速小撇步

使用義大利米（Risotto）比較好煮。我會用糙米來燉煮，雖然會花費較久時間，但是營養更完備。

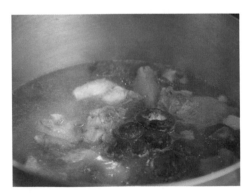
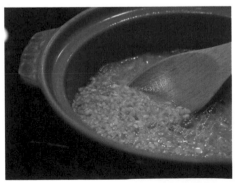

懷孕晚期（七～十個月）的健康小指南

進入懷孕晚期，準媽媽的肚子一天比一天變得渾圓，妊娠紋開始出現，乳房因為準備哺乳開始漲大，此時會開始出現子宮收縮，肚子有時會變硬而有疼痛感。由於胎兒急速發育，母親的心肺負擔變大，有時會有胸悶情況，有的準媽媽則因為下肢靜脈受到壓迫而有靜脈曲張症狀，且多數有水腫現象。九個月開始，由於胎頭下降壓迫到膀胱，會出現頻尿情況。大約到了三十七週，胎兒逐漸下降到子宮口，腰痠更明顯。

在這最後的階段，媽媽的胃口也最好，媽媽如果吃得對，寶寶的體重迅速成長，頭和四肢持續發育，身體加速累積脂肪，肺臟和肺泡也已經成熟，就等著誕生到世上與父母見面。

懷孕晚期營養需求

●**熱量：**由於寶寶快速累積脂肪，媽媽對熱量的需求比之前更多，懷孕末期的準媽媽每一天需多攝取300大卡熱量，但是需要更多熱量不表示可以無限制大吃大喝，熱量的吸收仍要兼顧。

●**蛋白質：**懷孕晚期，因為寶寶快速長大，從肌肉、骨骼、神經、皮膚……都需要蛋白質來構成，媽媽攝取的蛋白質也必須增加，每天約需要比之前增加10公克的蛋白質攝取量。豆漿、豆腐等植物性蛋白質，白肉及海鮮的魚、蝦、蟹、貝類等動物性蛋白質，藜麥、黑米、糙米等非精製的全穀物都是良好的蛋白質來源，分散在三餐中均衡攝取才能充分吸收。

●**鐵：**組成血液的鐵，對此時的媽媽和寶寶非常重要，每天約需多攝取35～45毫克的鐵，可以參照懷孕中期的飲食建議，在飲食中加入鐵質含量豐富的食物。B12既是參與造血的重要原料，也會影響寶寶的神經傳導，也要注意從酵母、蛋、紫菜、海帶中多補充。

●**碘：**胎兒的腦部和骨骼發育有賴媽媽的甲狀腺素，甲狀腺素須由碘和前甲狀腺素合成，如果缺乏碘，寶寶的身高和智力都會受影響。碘的建議攝取量是140微克一天，食物中的海鮮類、海藻、海帶、紫菜等都含有豐富的碘，只要多從飲食中攝取，甲狀腺功能的機能比較複雜，但又影響寶寶的發育，一般產檢都會檢查。建議可諮詢您的醫師需不需要另外補充或是限碘。

●**維生素A：**維生素A和胎兒此時的視網膜發育有關，若缺乏會影響寶寶視力發展，準媽媽可以多吃豬肝、瘦肉、地瓜葉等含有維生素A的食物，而胡蘿蔔、南瓜、地瓜、紅椒、黃椒等深黃色蔬菜或是地瓜葉、芥蘭菜等深綠蔬菜因為含有β-胡蘿蔔素，可在體內轉換為維生素A，也可以多加攝取。維生素A過量會造成胎兒

畸型，因此懷孕期間若要使用補充品，務必選用孕婦專用維他命，或是諮詢醫師開立安全劑量補充品，千萬不要任意購買服用。

懷孕晚期的攝食方針

1. 因為胎兒快速成長，子宮壓迫到腸胃道，準媽咪也容易會有便秘的問題，每天吃大量的蔬菜，水果每天至少一個女生拳頭大的份量約兩份，並且每天補充2000毫升的水，都可以幫助腸胃蠕動，也使得代謝和循環也會良好。市售的洋車前子、棗精等營養補充品雖然可以促進腸胃蠕動，但對某些孕婦也有引起子宮過度收縮的疑慮，所以請在諮詢過醫護人員後謹慎使用。

2. 懷孕末期的準媽媽或多或少都有水腫症狀，外食族群因坊間餐食調味料的口味較重，含有較高的鈉，容易造成準媽媽水腫更嚴重及高血壓，多半可透過調整飲食及生活來改善。不過當出現全身水腫又合併血壓上升及蛋白尿時，就被視為就不要等閒視之，因為有可能是子癲前症引起的異常，這時應該趕緊就醫治療。如果同時發生肌肉痙攣，則稱為子癲症，可能會引起孕婦和胎兒的危險，應馬上送醫，絕對不能拖延。

3. 懷孕末期的母親即將面對接下來的臨盆和產後的哺乳，氣血充足十分重要，除了足夠的蛋白質，平時較易睏乏使不上力的準媽媽，也可以用滴雞精補養元氣，為接下來的生產儲備能量。

4. 計劃哺乳的媽媽，可以從這個階段起適量補充大豆卵磷脂，產後一生完也繼續補充，可防止奶腺分泌阻塞，幫助哺餵過程更順利。在劑量上，剛生產後完可補充1200毫克，乳腺易阻塞的人可增加到4800毫克。也可以開始進行乳房按摩，有助之後的泌乳順暢。由於油膩高脂的食物容易造成日後乳腺阻塞，這時也要注意。

七月・手太陰肺經養胎

「兒皮毛已成，無大言，無號哭，無薄衣，無洗浴，無寒飲。勞身搖肢，無使定止，動作屈伸，以運血氣，居處必燥，飲食避寒，常食稻粳以密腠理，是謂養骨而堅齒。」

七月是肺經養胎的時候，肺主皮毛，而吃太多冰冷食物會傷肺，因此才有避免冰涼以免對寶寶氣管或皮膚不好的說法。其實孕婦的身體很熱，只要不過度食用冰品，適可而止並無大礙，不過如果孕婦本身或準爸爸是嚴重過敏的體質，或是孕婦宮縮頻繁，還是建議少吃寒涼食品。這個月也是寶寶骨骼發育的重要時期，孕婦可以增加活動量，多吃米飯或米湯增加能量，米湯除了增進體力，還可以保護孕婦不容易感冒生病，對於寶寶骨骼的發育也有幫助。此外，多食堅果也有助寶寶大腦的發育。

潤肺杏仁漿

> 潤肺，有助胎兒氣管、皮膚發育，懷孕七月養胎

懷孕中期大約七個月左右時，正是母體以肺經養胎的時候，食用有益肺經的南杏，對胎兒的氣管和皮膚都有幫助；南杏也可用美國杏仁取代，但是潤肺效果較弱。

材料
煮好的糙米飯1/2碗，南杏10g，開水200ml

作法
所有食材放入調理機中打勻。

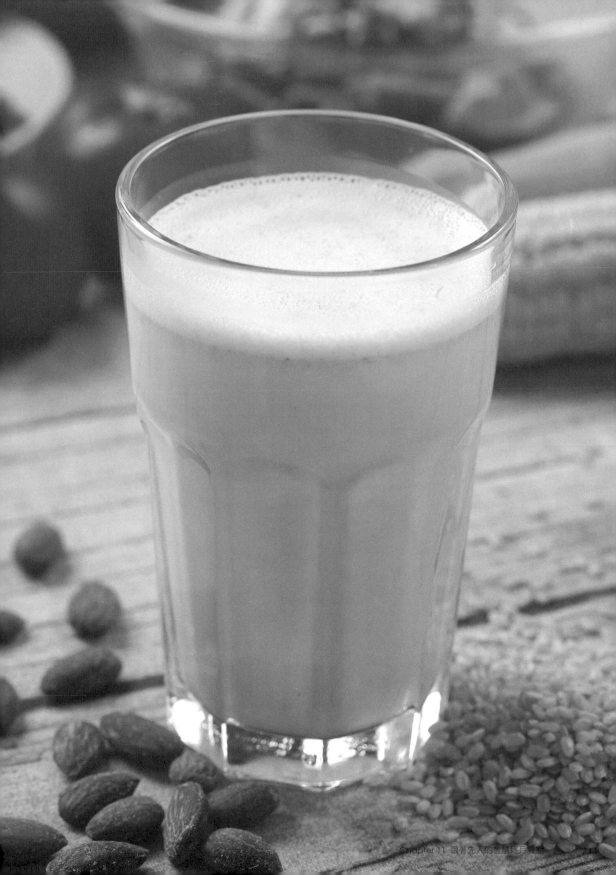

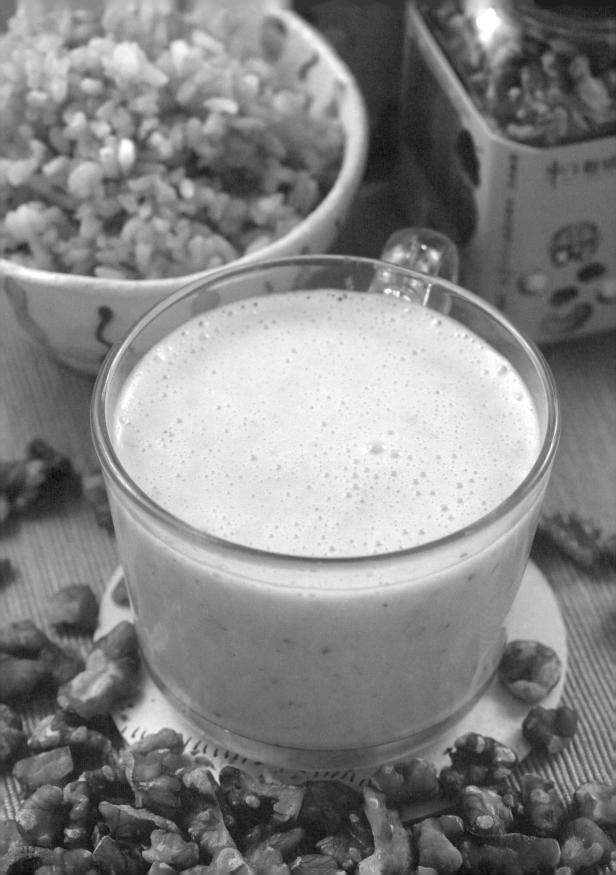

堅果米漿

腰果、杏仁、核桃都是入肺經的食物，與糙米一同打成米漿可潤肺及補元氣；也可再加一些煮熟的百合。

材料
糙米飯半碗，水250ml，堅果（腰果，杏仁，核桃各5g）

作法
所有材料用調理機打成米漿飲用，熱食更美味。

七月抗敏養肺蔥白湯

這道湯可抗過敏、預防感冒，也可緩解因懷孕而造成的妊娠鼻炎。若覺得味道太單調，可加入一小塊雞腿煮熟一起食用。

材料
蔥2根，薑2片

作法
1 蔥洗淨取蔥白部分
2 水2碗煮滾後，加入蔥白、薑片轉小火煮3分鐘，即可飲用。

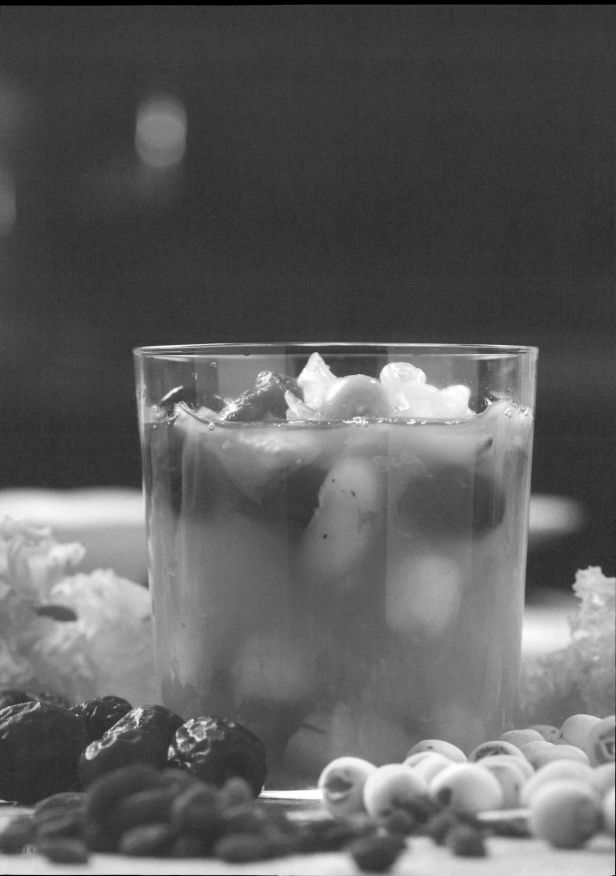

百合蓮子銀耳飲

百合潤肺，白木耳可歸胃、腎、肺經，有些女性懷孕後體質變得燥熱，以致皮膚乾癢、口乾舌燥、睡得不安穩，建議少吃冰品，可以燉煮這道潤肺滋陰的湯品來喝。

材料

新鮮百合40g（或乾百合30g），蓮子50g，白木耳2大朵，枸杞20g，紅棗30g

調味料

冰糖酌量

作法

1 白木耳洗淨去蒂，浸泡30分鐘；乾百合用溫水浸泡約4小時使變軟。
2 白木耳、百合、蓮子、紅棗、枸杞加水1000ml用電鍋煮熟後燜30分鐘，再以冰糖調味。

鮭魚味噌湯

懷孕末期可多喝魚湯，補充對胎兒腦部發育及母體情緒都重要的Omega-3脂肪酸。豆漿可清肺、潤燥、健脾；味噌也有潤肺功效。

材料

鮭魚片200g，味噌2大匙，高麗菜200g，豆漿900ml，蔥1支，薑2片，洋蔥半顆切塊

調味料

日式醬油2茶匙

作法

1 蔥切段；薑切成末；洋蔥切塊；高麗菜切段。
2 鮭魚片用薑末、日式醬油1茶匙醃約5分鐘。
3 洋蔥、高麗菜加入豆漿大火煮滾轉小火煮10分鐘，加一茶匙日式醬油、鮭魚片、蔥段煮至鮭魚熟了，放入味噌融化即可。

8 八月・手陽明大腸經養胎

「兒九竅皆成，無食燥物，無輒失食，無忍大起。
和心靜息，無使氣極，是調密腠理，而光澤顏色。」

八月是大腸經養胎，這時候胎兒長得更大了，有些孕婦會因為壓迫的問題導致痔瘡、便秘，或是鼠蹊部走路疼痛、胃部不適、胸悶等。這時期的孕婦飲食宜均衡適量，不要吃太肥膩燥熱的食物，保持心情穩定，可使氣足，寶寶發育及皮膚色澤都會更漂亮。

八月柔筋養胎湯

放鬆肌肉，懷孕八月養胎

有的孕婦到了懷孕晚期因為受到胎兒壓迫，骨盆或腹股溝附近會感到疼痛，白芍、甘草能放鬆肌肉，可以用這二味藥材煮雞湯或是直接加水煮成茶飲。一週約一到三次即可。

材料
白芍5錢，炙甘草3錢，紅棗5顆，雞肉塊200g

作法
1 雞肉川燙。
2 藥材與雞肉放入2000ml水中煮滾，再轉小火蓋鍋蓋留小縫，煮30分鐘，即可食用。

栗子地瓜豆漿

緩解便秘，懷孕八月補充豐富

豆漿含有蛋白質、葉酸、鉀、鎂、鐵等營養素；栗子地瓜則富含膳食纖維，有寬腸胃的療效，能紓緩懷孕末期的便秘。

材料
栗子地瓜100g，豆漿200g

作法
地瓜蒸熟後，加入豆漿打勻即可飲用。

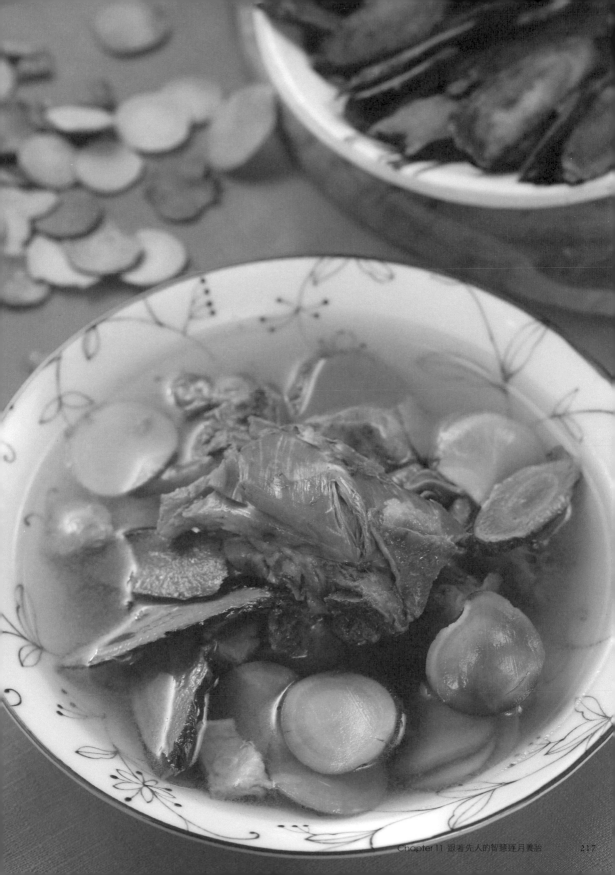

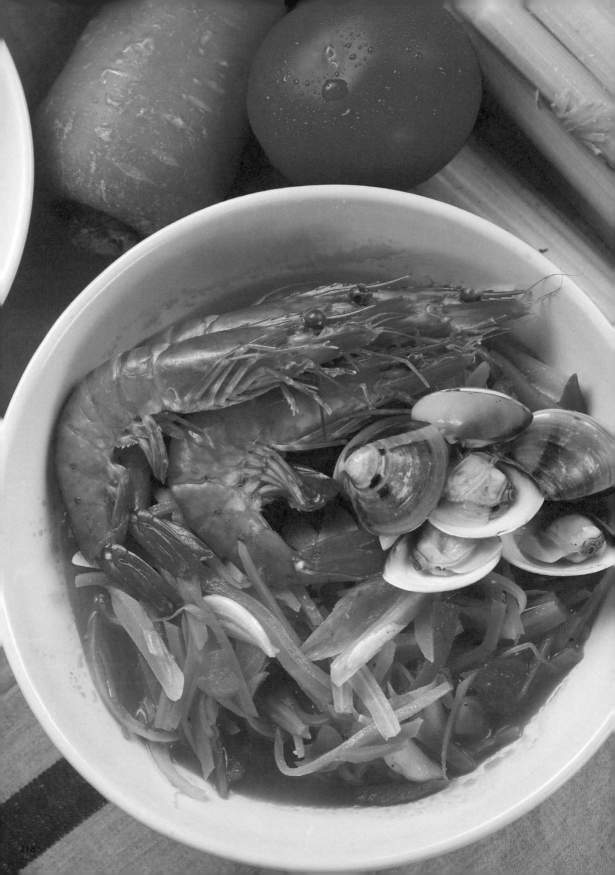

鮮蔬海味

有助寶寶發育，懷孕八月補充豐富

懷孕末期是寶寶成長最快速的階段，孕婦多攝取低脂的優質蛋白有助寶寶發育。胡蘿蔔利腸胃、滋肝，蝦子味甘性溫，蛤蜊補肝，都是有益孕期的成分，鮮甜味美之外，也滿足了孕期營養均衡的需求。鮮蝦也可以用鱈魚等白肉魚片取代。

材料

蛤蜊約10顆，帶殼鮮蝦6隻，西洋芹1段，洋蔥1/4顆，胡蘿蔔1段，蒜頭6顆，番茄1顆，粗黑胡椒粉，鹽

作法

1 西洋芹橫切成粗條，胡蘿蔔及洋蔥切細絲，蒜頭切片，番茄切粗丁。
2 蛤蜊吐沙、洗淨；蝦剪去額劍及長鬚。
3 少許橄欖油潤鍋，投入西洋芹、胡蘿蔔、洋蔥、蒜頭翻炒至有香味，加入約200ml水及番茄片煮滾後再以中火煮約5分鐘
4 放入蝦及蛤蜊蓋上鍋蓋，先開大火再轉成中小火燜煮至蛤蜊打開、蝦子紅熟，撒粗黑胡椒調味，若覺得味道足夠可不必再加鹽。

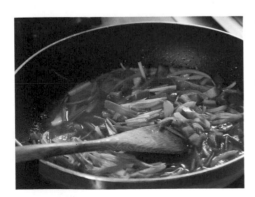
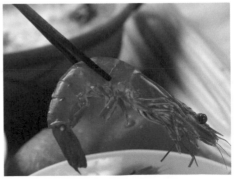

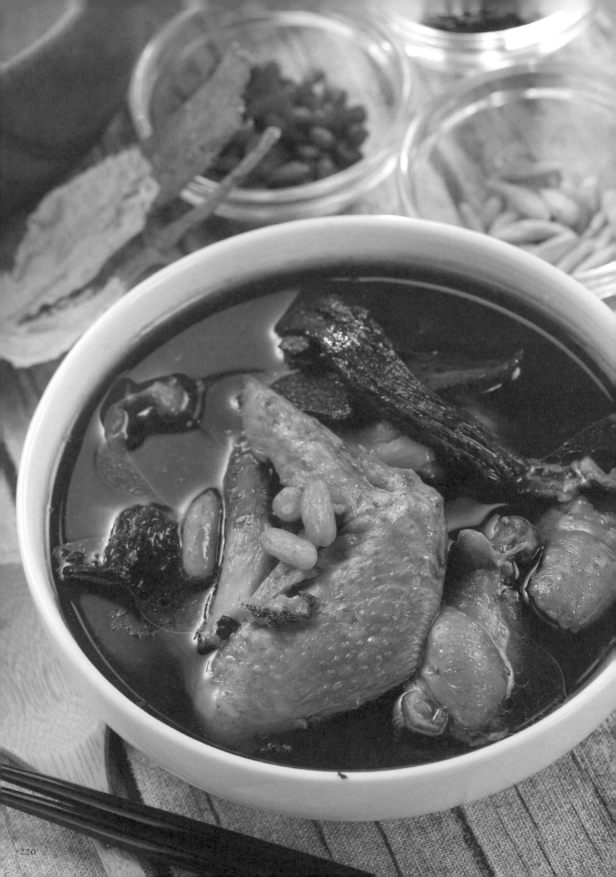

八月潤腸養胎湯

潤腸，改善便秘，
懷孕八月養胎

肉蓯蓉入大腸經，生地黃、麥門冬、玄參可調理體內水份不足造成的便秘，枸杞可滑腸。這道湯品能潤腸，適合容易便秘的孕婦食用。一週約食用二或三次。

材料

肉蓯蓉3錢，枸杞3錢，當歸3錢，生地黃3錢，麥門冬3錢，玄參3錢，帶骨雞肉200g

作法

1 雞肉川燙去血水。
2 藥材與雞肉放入2000ml水中煮滾，轉小火蓋鍋蓋留小縫，煮30分鐘即可。

蝦仁腰果豌豆

富含蛋白質，懷孕
八月補充營養

豌豆入大腸經，蝦含有蛋白質、維生素A、B、鈣、鐵等，是孕期極佳的動物蛋白質來源。有人易對蝦過敏，往往是不新鮮所導致，孕期食用海鮮，請格外注意來源的可靠及食材新鮮度，烹調時也務必煮到熟透，才能吃得健康又安全。

材料

豌豆100g（去邊處理），蝦仁150g，腰果80g，蒜頭3瓣，鮮香菇4朵

作法

1 豌豆撕去粗絲；香菇洗淨切片。
2 少許油爆香蒜頭，加入香菇炒出香氣，加入豌豆、蝦仁、腰果拌炒至熟後，以少許鹽調味。

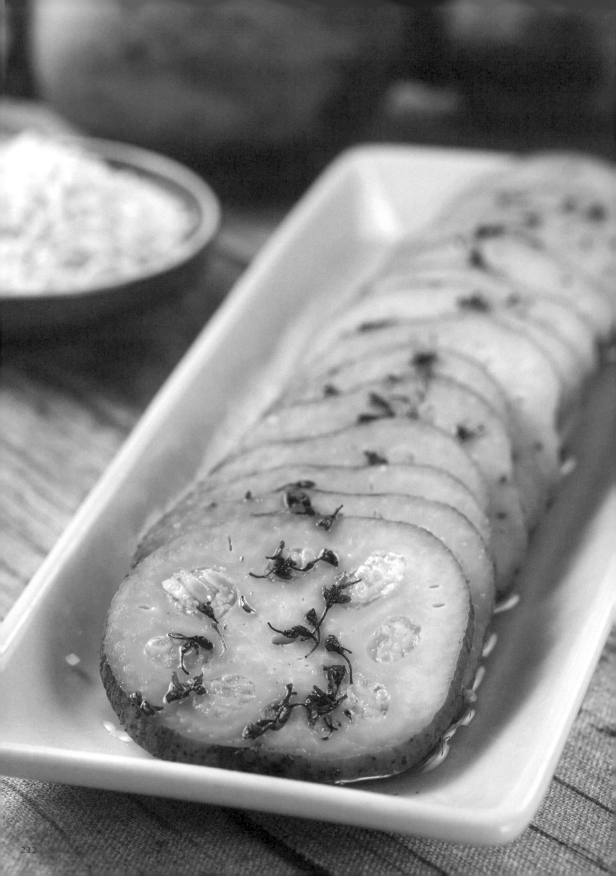

冰糖蓮藕

補氣養血，養胃，懷孕八月養胎補充營養

蓮藕可補氣養血、健脾、養胃，含有豐富的鐵、鈣等元素，熱量低但有飽足感，不會造成身體負擔，做成甜品滋養又美味。此外，蓮藕可化瘀、促循環，可謂是血管的清道夫。

材料

蓮藕400g，糯米40g，冰糖160g

作法

1 蓮藕洗淨去皮；糯米洗淨，浸泡4小時。
2 將浸泡過的糯米塞入蓮藕的洞中，放置電鍋內鍋，外鍋加2杯水，煮好再燜60分鐘後放涼。
3 冰糖加入300ml水煮至冰糖融化並有黏稠感後，即可淋上蓮藕，稍微冷卻後放入冰箱冷藏，隔日可食。

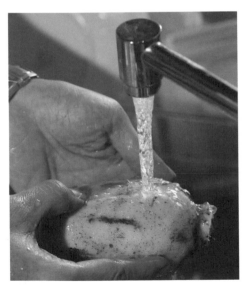
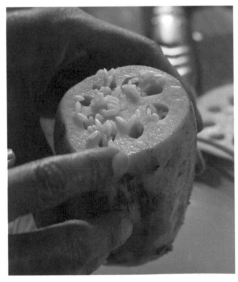

九月・足少陰腎經養胎

「兒脈續縷皆成，無處濕冷，無著炙衣。

六腑百節，莫不畢備，飲醴食甘，緩帶自持而待之，是謂養毛髮，致才力。」

九月是腎經養胎，胎兒的身體器官已發育成熟，孕婦也容易有水腫等問題，要避免食用過鹹的食物，穿著寬鬆舒適的衣著對寶寶發育比較有幫助。

九月養腎安胎雞湯

養腎，懷孕九月安胎

這道雞湯使用補骨脂、杜仲、黃精等多種養腎藥材，可以溫和調理孕婦及胎兒的腎經。

材料

補骨脂3錢，杜仲5錢，黃精5錢，黑棗3錢，雞肉塊200g

作法

1 將雞肉川燙

2 將藥材與雞肉放入2000ml水中煮滾，再轉小火蓋鍋蓋留小縫煮30分鐘。

九月消腫飲

緩解水腫，懷孕九月消腫（無水腫症狀不推薦）

懷孕晚期單純的水腫問題（一般在下肢，休息後會緩解。）可以飲用這味可利水排濕的茶飲來紓解。有水腫的人可當成日常茶飲，若無症狀不建議飲用。

材料

茵陳3錢，白茅根3錢，桑寄生3錢，玉米鬚5錢，黨參3錢

作法

藥材加水1000ml煮滾後蓋鍋蓋轉小火煮30分鐘即可。

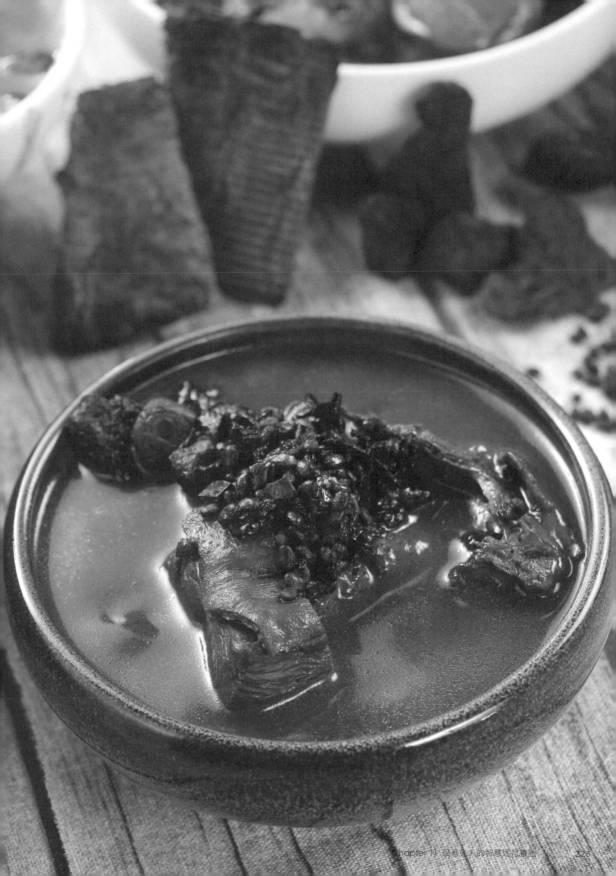

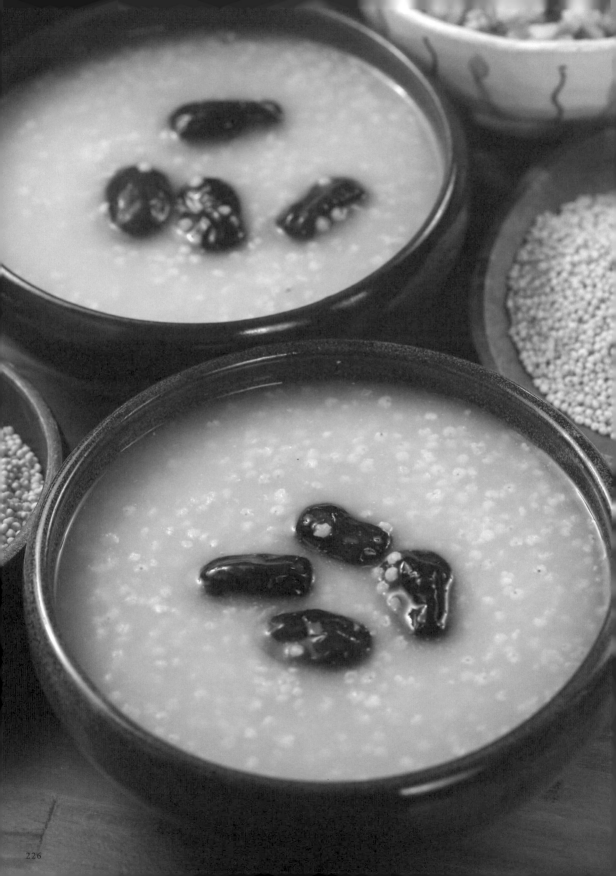

小米粥

紅棗味甘、性平，可保肝補氣，小米也能補氣也含鋅，這對產程順利十分重要。

材料

紅棗8顆，小米1杯，水8杯

作法

1 小米洗淨加水，加上紅棗，一起放入電鍋中。
2 外鍋加一杯水煮熟後食用。

蓮子芡實栗子魚湯

益腎，助產後餵乳，
懷孕九月安胎

栗子又稱「腎之果」、有很強的補腎功效；蓮子和芡實也都能養腎，和魚一同煮湯，不但益腎氣，也有助產後母乳哺餵。

材料

蓮子3錢，芡實5錢，栗子100g，魚片200g，薑2片切絲

作法

1 蓮子、芡實、栗子加入2000ml水，先以大火煮滾後蓋鍋蓋轉小火煮30分鐘，
2 加入魚片、薑絲再煮至魚片熟後以少許鹽巴調味。

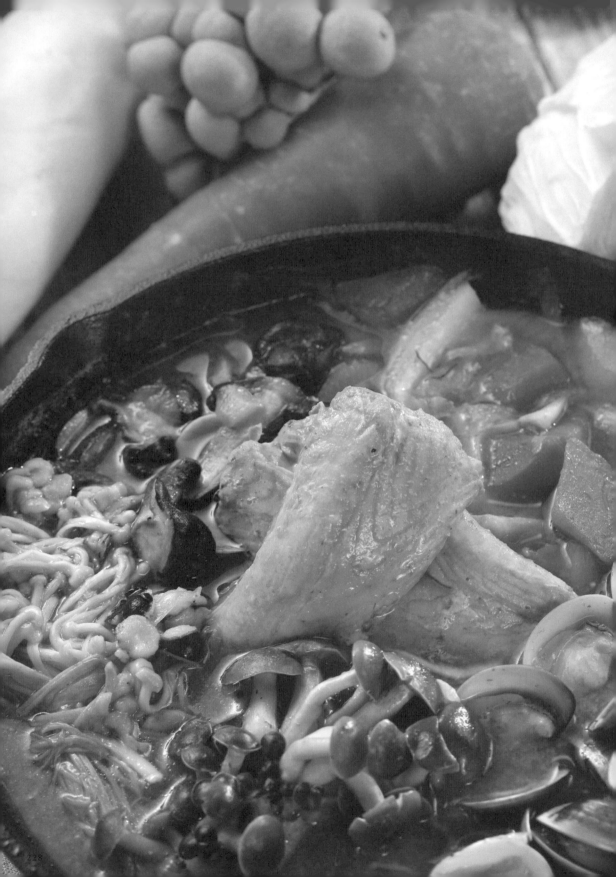

健腦石狩鍋

提升免疫力，預防感冒，
懷孕九月補充營養

鮭魚中的DHA和Omega-3對胎兒及母體都有助益；洋蔥及大量的菇類能提升免疫力，可以避免懷孕末期感冒及提升元氣。

材料

鮭魚片200g，洋蔥1顆，紅蘿蔔50g，白蘿蔔50g，鴻禧菇100g，金針菇150g，鮮香菇5朵，蛤蜊200g，味噌80g，高麗菜100g，芡實5錢，昆布一片

調味料

味醂20ml（也可不加，務必選用天然味醂，而非化學合成調味料。）

作法

1 洋蔥切粗絲；紅、白蘿蔔切滾刀塊；香菇切厚片；高麗菜撕成大片。
2 以少許油先將洋蔥炒出香氣，加入紅蘿蔔拌炒。
3 放入昆布、白蘿蔔、芡實、鴻禧菇、金針菇、鮮香菇、味霖、高麗菜和水1200ml，煮滾後蓋鍋蓋轉小火煮20分鐘。
4 味噌加一碗水調勻後倒入鍋中，放入蛤蜊、鮭魚，蛤蜊開後，等鮭魚熟透即可食用。

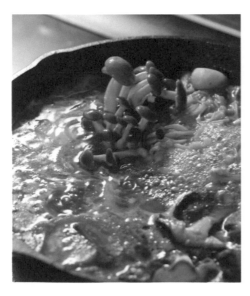
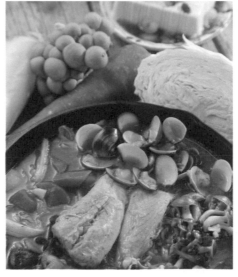

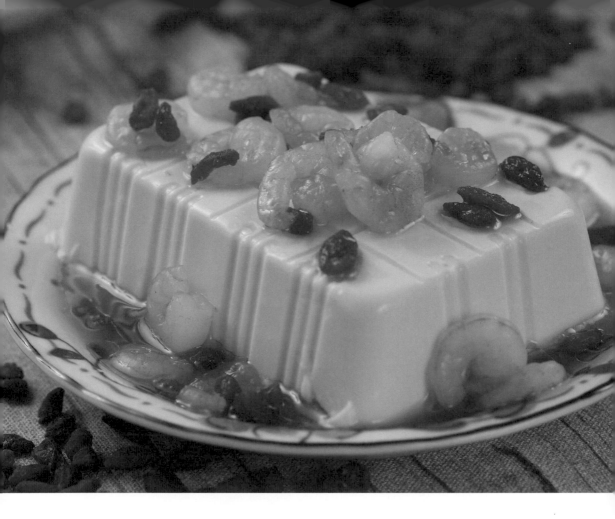

蝦仁枸杞豆腐

清熱去煩，補精益氣，
懷孕九月補充營養

蝦子味甘性溫；枸杞補精益氣；豆腐性涼味甘，有清熱效果，適合易感覺煩熱
的孕婦。

材料

嫩豆腐 1 塊，蝦仁
100g，枸杞1大茶匙，
柴魚片 1 把，冷開水
150ml

作法

1 柴魚片浸泡在冷開水中，在冰箱中靜置過夜，濾去
柴魚片即成柴魚高湯。

2 嫩豆腐放入滾水中稍煮一下撈起，放入食器。蝦仁
去腸泥；枸杞略沖洗一下。

3 柴魚高湯煮滾放入蝦仁及枸杞中火煮至蝦仁變紅，
以少許鹽調味後淋在豆腐上，數滴芝麻油提香。

求孕和懷孕期間與其吃得多，不如吃得對

婚後半年我準備要懷孕，但是並不順利，因已年過三十五，不想延誤時機，便開始接受治療。看過幾家醫院診所，排卵藥、排卵針、人工受孕等能試的方法我都試過了，光是人工受孕就失敗十多次，起初找不出原因，後來才發現可能是免疫系統紊亂，導致胚胎無法順利成長發育。

醫生說我雖然卵子數目夠，但是黃體素不足，著床不易，免疫功能混亂，加上年齡漸長，胚胎染色體容易不正常，所以不易懷孕。最傷心的是在十多次人工療程後終於有一次試管成功，但是胎兒在四個多月時還是因染色體不正常而流掉了。以致於後來再度成功懷孕時，都還是很擔心能否安然度過整個孕期。

回想接受治療前我很喜歡吃燒烤，加上工作壓力大，晚上下班後，喜歡用香噴噴的鹽酥雞配上一大杯冰涼飲料來抒壓。我也喜歡吃蛋糕，不管哪裡有新開的蛋糕店、咖啡館，一定會去嚐一嚐，享受食物帶來的快樂。

在做胚胎植入時，西醫建議我配合中醫的針灸調理原本偏虛的體質，幫助卵子著床更順利。為我做中醫調養的陳院長除了針灸之外，也叮囑我什麼食物不該碰、什麼食物該多吃，那時我才開始留意「吃」對身體的重要性。

不過，也許是不喜歡受約束的個性使然，做胚胎植入前，我會遵照醫師的指示忌口，等到成功植入後，我又開始不忌口。但是打從胎兒起，這個寶寶不但影響我的身體，連我的想法也被她影響了。記得某次產前檢查發現自己的飲食習慣導致血栓值爆增，醫師警告血栓會造成血液流動不順，致使寶寶缺氧、無法獲得養分，可能導致流產，也許是母性使然，產檢時聽到寶寶有力的心跳，我想她那麼努力想和我們在一起，我怎麼能再任性地不為寶寶著想……從那時候起，我就下定決心改變飲食習慣，不再吃重油、重鹹、烤炸、高熱量、高糖分的食物。

說來奇怪，懷這胎時我的孕吐特別嚴重，就算貪嘴吃下刺激、辛辣的食物，也全都吐出來，只能吃清淡、有酸味的食物，所以懷孕期間我吃了好多水果，我認為這是寶寶透過孕吐告訴我她需要什麼營養以及什麼該吃、什麼不該吃吧。

改變飲食習慣後，精神狀況變好，同時也在醫師叮嚀下，開始運動，體力明顯提升很多。回想整個求孕過程，如果能夠早點覺察食物的力量，一切應當會更順利，畢竟透過人工受孕，只是刺激排卵等機能，但是透過食物，能全面改善身體運作，包括卵子的健康、子宮環境、卵巢功能等都能提升。經由醫師對症下藥，加上健康、正確的食物，不孕的人仍有機會自然懷孕。求孕和懷孕之路很漫長，若能藉由運動和食物將身體底子打好，才有成功的可能。

歷經這一切，最後生下健康的寶寶，看著她活活潑潑、粉粉嫩嫩，感受著她的心跳時，當下覺得一切都值得了，我真的很慶幸當時決定節制飲食，才能感受此刻的幸福。

寶寶的器官已經發育完備，孕婦也要隨時準備迎接寶寶。待產中的孕婦應避免感冒，以免影響生產時的體力及造成產後體質變化，或是留下頭痛等後遺症。這個時候的孕婦應保持作息正常及輕鬆的活動，蓄養體能，身心都做好生產準備。

順產雞湯

幫助懷孕十月順產

懷孕進入第三十七週可以開始食用順產雞湯，讓產程順利，自然、剖腹產都可食用，一週一次即可。

材料

當歸3錢，川芎3錢，黃耆2錢，菟絲子3錢，白芍3錢，炙甘草3錢，生薑3片，雞腿切塊200g，水1200ml

作法

所有材料放入鍋中加水1200ml煮滾後，蓋鍋蓋轉小火，蓋上鍋蓋留小縫，煮30分鐘即可。

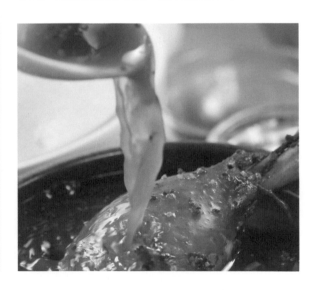

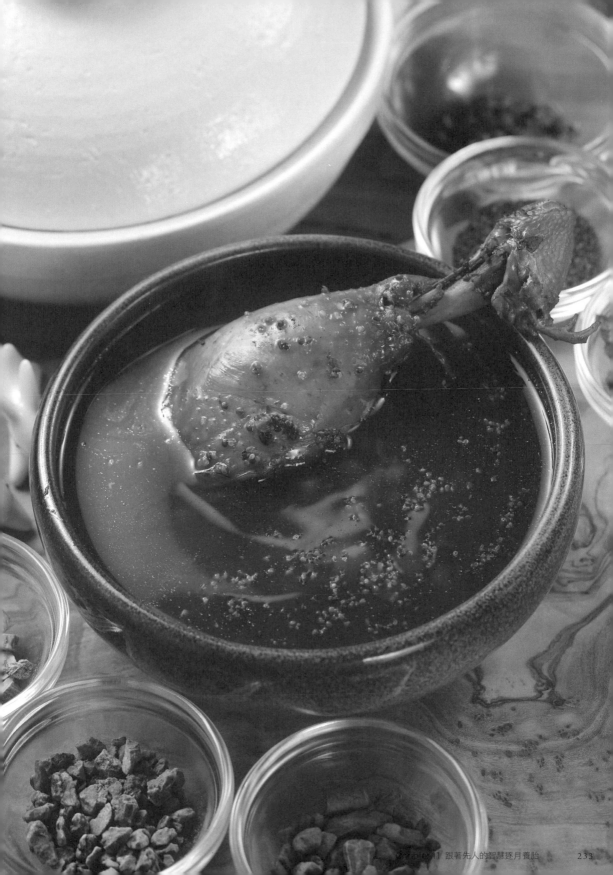

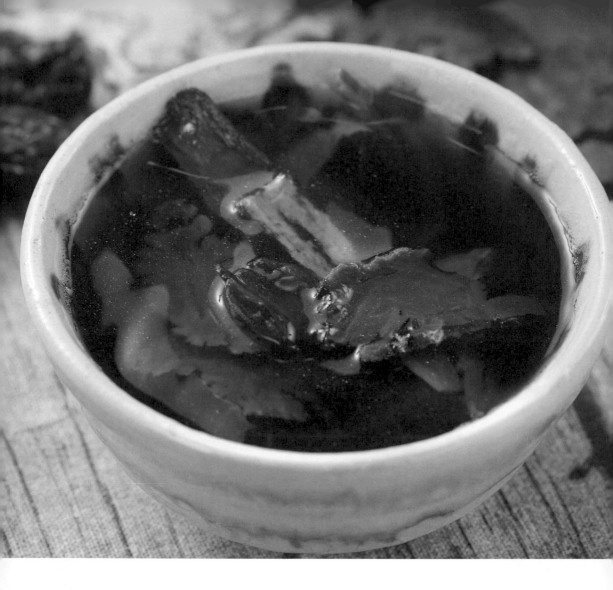

養胎丹參飲

促進循環，紓緩身心，
懷孕十月養胎

丹參、當歸、川芎有助懷孕末期的循環，養胎之外，也讓孕婦身心較舒適。一
週可吃一到二次。

材料
丹參3錢，當歸3錢，川芎3
錢，紅棗3錢

作法
藥材加水1000ml煮滾後蓋鍋蓋轉小火煮30分鐘。

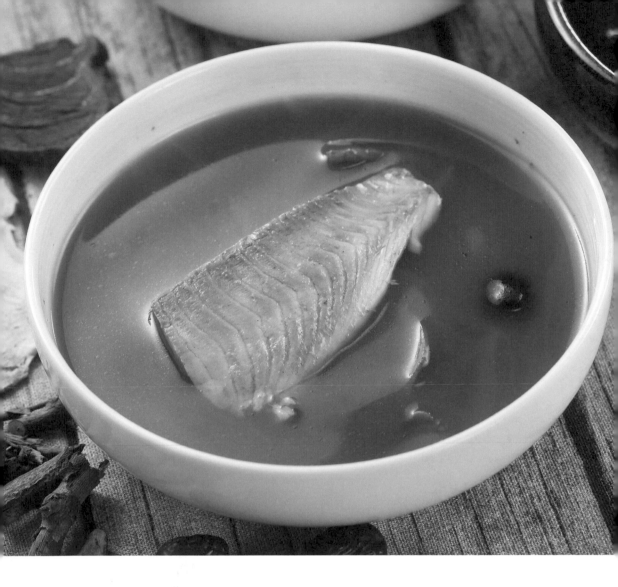

產前調理魚湯

這味湯品可安胎、有助產後發奶，一週一到二次。

材料

桑寄生3錢，當歸3錢，紅棗3錢，雞血藤3錢，遠志2錢，炙甘草3錢，魚片一份300g，生薑3片，水1500ml

作法

所有藥材放入1500ml中煮滾後蓋鍋蓋留小縫，轉小火煮30分鐘，最後放入魚片煮熟即可。

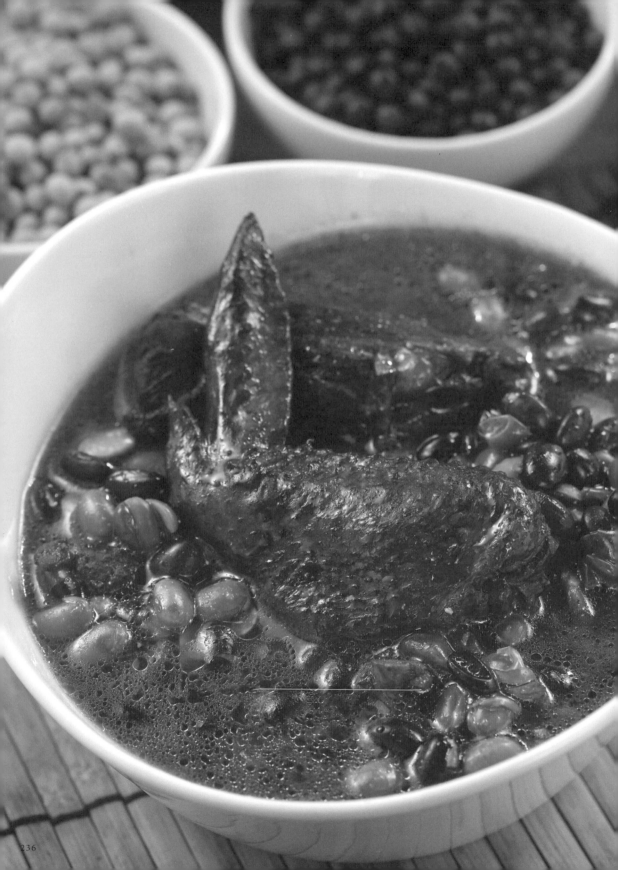

產前雙豆湯

補腎益氣、去水腫，也能補充體力，幫助懷孕十月順產

黑豆補腎、黃豆益氣，除了去水腫，也能補充體力，有助順產。這道湯品富含維生素B群，可以讓準媽媽有足夠的體力面對產程。

材料
黃豆60g
黑豆60g
雞腿切塊200g

作法
1 黃豆、黑豆先浸泡2小時。
2 泡好的黃豆、黑豆與雞腿、2000ml水放入鍋中煮滾後蓋鍋蓋再轉小火煮60分鐘，加鹽適量調味。

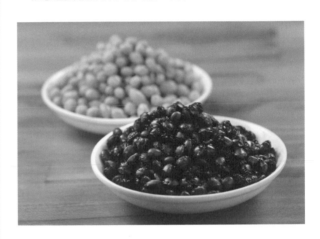

玉米小米粥

補氣，幫助懷孕十月順產

玉米和小米都有補氣功效，幫助即將臨盆的媽媽養氣順產。同時因為含有豐富的維生素B1，可避免產程延遲。

材料
玉米粒60g
小米一杯
水8杯

作法
所有材料放入電鍋，外鍋加一杯水，煮熟後即可食用。

Chapter 12
認識孕期疑難雜症，迎接順產

一路走來，陪伴許多難孕夫婦迎來喜訊，在得知懷孕訊息後，除了一同分享喜悅外，總不忘提醒患者，懷孕只是第一哩路，孕期的照護，各種生理機轉應變，仍然不可輕忽。

注意各種孕期症狀，避免妊娠風險

尤其高齡產婦或是特殊體質的產婦生理狀況較弱，孕期劇烈的荷爾蒙變化為身心帶來衝擊，更可能引發體內潛伏的疾病因子，因此必須把常見的妊娠嘔吐、水腫、腹痛、水腫等現象視為母胎健康的訊號，若能及早對症處理，有效掌握就診時機，避開妊娠風險，保障母體與胎兒安全，順利生下健康的寶寶。

孕期健康控制得宜的情況下，孕婦如果仍有少許不適，可以在諮詢醫師後，可用溫和的食療調理。孕期保健必須同時兼顧身心，過度忍耐會影響情緒，應密切掌握各種疾病徵兆，以免延誤就診時機。

女性懷孕後或多或少都有不適症狀，西醫和中醫各有不同的解讀方式。在中醫看來，孕期不適多半因為母體氣血為了養胎而暫時無法濡養肝、腎、脾等臟腑而引起，因此食療多以理腎、益脾、紓肝為主，但是因為懷孕期間的體質不同於平常，要由醫師調配安全劑量，不宜自已購藥服用。

許多孕期不適來自血液循環不佳及代謝異常，有這一類特殊情況的孕婦，必須格外注意飲食內容，禁絕烤炸、高脂肪、高糖分、高鹽分、高熱量食品，減少紅肉攝取，飲食內容以天然食材為主，烹調方式則把握拌炒、輕煎、煮、燜、蒸的原則。

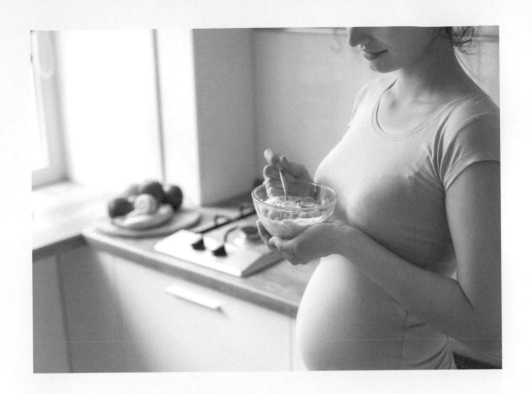

吃對食物比吃得多更重要

食物會影響生育，卻也會對懷孕帶來影響，尤其是受孕困難以及免疫、代謝功能有問題的人，千辛萬苦突破困難終於懷孕，在懷胎十個月當中，吃得對比吃得多更重要，尤其是高齡懷孕或體質特殊的人，為了預防子癇前症、妊娠高血壓、妊娠糖尿病、血栓症等，更要做好飲食內容的把關，整個孕期的體重增加也要控制，才能順利生下健康寶寶。

孕期的準媽媽已經啟動保護胎兒的母性，即使有嘔吐、腹痛、便秘等症狀，難免對食物的選擇有疑慮，唯恐吃錯食物影響胎兒，以下特別針對準媽媽常見的症狀，設計了幾道健康營養的養孕食譜，希望能陪伴準媽媽舒適地度過孕期。

妊娠嘔吐

◎成因

受精的胚胞在著床前就開始分泌人類絨毛膜性腺激素（human Chorionic gonadotropin, hCG），經過血液到卵巢，使黃體繼續分泌雌激素及黃體素，使子宮內膜維持厚軟以利著床。受孕之後，hCG的分泌量會陡然升高，造成孕婦產生所謂害喜的不適症狀，妊娠噁心嘔吐就是其中典型的一項，因此有些原本月經週期不規律的人，往往是突然感覺噁心欲嘔，才察覺自己懷孕了。

大部分女性懷孕後味覺或嗅覺會變得敏感，形成人體的自動保護機制，妊娠嘔吐是正常的生理情形，嚴重與否因人而異，有的人只是輕微食慾不佳或噁心，有的人卻嚴重嘔吐。門診中有一些體質較敏感的孕婦是一看到食物或聞到食物味道就嘔吐，甚至一天嘔吐十幾次以致不得不就診，是比較辛苦的情況。

懷孕初期的孕吐，會讓孕婦很不舒服，看到食物卻吃不下，建議餐後可以搭配一點鳳梨，鳳梨有酵素可以幫助消化，而且也有助於促進血液循環、抗血栓，同時幫助排便，是孕吐期的好朋友。

◎因應之道

西醫通常會開立維他命B6來紓解孕吐；中醫則認為妊娠嘔吐是跟生殖有關的腎精為了養胎暫時無法濡養其他臟腑而引起。中醫看五行，肝是腎子，無腎的濡養導致肝氣逆而產生嘔吐症狀，脾胃因嘔吐變得虛弱，無法提供營養給肝，造成氣血都不足，所以會朝補血調肝、理脾胃的方向處理孕吐噁心症狀，並常以小半夏加茯苓湯的方劑來治療，但建議由醫師調配劑量，不宜自己購藥服用。

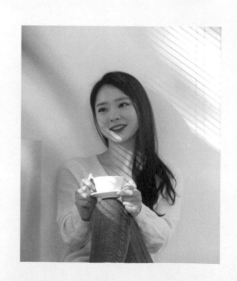

孕婦可以用薑片、薑絲泡溫水，或是以薑汁調少量的水喝下來緩和噁心不適，或是在日常餐食的蔬菜或湯品中多加點薑絲。按壓手腕內側中指對下來三指處的內關穴位（如圖12-1）也可以止吐。適量的薑可以促進血液循環緩解嘔吐，不會影響胎兒，但是太濃的薑母茶或薑母鴨，就不建議在這個階段食用。

餐食之間混合吃著湯湯水水會讓胃腸更不舒服，用餐時不妨只吃含水量較少的菜飯，或是先吃菜飯後略休息一下再喝湯。如果實在無法進食正餐，可以食用數片蘇打餅乾緩解胃酸。口味偏酸的水果如鳳梨、奇異果等也有助緩和不適，同時可補充葉酸，減少喝牛奶或食用起司、蛋糕等精緻奶製品。

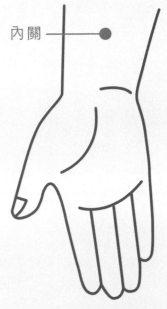

圖 12-1 可紓緩孕吐的內關穴

薑汁

改善孕吐，但宮縮較嚴重者要小心使用

有孕吐症狀的準媽媽，可利用薑的止吐功效來緩解噁心，使用新鮮生薑切絲，含一兩條，或是使用兩片薑片放杯中，加點溫水少量飲用也可以，但宮縮較嚴重的孕媽咪不宜大量攝取薑，可按壓內關穴止吐。

材料
帶皮嫩薑一塊

作法
1 嫩薑洗淨，連皮以調理機或磨泥器磨成薑泥。
2 以乾淨紗布包裹薑泥，扭轉擠壓出薑汁。
3 薑汁用乾淨容器盛裝冷藏可保存數天。

孕期便秘

◎成因

孕期便秘也是黃體素在懷孕期間造成的影響之一，由於體內激素變化使得腸胃蠕動減弱，導致脹氣或排便困難。此外懷孕週數增加後，子宮壓迫結腸，干擾蠕動，也會造成便秘。

◎因應之道

不要直接按摩腹部以免過度施力壓迫子宮，也不建議自行購買瀉藥來吃，以免腸胃不耐刺激腹瀉疼痛，造成子宮不正常收縮，還是就診由醫師開立懷孕期間安全劑量的藥品為佳。

熟透的木瓜、鳳梨、黑棗汁、奇異果、香蕉有助排便。適量的益生菌可使孕期腸胃蠕動正常。自製的無糖豆漿優格也有助腸道活動。未過濾豆渣的豆漿含有豐富的植物性蛋白質，也有大量的纖維質，適量飲用可以刺激腸胃蠕動。秋葵等富含黏液的食物也有改善便秘的功效。

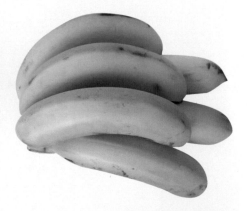

※有些人擔心木瓜會影響懷孕，其實熟透的木瓜並不會影響，只是容易腹瀉的人較不適合食用。

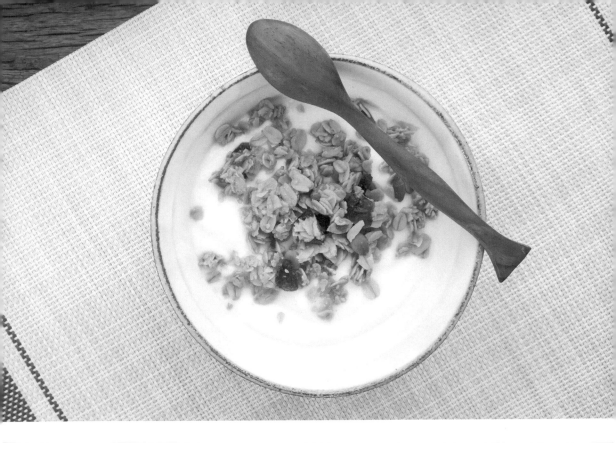

豆漿優格

對於因宗教或健康考量不喝動物奶類的孕婦，自製低脂、無糖、高蛋白且助消化的豆漿優格是另一種好選擇，吃法同一般優格，直接食用或是作為蔬果沙拉淋醬都可以。

材料

豆漿1000ml
優格菌1包（約2g）

作法

1　優格菌倒入豆漿，隔水以45℃的溫度煮6分鐘。
2　烤箱預熱到50度，將①的豆漿放入保溫4小時後取出放涼，放冰箱冷藏。

好孕Tip

可加堅果和水果調和味道

豆漿優格的味道較特殊，如果不喜歡，可以使用含糖豆漿或是在食用時加入一些堅果、香蕉、果醬等中和味道。

妊娠腹痛

◎成因

妊娠初期因為子宮擴張，會有陣發性如月經期間輕微的悶痛，只要沒有出血都算正常；如果疼痛越來越嚴重且持續、或合併陰道出血、嚴重腰痠等，應盡快就診檢查，找出原因。

◎因應之道

就醫前可先釐清是否因胃腸脹氣太嚴重或便秘，而造成腹部鼓脹疼痛。若原因不明，孕婦可先前往西醫婦產科檢查，確定是否有任何不利母親及胎兒的病徵，由醫師對症處理。若看過西醫確認母親胎兒均安好無礙，但孕婦腹部一直隱隱有下墜感，就中醫觀點，很可能是因帶脈無力、腎氣不足、脾虛、中氣不足所致，可以理脾腎、提氣的溫和方劑加以調理。

提氣益脾養胎雞湯

理腎益脾，改善孕期腹痛

這是一道可溫和為孕婦提氣理腎益脾的湯品，適合氣力較虛、腹部微墜悶痛疼痛的孕婦食用。建議先經過婦產科確診無其他影響因素，單純覺得腹痛的孕婦才適合服用。

材料

炒杜仲3錢，白朮3錢，炙甘草1錢，黨參3錢，炒白芍3錢，熟地黃3錢，山藥3錢，帶骨雞腿1支

作法

1 雞腿切塊，先以滾水汆燙去血水，撈起，冷水沖洗去雜質。

2 所有藥材、雞腿塊和1500ml的水入鍋，開大火煮滾、再轉中小火燉煮40分鐘即完成。

※這道湯品也可以電鍋烹調，所有藥材、雞腿塊放進內鍋，加入1000ml的水，外鍋加2杯水煮到開關跳起即可食用。

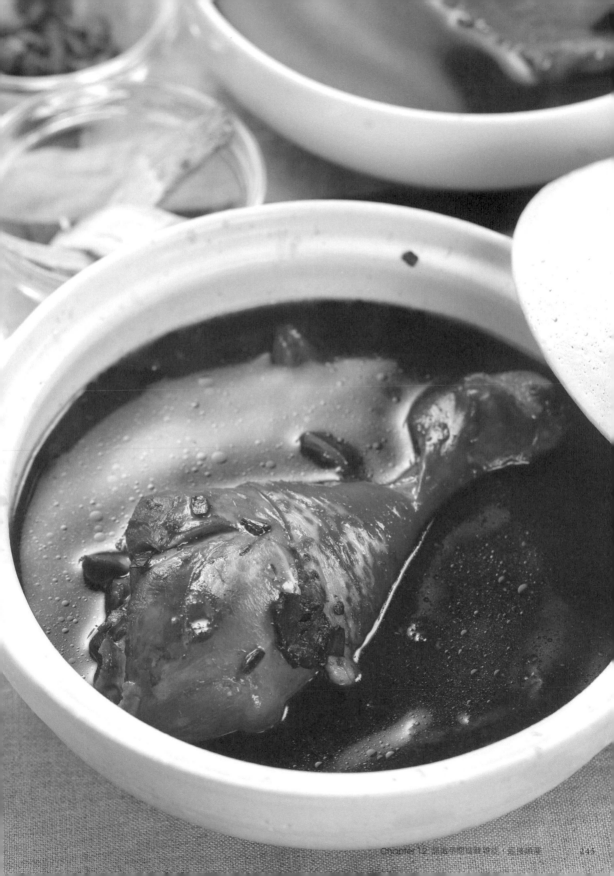

妊娠水腫

◎成因

懷孕期間因為胎兒成長逐漸撐大子宮，壓迫到下腔靜脈，而導致下肢血液回流不易，是孕婦水腫的原因之一。輕微的水腫雖然會讓孕婦不太舒服，但也不必過度擔心，這是正常的現象，可以透過調整生活來改善症狀。如果除了水腫，還合併有蛋白尿、血壓升高、頭痛、視力模糊、上肢疼痛、腹部疼痛等，孕婦只要有一到二項些微不適，即有可能是子癲前症（preeclampsia），得盡速就醫治療。如果有全身痙攣症狀，則稱為子癲症（妊娠毒血症），可能會引起孕婦和胎兒的危險，必須馬上送醫，絕不能拖延。

輕微的水腫有可能是心臟無力、腎氣不足、脾虛使得體內排水能力不佳，可透過調整食物或中醫調養加以改善。

※一般懷孕中後期的水腫主要在下肢，坐下或躺臥休息、抬腿、按摩後就能改善；子癲前症的水腫則是全身性的，臉部及手都可能會有，即使坐臥休息後水腫也不會改善，兩者狀況有明顯區別。

◎因應之道

適度補充蛋白質可預防水腫。但是建議懷孕末期不要攝取太多紅肉，因為紅肉中含有較多不利血液循環的飽和脂肪酸，反而無益於水腫，臨床上曾遇過某位孕婦患者原本子癲前症檢查沒問題，卻在懷孕晚期大啖牛肉，誘使子癲症發作，不可不小心。

保持飲食清淡。由於外食常加入過多調味料，鈉含量往往過高，導致水分滯留體內，使水腫更嚴重，最好避免或減少外食。即使不得不外食也盡量挑選味道清淡、烹飪方式簡單的天然食物。冰品、脂肪含量高的甜點因不易消化，會造成脾胃功能變弱、代謝變慢，也會導致水腫不易排除。就中醫來看，非疾病引起、代謝不佳造成的水腫，可藉由以下方式改善：

· 攝取水分以不時小口啜飲為佳，如果久不喝水，之後又短時間大量灌入水分，就很容易水腫。
· 黑豆水、紅豆水、玉米鬚茶都有助祛濕及排水腫。

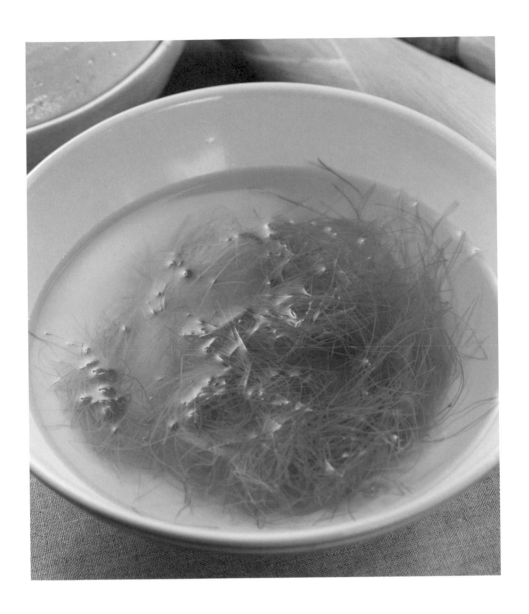

玉米鬚排腫袪濕茶

利尿排濕，改善水腫

材料

玉米鬚3錢

作法

玉米鬚加入1500ml的水，大火煮滾後轉小火煮40分鐘，過濾後常溫適量飲用。

孕期貧血

◎成因

隨著懷孕週數增加，母體需要製造更多血液來運送養分給胎兒，而胎兒產生的廢物也需透過血液來代謝，孕婦需要攝取更多鐵質，否則隨著胎兒成長，容易造成缺鐵性貧血。母體貧血除了影響寶寶發育，媽媽也容易出現暈眩、胸悶、睡眠品質不佳的問題，或是因姿勢改變供血不及而發生頭暈跌倒意外。嚴重貧血甚至可能在生產過程中造成無法應付出血而出現暈厥或其他意外。

◎因應之道

多吃紅鳳菜、甜菜根、紅莧菜、火龍果、蘋果等含鐵量高的蔬果。

甜菜根糙米飯

> 補鐵，改善貧血，
> 補充孕期營養

煮飯材料

糙米1杯，九層塔2-3片，毛豆（或青豌豆）少許，松子少許，堅果粉1大匙

炒料

油少許，乾香菇2片，甜菜根1/4個，鹽少許

作法

1 糙米洗淨，加上如外包裝說明的水量，需浸泡的糙米請事先浸泡好備用；毛豆洗淨。乾香菇以水泡軟，切絲備用；甜菜根切粗丁。

2 糙米及其餘煮飯食材以一般煮飯方式蒸煮至熟。炒菜鍋內以少許油炒香香菇絲，放入煮好的飯及甜菜根拌炒，混合均勻即完成。

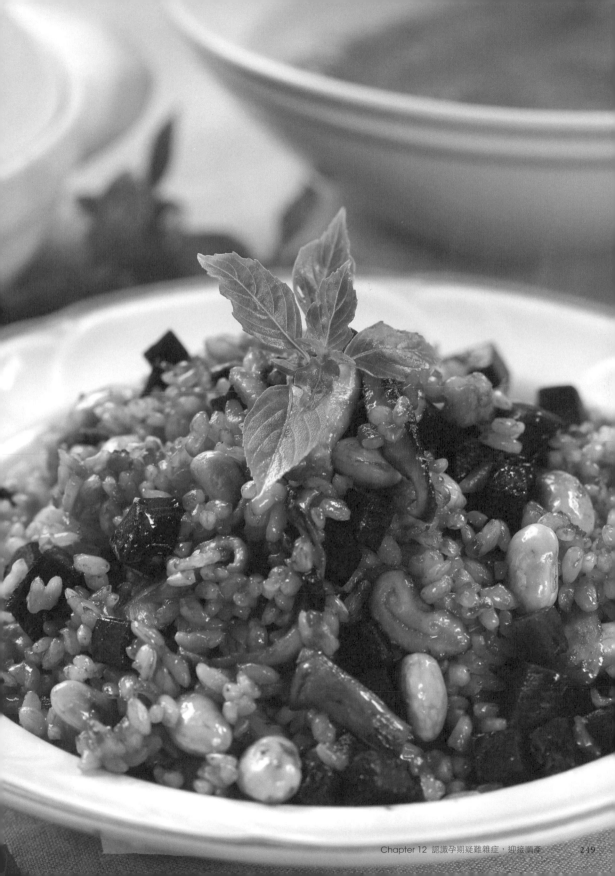

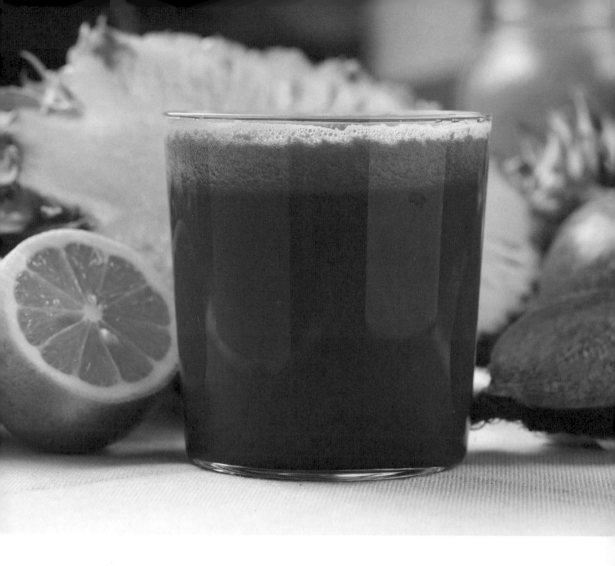

甜菜根補血酵素果汁

補鐵，改善貧血，
有助腸胃順暢

甜菜根富含鐵質，蘋果含有鐵、維生素C和纖維質，鳳梨含有酵素，是一款既可補鐵也有助孕期腸胃順暢的果汁。

材料
甜菜根1顆
蘋果1顆
鳳梨5小片
洗淨帶皮檸檬1小片

作法
1 甜菜根去皮、切塊；蘋果去皮、切塊。
2 所有材料加一杯涼開水以果汁機或調理機打成汁，連渣喝下。

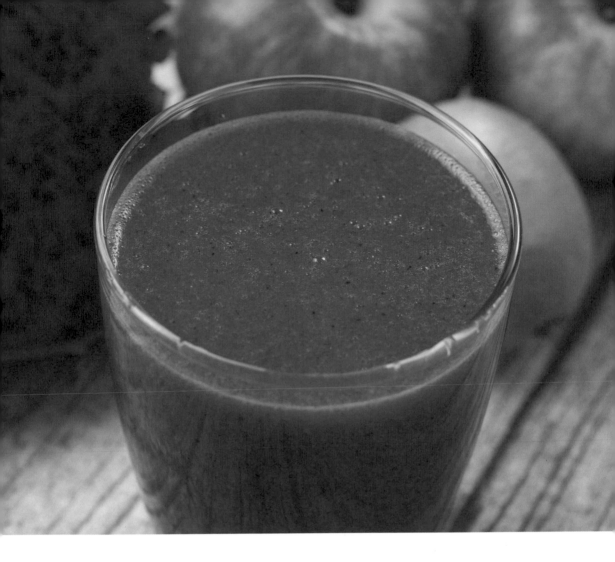

火龍果雙 C 果汁

補鐵，改善貧血，
有助排便順暢

材料

火龍果1顆
蘋果1/4顆
帶皮檸檬1小片

作法

1 火龍果、蘋果去皮、切塊。
2 所有材料以果汁機或調理機打成果汁，不過濾，連渣
　喝下。

孕期咳嗽

◎成因

千萬不要輕忽懷孕期間的咳嗽，建議先就醫檢查，確定究竟是感冒、過敏、病毒感染，或是胃食道逆流、胃酸過多導致咳嗽，找出原因由醫師對症處理較為安全，不要自己揣測病因服用成藥，以免延誤病情影響胎兒。

◎因應之道

·氣管造成的咳嗽：懷孕期間感冒不易痊癒且可能影響胎兒，為了避免感染病菌，孕婦應盡量不到人多擁擠的地方。進出冷氣房、戶外等溫差變化大的地方盡可能以圍巾、披肩、帽子、外套保護頭部、肩、頸、胸、背等易受風邪入侵的部位。常待在空調環境中的人穿著襪子保持足部溫暖也能使風寒較不易進入體內。

·過敏引起的咳嗽：可以飲用少許薑水，或是按壓手腕內側的內關穴。過敏體質的人往往也有免疫力低下的問題，多曬太陽、散步，可提升免疫力，或是在諮詢醫師後服用適量維他命D3也有助提高免疫力。常以溫熱的水泡腳做足浴、按壓臉部的迎香穴（見圖12-2）也能和緩過敏症狀。另外，食用冰鎮洋蔥或蒸過的洋蔥汁，也有提升免疫力的功效。

胃食道逆流造成的咳嗽：糖分會刺激胃酸分泌更旺盛，因此胃食道逆流、胃酸過多的孕婦應避開甜食、咖啡。避免在吃飯時同時喝湯或盡量不要吃粥，減少麵粉製品也有助改善。避免油膩、不易消化、過辣的食物。

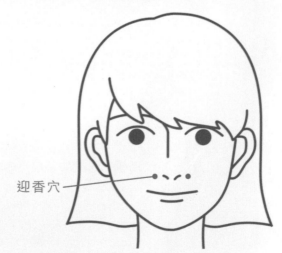

迎香穴

圖 12-2 可紓緩過敏性咳嗽的迎香穴

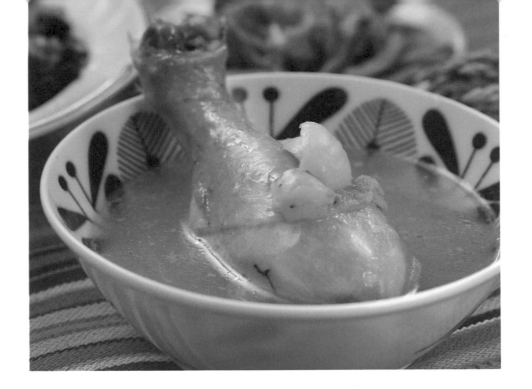

百合雞湯

化痰，緩解痰嗽

百合可化痰，咳嗽時感覺喉頭有痰的孕婦，可服用這道湯品緩解痰嗽。

材料

百合3錢
帶骨雞腿1支

作法

1 雞腿切塊，先以滾水汆燙去血水，撈起，冷水沖洗去雜質。
2 百合、雞腿塊加入1000ml的水，以大火煮滾後轉小火煮30分鐘即完成。

魚腥草茶

殺菌、抗病毒，有
感冒徵兆時可飲用

魚腥草有殺菌、抗病毒功效，感覺喉頭輕微癢癢緊緊的、有感冒徵兆時可燉煮飲用。

材料

魚腥草3錢
甘草2錢

作法

魚腥草和甘草加500ml的水，以中小火煮30分鐘後即可飲用。

腿抽筋

◎成因

腿抽筋現象往往發生在懷孕中期，使得許多孕婦半夜因抽筋而痛醒，次數較頻繁時甚至會干擾睡眠品質。如果產檢時血壓、尿液檢查都正常，平時也沒有頭痛、暈眩情況，多半是因為胎兒快速吸收母體鈣質，使得媽媽血鈣濃度偏低影響神經傳導，肌肉緊縮所造成。下肢血液循環不好或是體重增加較多的孕婦也較易出現抽筋的問題。

◎因應之道

日常飲食多補充含鈣食物，使血鈣濃度回升。睡前以溫熱的水浸泡腳部，有助放鬆肌肉，減少抽筋。若是天冷就容易抽筋者，睡覺時穿著襪子可減少發作機會。

陰道出血

◎成因

懷孕早期出血有可能是因為著床不穩；中、後期出血則有多種原因，就醫方能得知，不論出血多少，都不要自行服藥，及早就醫才能避免遺憾。

◎因應之道

如果就醫後並無大礙，只是不明原因的微量出血，也沒有血栓造成的問題，在家待產觀察就好，可至中藥房購買阿膠，一次2錢，蒸到融化後喝下，一天一次直到不再出血就可。這一味藥方適合沒有血栓問題的人服用，但如果出血的狀況仍持續或出血量變大，仍要回到婦產科就醫才安全。

易喘

◎成因

部分孕婦易喘是因為體內的肝血、腎氣都去養胎，間接使得心的力量不足，以致於稍微動一下就覺得疲乏易喘。通常這一類因心氣不足產生的喘，只要稍加補養血氣就能好轉，若喘得太嚴重建議就醫找出原因。

◎因應之道

飲食保持清淡，少吃不易消化的食物。因為人體脾胃的氣在飲食後會前往協助消化功能，若吃了難以消化的食物，脾胃的氣忙於消化，致使氣虛無法供應給心臟，易導致喘。平常可多吃含鐵的補血食物，讓血液供應足夠。適量的滴雞精或是久熬的雞湯，也可補中養氣。若因心臟功能較弱而易喘的孕婦，攝取水分以少量多次為宜。另外，腹式深呼吸能讓末梢氣體交換好一些，有助緩解喘氣。

牙齒疾病

◎成因

懷孕期間易感到饑餓，吃東西的次數比平時頻繁，加上荷爾蒙造成口腔酸鹼度改變，如果未做好牙齒的清潔保健，容易造成蛀牙。體質較熱的孕婦，則易有牙齦浮腫、出血的情形。

◎因應之道

平時做好牙齒清潔護理、定時洗牙檢查是保護牙齒健康的不二法門。牙齒健康和胃經及大腸經有關，少吃甜膩烤炸等易上火食物，能保護胃經及大腸經，也有益牙齒健康。

孕期燥熱

◎成因

懷孕前三個月因腎氣養胎，孕婦會有怕冷現象。到懷孕後期因寶寶快速發育，代謝出的廢物增加，母體一人要負責兩個人的代謝，新陳代謝量高，身體負擔大，就會變得燥熱。夏天時，孕婦因心血管負擔重，也較容易中暑，要多加注意。

◎因應之道

暑熱之時可喝點綠豆湯、仙草茶解熱，但調味的糖少許就好，過多的糖分易使體重上升太多，增加孕婦的心臟負擔。盡量不要曝曬在大太陽下或是在太陽下活動太久。外出散步時，可穿著透氣的棉質衣服，並準備濕毛巾定時擦拭後頸部及補充足量水分。懷孕時心臟負荷較大，要避免在烈日及冷氣房中頻繁進出，以防中暑。

百合蓮子銀耳湯

清火退熱，適合孕期涼補

蓮子去心火，百合安神，白木耳退熱，枸杞可明目，是宜於孕期清火退熱的涼補湯品，喜歡甜味的人可加少許冰糖調味。

材料

百合20g
蓮子20g
銀耳（白木耳）30g
枸杞10g

作法

1 銀耳以冷水泡軟去硬蒂。
2 所有材料加入適量的水放入電鍋，外鍋加一杯水，開關跳起即可。喜歡軟滑口感，可以保溫30分鐘到1小時至燜軟後食用。

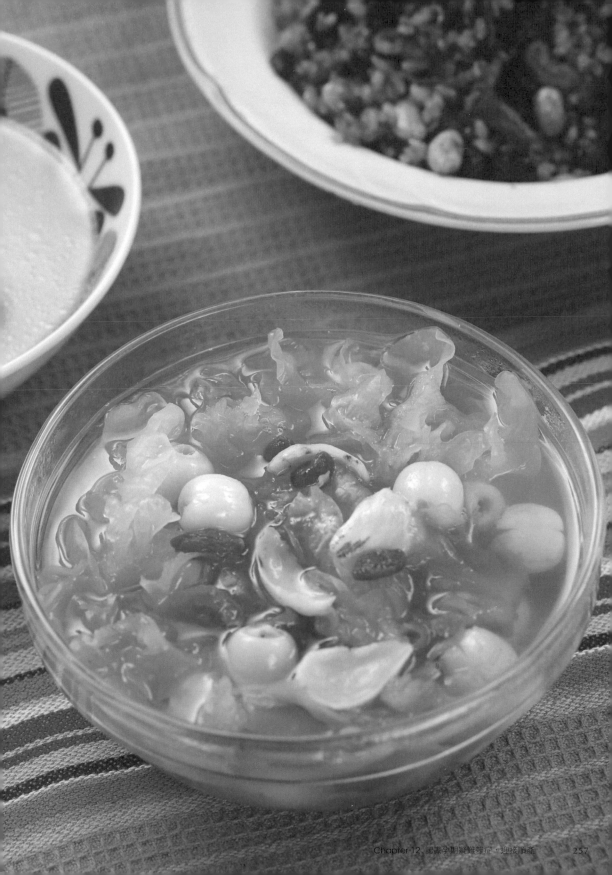

胃食道逆流

◎成因

懷孕初期因為hCG導致胃較敏感，孕期中、後期則因子宮膨大、往上頂到胃，容易造成胃部不適，如果原本胃就比較弱的孕婦，在這個階段往往就會有胃食道逆流情況，不適症狀包括：胸口灼熱疼痛、咳嗽、喉頭有異物感、躺臥時感到胸悶、無故感到心慌等，嚴重者更會因胃酸灼傷喉頭而喉嚨痛、過度刺激而嘔吐等。從中醫觀點來看，胃食道逆流和肝氣不和有關，除了理胃，也會加以調肝。

◎因應之道

飲食以少量多餐為原則，少吃粿、粽、麻糬、油飯等糯米類不易消化的食物。應避免食用高油脂的紅肉、油炸物和含咖啡因的飲料等，以免刺激胃酸分泌，加重胃食道逆流。

孕期因胃腸蠕動變慢，如果胃部有輕微脹滿情況，從中醫觀點，會建議用陳皮燜泡熱水，分多次喝下，可治消化不良。另外也購買海螵蛸（烏賊骨）3錢，用調理機研磨成粉，當胃不適時，可以一次用1.5克配少許水服用。

縮砂仁雞湯

> 治脾胃氣滯，紓緩胃食道逆流

縮砂仁性溫，可入胃經、脾經，治脾胃氣滯。

材料
縮砂仁2錢
海螵蛸3錢
帶骨雞腿1支

作法
1　雞腿切塊，以滾水汆燙去血水，撈起，冷水沖洗去雜質。
2　縮砂仁、海螵蛸、雞腿塊加入1200ml的水，大火煮滾後，蓋鍋蓋留小縫，轉小火煮40分鐘即完成。

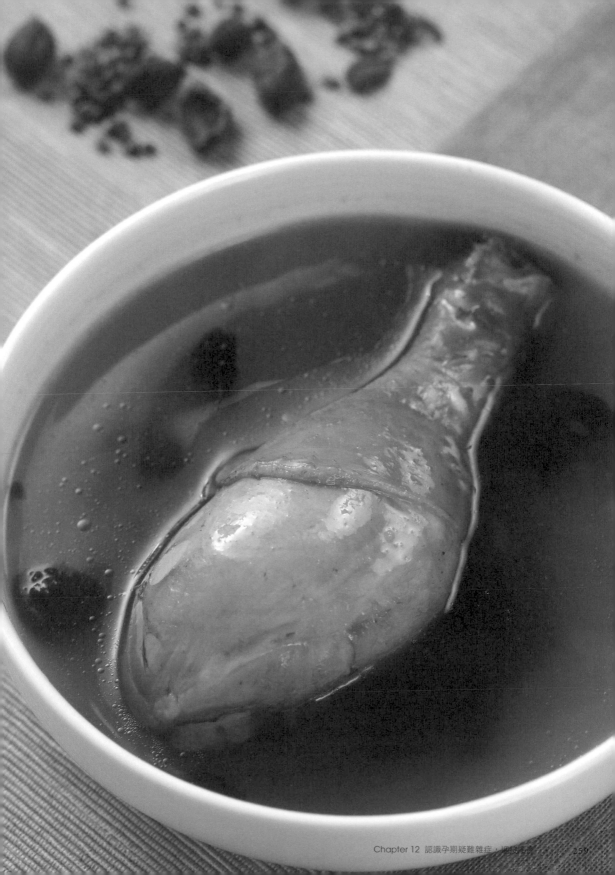

妊娠糖尿病

◎成因

妊娠糖尿病容易發生在高齡產婦身上。懷孕期間，母體除了供給胎兒養分，荷爾蒙分泌也隨著懷孕的生理機制而調整。懷孕時因胎盤分泌荷爾蒙使血糖升高，如果母體無法產生足夠的胰島素調節，就會發生妊娠型糖尿病。妊娠糖尿病會影響母親健康，容易引發陰道及尿道感染、併發妊娠毒血症、眼睛病變、水腫、羊水過多、難產；寶寶則易體重過重、低血糖。低血鈣、新生兒黃疸、早產、先天畸形、新生兒呼吸窘迫等，必須謹慎處理。

妊娠糖尿病常在定期產檢中的血壓、尿蛋白、尿醣反應中被發現，症狀可能是吃多、喝多、尿多但是體重卻下降，也可能有疲倦、嘔吐等情形。

◎因應之道

如果已經確診妊娠糖尿病，必須遵照醫囑服藥、飲食控制、體重增加曲線保持適中、多休息、平均攝取水分、適度運動。如果只是輕微尿糖過高，多吃些可穩定血糖的葫蘆科植物如胡瓜、苦瓜、冬瓜、絲瓜、大黃瓜等，若擔心吃太多涼性的瓜類，烹煮時加少量薑絲即可避免過寒。

由於飲食型態趨向西化，大多數女性從食物中攝取的糖分非常高，再者生育年齡也普遍提高，妊娠糖尿病的病例越來越多，建議女性從有懷孕打算就開始調整飲食，吃得輕爽，保持身體輕盈，懷孕期間的體重控制得宜，胎兒成長也更順利。

妊娠糖尿病也要避免高油脂及飽和脂肪的紅肉，盡量吃糙米、胚芽米等全穀類，少碰精緻澱粉，多吃高纖食物，吃水果時盡量吃新鮮切好的水果，避免飲用果汁。

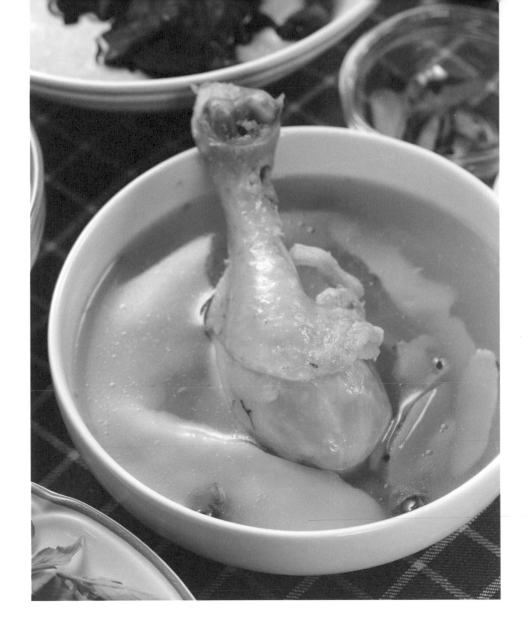

代謝雞湯

促進代謝，改善妊娠糖尿病

（ 材料

山藥3錢、石斛3
錢、玉竹3錢、
帶骨雞腿1支

（ 作法

1 雞腿切塊，以滾水汆燙去血水，撈起，冷水沖洗去雜質。

2 藥材、雞腿塊加入1200ml的水，大火煮滾後轉小火煮40分
鐘即完成。

陰道、尿道感染

◎成因

懷孕期間因為荷爾蒙改變，比平常更容易發生陰道及尿道感染的問題，不但影響孕婦的生活品質，也可能影響胎兒。陰道、尿道感染要盡速就醫，以免引發腎炎。

◎因應之道

莓果類如藍莓、覆盆子有抗發炎功效，有助部分孕婦減少尿道感染。

避免吃甜食及冰品、冷飲等冰冷食物。

睡眠休息充足可使免疫力正常，減少感染。

適度補充水分，維持正常的排尿頻率，不要憋尿。身體水分不足時，細菌濃度變高，更易造成感染。

妊娠毒血症（子癇症）

◎成因

近年來孕婦罹患妊娠毒血症的比例有越來越高的跡象，妊娠毒血症的症狀包括水腫、蛋白尿、血壓升高、頭痛、視力模糊、上肢疼痛、腹部疼痛。

一般孕婦定期產檢通常會從血壓、尿液來做篩檢，現在產檢也提供子癇前症的預防篩檢，對於有可能罹患的孕婦會開立阿斯匹靈來預防。子癇症的原因非常多重，高齡懷孕、自體免疫問題、血栓體質、糖尿病患、體重過重、多胞胎等狀況都是子癇症的高危險族群。

◎因應之道

子癇症必須遵照醫囑服藥及控制飲食，注意胎動，後期盡量不要外出或工作，以免突發性中風或痙攣。

妊娠高血壓

◎成因

一般妊娠高血壓是指懷孕引起的高血壓，血管收縮壓大於140mmHg或舒張壓大於90mmHg，懷孕前低血壓的人如果收縮壓比孕前高30mmHg、舒張壓比孕前高15mmHg，就屬於妊娠高血壓。

妊娠高血壓通常來自胎盤血液供應不良，初期症狀是輕微水腫、偶有頭痛，如果隨著懷孕週數增加，舒張壓不斷上升，則有可能出現蛋白尿及全身水腫。妊娠高血壓會造成孕婦抽筋或痙攣，有的可能因此昏迷、中風等，或是因為胎盤末梢血管被破壞，出現胎盤壞死或胎盤剝離出血等，不能不小心。特別是有高血壓或心血管疾病家族病史、體重過重的人都是妊娠高血壓的危險族群，須格外注意血壓變化。若合併蛋白尿或水腫，有可能是子癇前症的徵兆，須盡快就醫。

◎因應之道

飲食避開高油脂、高飽和脂肪的食物、紅肉、反式脂肪等。
嚴格控制體重及飲食內容。

妊娠皮膚癢

◎成因

懷孕期間由於孕婦的雌激素增加,導致膽鹽代謝不佳鬱積在體內而發生。或是孕婦必須負擔自己及寶寶的代謝,身體廢物及毒素增加,體質較敏感者會出現皮膚癢、起疹子的症狀。有的孕婦在懷孕末期因為腹部皮膚急速撐開,肌肉組織突然被拉扯展開,肚皮或大腿會出現莫名的搔癢,此時也會開始出現妊娠紋。

妊娠皮膚癢一般分為五大類:

1 異位性發疹:多於懷孕中期出現,多分布於臉、脖子、手腳彎曲處、有時身體也會有,是大部分懷孕癢疹的類型。

2 搔癢性蕁麻疹樣丘疹(多形疹):多發生在懷孕後期,會有不同型態的疹子,類似蕁麻疹、環狀的、小水泡,多分布在胸口以下,沿著妊娠紋長出,有些體重增加太快的孕婦也可能會發生。

3 膽汁鬱積:多於懷孕後期發生,不一定有明顯的疹子,晚上較會癢,可能會伴隨噁心、胃口不佳、黃疸等症狀。

4 類天皰瘡:懷孕中後期或產後出現,初期像蕁麻疹,之後逐漸產生水泡,多半先出現在軀幹,之後發展至四肢(類天泡瘡可能會長至肚臍附近,而搔癢性蕁麻疹樣丘疹不會)。

5 膿皰型乾癬:多於妊娠晚期出現,一開始會出在皮膚皺摺處,不太癢,伴隨膿皰,可能蔓延至全身、粘膜、指甲下等,有時則伴隨發燒、疲倦、關節疼痛等現象。

其中第3~5類可能對胎兒有影響,因此不可輕忽妊娠癢疹,必須由醫師專業評估治療。

蘆筍汁

清熱解火，緩解孕期血熱引起的莫名搔癢

蘆筍具清熱、消暑、解火功效，可紓解懷孕期間因血熱引起的莫名搔癢。

材料

蘆筍若干

作法

蘆筍洗淨削皮，將削下的皮煮水20分鐘後飲用。

※對蘆筍過敏者不宜食用。

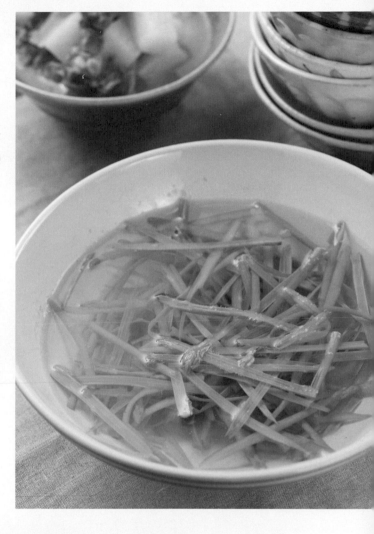

◎因應之道

曬太陽後血管快速擴張易引起搔癢，因此建議不要在大太陽下行走。日常生活中，應避免刺激性食物如咖啡、油炸食物等，多攝取蔬果及水分。如果是乾燥而產生的搔癢，塗抹孕婦用保濕乳液予以舒緩。就中醫來說，如果只是全身發癢，很可能跟肝膽有關，建議可先尋求婦產科醫師檢查無礙，再由中醫來調理。

對於某些因血熱產生的劇癢，中醫會使用驅風止癢、加強代謝、清熱解毒的方劑來處理。同時妊娠時皮膚容易搔癢的孕婦也盡量不要食用甜膩、烤炸的食物，或是竹筍、龍眼、荔枝、土芒果、花生、香蕉等易上火及所謂「發性」食物。

妊娠期腰腿痠痛

◎成因

中醫觀點，通常孕期腰腿痠痛是因肝腎的血氣不足，只要滋補肝腎就能緩解。如果腰痠嚴重且合併陰道出血，則要注意有可能是胎不穩，須馬上就醫安胎。

◎因應之道

可食用補血、補肝腎的雞湯紓解腰腿痠痛無力。

桑寄生雞湯

補肝腎、安胎，改善孕期腰腿痠痛

可補肝腎及安胎的桑寄生茶，對孕期因氣血不足造成的腰腿痠痛有良好效果。

材料

桑寄生5錢
續斷3錢
杜仲5錢
黑棗2顆
帶骨雞腿1支

作法

1 雞腿切塊，以滾水汆燙去血水，撈起，冷水沖洗去雜質。
2 所有藥材連同雞腿塊加入1500ml的水，大火煮滾後轉小火煮30分鐘即完成。

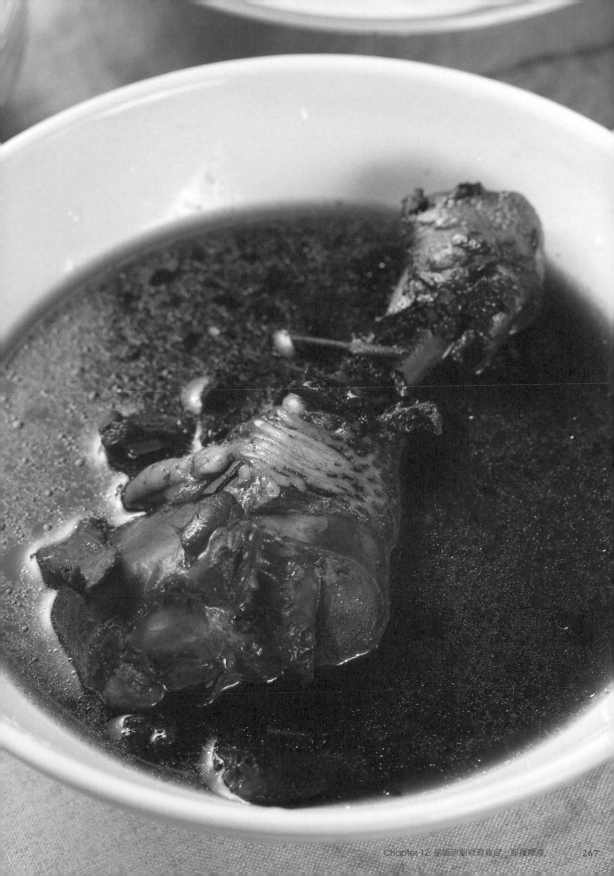

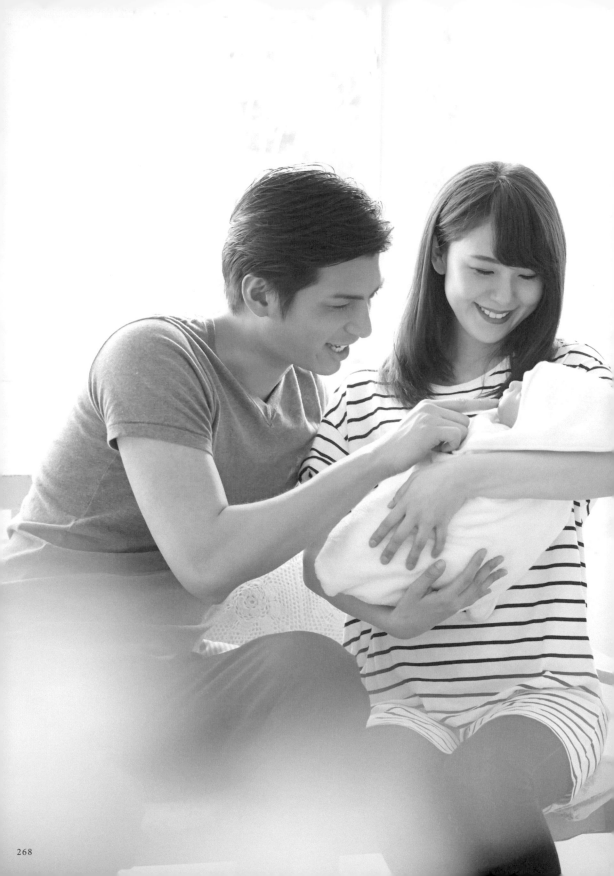

給好孕媽咪的
產後調養指南

Chapter 13
針對不同體質的產後調養

完整的產程通常分為三個階段。第一個階段是規律陣痛到子宮頸全開；第二個階段是子宮頸全開到胎兒娩出；第三個階段是胎兒產出後，胎盤接著娩出。生產後仍然需要密切注意是否有異常出血、感染等情況。直到產後一到二個月，確定產後復原良好無併發症，才算恢復。

對女性而言，子宮、骨盆、內分泌和體態等，會隨著孕期及產程而改變，加上生產過程的產道腫痛、產後因泌乳而脹痛等困擾，種種生理的轉變，除了帶來身體上的不適，也容易造成心理的低落、沮喪。尤其高齡產婦因為子宮收縮和血液循環功能較差，抵抗力較弱，產後體力恢復也較慢，還必須戰戰兢兢照顧得來不易的寶寶，更需要家人、親友從旁多多給予鼓勵、支持。

產後及時調理，月子務必坐好坐滿

生產不是疾病，但是經過產程，母體的臟腑、經絡、氣血都起了變化，即使肉眼所見的器官看不見問題，卻往往因為內在環境的失調，產生種種不適，如果不及時調理疏通，就有可能埋下病根，演變成惱人的疾患。

西方醫學已經肯定華人坐月子文化對產婦身心的正面影響，建議產婦從產前就體察自己的身心需求，結合中西醫的長處為自己做好坐月子期間的調養規劃，好好療養漫長孕期及辛苦產程後耗損的身體，做為送給自己的健康禮物。

臨床上常見到有些女性提到生過孩子後長年苦於頻尿、腰膝痠痛、盜汗等症狀，看了西醫卻找不出原因，多半也跟生產造成的氣血虛弱卻未對症調理有關，因此我常提醒孕中的女性朋友，產後月子一定要坐好坐滿，才能健康開心面對接下來的育兒挑戰。

給母乳媽媽的 7 大飲食對策

1 每次餵完奶後，馬上喝500毫升溫開水，攝取充足水分，身體才能為下一次哺餵製造更多乳汁。

2 哺餵母乳期間的能量消耗很大，若是全母乳哺餵，每天約要供應400～700大卡給寶寶，建議每日整體飲食多增加約500大卡的熱量。對寶寶營養最重要的蛋白質，每天需攝取200～250公克，也要記得多補充高鈣食物。

3 母親的飲食內涵直接影響寶寶的健康，媽媽吃得好，寶寶也會長得好，媽媽哺乳期間的飲食盡量以高營養的天然食物為主，不要吃含反式脂肪的加工食品、高熱量的甜食。哺乳期間的飲食應以營養充足為主，而不要過度攝取高熱量但低營養價值的食品，不但寶寶長得健康、媽媽的體態也能快速回復。

4 哺乳期間交替喝魚湯、雞湯，補充水分、高品質蛋白質和DHA，是最適合哺乳期間的食養方法。

5 觀察寶寶的狀況，如果寶寶常有胃腸脹氣情況，媽媽就要減少食用奶油、起司、牛奶等乳製品。有的寶寶天生對咖啡因較敏感，如果寶寶睡眠不安穩，媽媽要注意是否飲食中的茶、巧克力、可樂等的咖啡因成分影響到寶寶。

6 母乳中含有很多有益寶寶的成分，即使無法全母乳，只要媽媽有心，一樣可以細水長流，有多少餵多少，往往能久餵母乳的，不是母乳多的人，而是母乳雖然沒那麼多，但是哺餵意願強的人。

7 如果因工作、健康或其他因素不得不停止哺餵母乳，以較大劑量約4到5兩生麥芽或炒麥芽煮水喝即可退奶。另外，如果沒那麼急著想退奶的媽媽，可以一餐一餐慢慢退，比較不會不舒服。

產後媽咪的健康飲食方針

經歷懷孕、生產時期，愛美的女性難免有體型大不如前的感慨，從西醫的觀點，只要確定奶量已追上寶寶的需求，體力也已經恢復，飲食稍加調整，並輔以足夠的運動量，仍然可以恢復窈窕、健康的身型。以下是我特別給產後媽咪的飲食規劃和小提醒：

產後飲食規劃

早餐	點心 （哺乳期）	午餐	點心 （哺乳期）	晚餐	宵夜 （哺乳期）
優良蛋白質 一份 蔬菜二份 澱粉一份	豆漿一份 或 堅果少許	優良蛋白質 一份 蔬菜二份 澱粉一份	魚湯或雞湯 或銀耳蓮子 紅棗湯 一碗	優良蛋白質 一份 蔬菜（須煮熟） 不吃水果 澱粉一份	煲湯一碗

※補充說明：

1 一份：以一位女性握緊的拳頭為準。

2 優良蛋白質：如魚、海鮮、雞、蛋、豆漿、豆腐、堅果等。

3 澱粉：以糙米、藜麥、黑米等粗糧為主，可加入根莖類蔬菜如地瓜、馬鈴薯、芋頭等。

幫助發奶的 4 個小秘訣

1 青木瓜排骨湯、麻油雞湯、十全大補湯、豬腳花生湯都有助產後乳汁分泌，老一輩的中醫師還有不去蹄的豬腳能發奶的說法，哺餵母乳的媽媽煮豬腳花生湯時不妨試一試這個秘方。

2 中醫的薰蒸、滑罐療法能活絡經脈、放鬆肌肉，也有助乳汁分泌、緩解漲奶。按摩放鬆背部肌肉也能促進乳汁分泌。

3 容易乳腺阻塞、有漲乳硬塊的人不要吃得太油膩，奶油、鮮奶油、動物油脂、油炸食物盡量少吃，同時可補充大豆卵磷脂1200～4800毫克左右。

4 覺得奶量不足，想要增加乳汁分泌量的媽媽，在體力能負荷的情況下，可以半夜起床擠一次奶，但如果精神難以負荷也不要勉強。

好孕TIP

滑罐要領

滑罐時毛細孔呈打開狀態，所以操作時冷氣要關掉，不要對著窗戶、電扇風口，以免寒氣入侵。另外也可用一點凡士林比較好推，可沿著肩井穴至膏肓穴來回滑動。

產後 ⑥ 項飲食小提醒

1 有意儘速恢復體態的人，可將澱粉的攝取集中在下午前，晚間盡量不吃澱粉類食物，而以蛋白質和蔬菜為主。進食順序可先吃蛋白質，再吃菜和飯。

2 產後兩周如果體力已經恢復、哺乳時奶汁充沛足夠，想要積極調理代謝、回復體型的人的人，可在不感覺饑餓的情況下調整飲食內容，保持足夠的蛋白質攝取，減少澱粉及醣分攝取，多吃蔬菜。

3 哺乳期的媽媽如果仍需藉由湯品補充蛋白質，可將排骨湯或雞湯上的油分撇去再食用。易吸收、好消化的魚湯富含優良蛋白質及營養成分，是最適合哺乳媽媽及母乳寶寶最佳的湯品，建議可多多食用。

4 餐食調味盡量清淡保持原味原型，因為市售調味料含鈉成分相當高，易讓水分滯留體內，使身體浮腫。黑豆水能消脂排水腫，建議每天可飲用1000毫升。

5 中午過後不吃生冷食物，不喝含糖飲料，補充水分以常溫或溫熱的水為主，讓身體保持溫暖狀態，代謝良好才能回到輕盈體態。不得不外食時，盡量挑選烹調方式簡單、少調味料的食物。

6 不吃高脂肪及高糖分食品、零食、餅乾，尤其是含反式脂肪、高溫烘焙烤炸的食物如奶油、加工食品等。反式脂肪會傷害寶寶的大腦，媽咪應盡量避免。

針對不同體質的產後調養

古人說：「為人父母者，不懂醫為不慈。」我倒是覺得，不論女性或男性，如果能學著分辨自己體質，日常飲食懂得趨吉避兇，更進一步善用食療養矯正偏斜的體質，先從善待自己的身體開始，讓食療食養先內化成生活習慣，日後養育孩子就可以更為得心應手。

對症食療才能事半功倍，產後的女性可以根據生理現象先檢測體質，再循著醫師提供的調養方向，進行食療或藥療，用溫和的方式調節體質，假以時日自然就能看出成效。產褥期的女性若有些擾人症狀，就診後沒有大礙卻難以解除，不妨試試以下的建議食方。

陰虛體質

特徵

☐ 易盜汗

☐ 常覺得口乾舌燥

☐ 常覺得身體微微發熱、冷熱不調

☐ 月經量不多、顏色較深，經血偏黏稠

☐ 常覺得眼睛乾澀或視力模糊

☐ 情緒起伏不定，易怒、也容易心情低落

☐ 常常睡不安穩

◎調養方向

· **以養陰為主**：多吃富含膠質的食物，如海參、雞腳、蹄膀、木耳、海帶、海藻等，以及多攝取黑豆、秋葵、深色蔬菜、藜麥、黑米等深色食物。

· **忌食燥熱食物**：陰虛的人因體內水分不足，忌食容易上火的油膩、烤炸、辛辣、高脂肪等燥熱食物，否則易導致體質陰虛火旺。

· **切忌熬夜**：因為夜間屬陰，是適合養陰的時間，睡眠充足才能治療陰虛症狀。

產後別急著穿塑身衣

孕婦剛生產完後應盡量穿著寬鬆、舒適、吸汗、好活動的衣服。市面上雖有各種標榜可幫助產婦快速恢復體型、雕塑身材的塑身衣品牌，但是生產後就緊緊包覆著皮膚，會影響身體循環及代謝，建議懷孕前及懷孕中屬於易感染體質的孕婦，不要一生產完就穿上塑身衣雕塑體型，否則不僅產後復原不易，也容易引起感染。就算非常在意身材，也請在坐完月子後再開始穿。

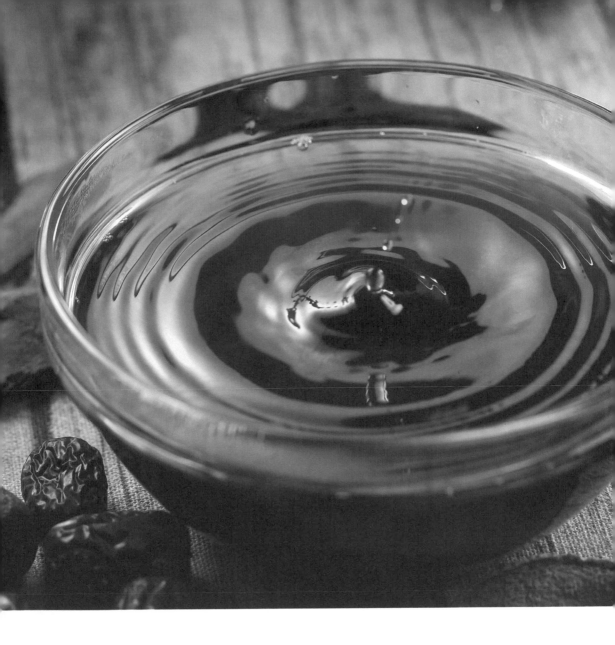

黃精陳皮茶

補血養精調腎，產
後陰虛體質調養

材料

黃精3錢，炙甘草2錢，紅
棗2錢，陳皮1錢（盜汗可
加浮小麥3錢）

作法

所有藥材和1500ml水以大火煮滾，再轉小火煮30分
鐘即可飲用。

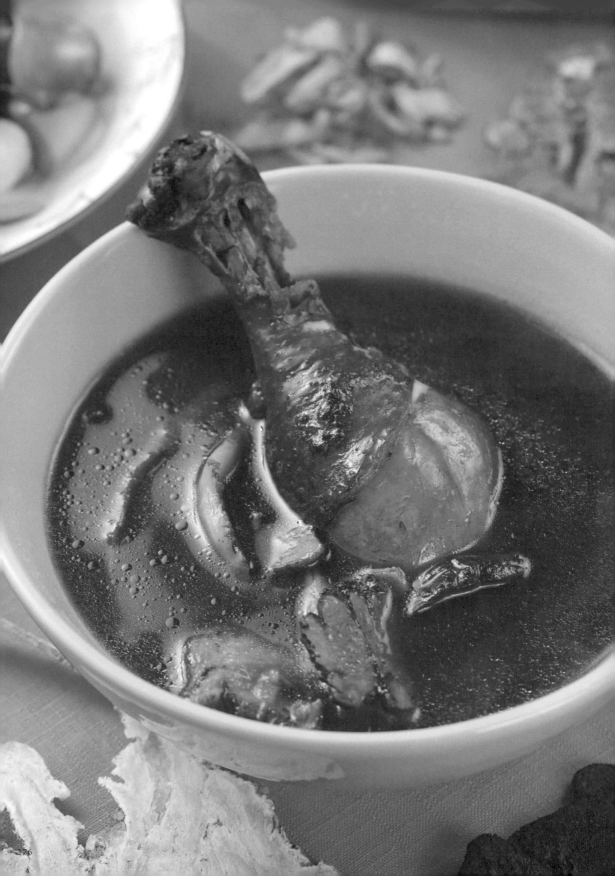

滋腎養血雞湯

補血養陰，產後
陰虛體質調養

材料

黃精3錢
熟地3錢
玉竹3錢
當歸3錢
川芎3錢
帶骨雞腿1支

作法

1 雞腿塊先以滾水汆燙去血水，撈起，以冷水沖洗
去雜質。

2 藥材、雞腿塊和2000ml的水以大火煮滾，再轉小
火燉煮40分鐘即可飲用。

好孕TIP

產後何時可以開始做運動？

有運動習慣的人，產後兩週起可以從強度較弱的運動如瑜珈等開始做起，但要有
教練或家人陪同。等到月子結束後，只要體力允許，就可以逐漸回復跟產前一樣
強度的運動，但還是要重視安全，慢慢加重運動強度。

氣虛體質

◎特徵

☐ 往往伴隨打噴涕、流鼻水等過敏症狀

☐ 腸胃消化功能不良、胃口不好

☐ 易疲倦，睡眠品質不好

☐ 舌色淺淡、舌頭周圍有齒痕

☐ 呼吸急促、說話易喘、上氣不接下氣

☐ 容易出汗，稍一活動就大汗淋漓

☐ 情緒易低落、沮喪

☐ 小便次數較頻繁

☐ 產後恢復較慢、乳汁少

◎調養方向

· **以培元補氣為主**：適合多吃味甘、性平及性溫的食物，如糙米、黃豆、黑豆、花生、玉米、栗子等五穀雜糧，白米熬的米湯，龍眼、荔枝、櫻桃、葡萄、蘋果、甘蔗、無花果等溫性水果。

· **忌食生冷、冰涼及油膩食物**：脾胃負責吸收營養精華，是後天元氣的來源，不適合的食物容易傷脾，使脾胃運化失常，影響代謝循環，又無法補充消耗的氣，久而久之導致肝、腎、心、肺等臟腑功能低下，就造成元氣虛損。

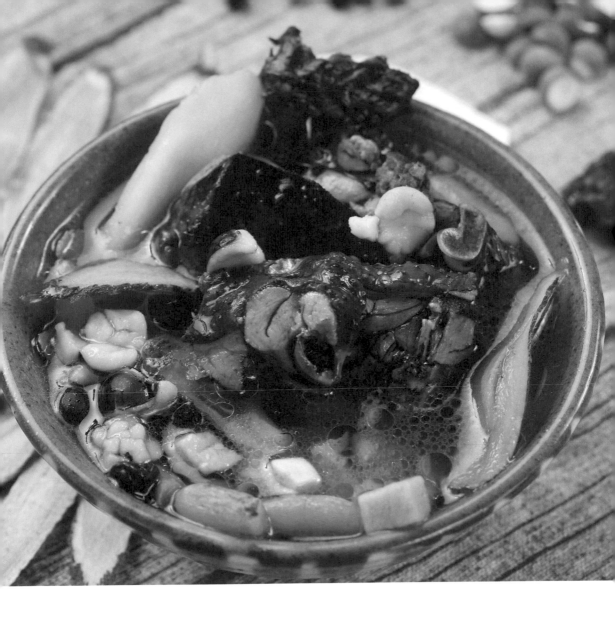

健脾補氣雞湯

補氣潤顏，產後
氣虛體質調養

材料

黃耆5錢，黨參3錢，麥門
冬3錢，五味子1錢，茯苓3
錢，芡實3錢，山藥3錢，
紅棗2錢，烏骨雞半隻

作法

1 烏骨雞切塊沖洗乾淨，加入所有藥材和1200ml的
水以大火煮滾。

2 轉小火燉煮約1小時，燉煮過程記得不時撈去湯上
的雜質浮沫。

陽虛體質

◎特徵

☐血壓偏低

☐非常怕冷

☐小便顏色極淡、頻尿

☐臥床不起，疲憊不已，體力無法恢復

☐陽虛體質較不常見，往往是經歷重症或大出血後容易出現

◎調養方向

· **以補陽氣為主**：適合多喝雞湯、魚湯等含有優質蛋白及富含胺基酸的食物。

· **飲食以清淡、好吸收為主**：陽氣不足時，胃的消化能力也會下降，飲食調理盡量清淡、好吸收，忌食辛辣、油膩、難消化的食物，否則不但腸胃無法吸收，反而耗損元氣。

· **忌食寒涼**：陽虛體質的人因為陽氣低弱，忌食寒涼食物，入口的食物盡量都烹調至熟。

桂枝茶

產後陽虛體質調養

材料

桂枝3錢，炒白芍2錢，乾薑2片，紅棗5錢，炙甘草2錢

作法

藥材和1500ml水以大火煮滾，再轉小火煮30分鐘即可飲用。

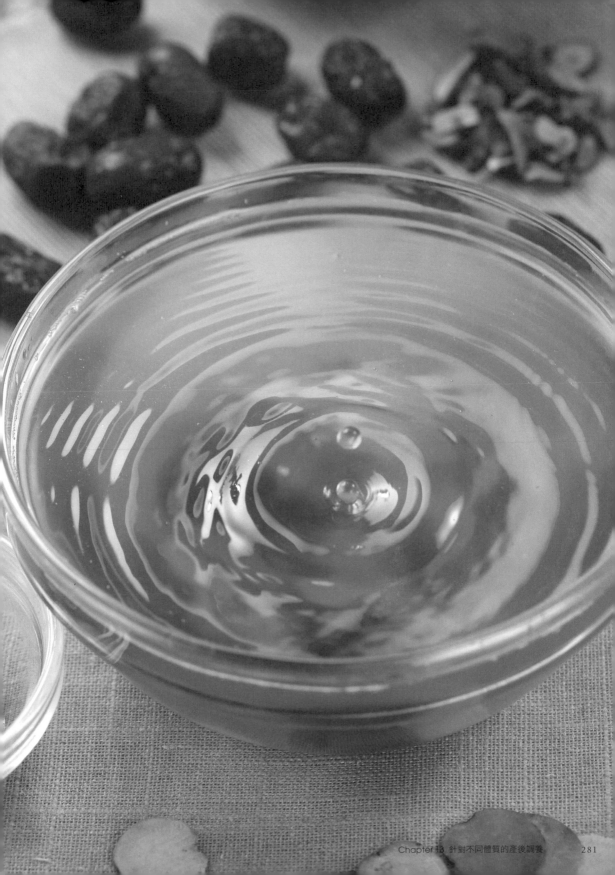

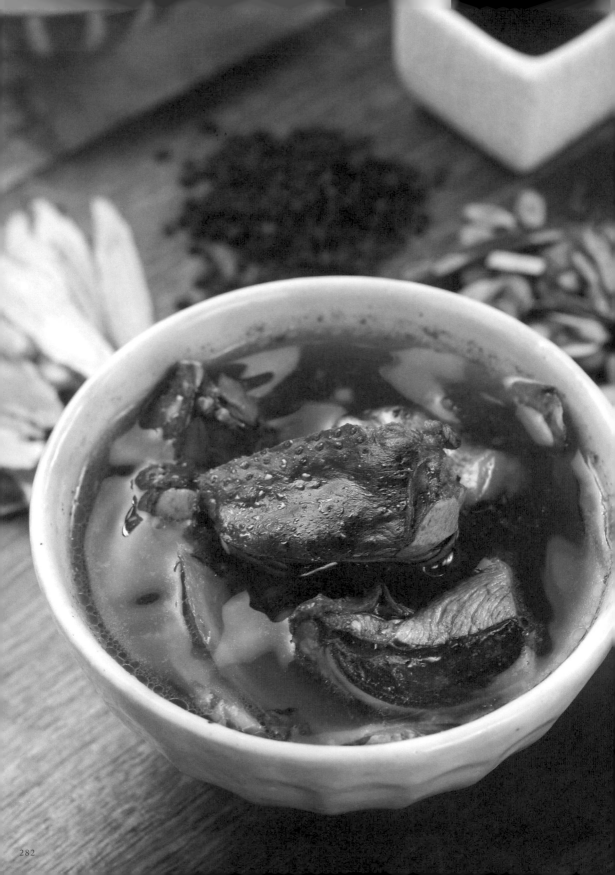

溫腎暖宮雞湯

材料

桂枝3錢
黃耆5錢
當歸2錢
補骨脂3錢
鹿角霜3錢
乾薑2錢
烏骨雞半隻

作法

烏骨雞切塊沖洗乾淨,加入所有藥材和2000ml的水以大火煮滾,再轉小火燉煮約1小時,燉煮過程不時撈去湯上的雜質浮沫。

肉桂茶

材料

肉桂1錢
黑棗2錢

作法

藥材放入保溫罐加熱水500ml,悶30分鐘後飲用。

好孕TIP
坐月子幾天才夠?

一般坐月子是三十天,但醫學上有產褥期的說法,也就是子宮恢復的時間,大約為期六到八週,因此如果時間允許的話,能休養坐足月子到四十五天會更好。

血虛體質

◎特徵

□頭暈

□面色泛黃不紅潤

□舌色較淡

□經血顏色偏淡、量少

□有的人會有心悸或呼吸急喘的症狀

□常覺兩眼乾澀、視力不佳

□易掉髮

◎調養方向

‧以補血為主：可多吃富含鐵質的食物如海帶、甜菜根、紅鳳菜、莧菜、紅火龍果、蘋果、葡萄、桑葚、藍莓、紅豆、黑米、金針、蓮藕等顏色偏向紫、黑、紅色的食物。

‧切忌熬夜：三餐必須定時。古代醫書上說道：「脾為後天之本，氣血生化之源」，飲食有節，脾胃才能正常運作，補血須先使脾胃強健，才能源源不絕提供身體氣血津液。

養血明目雞湯

補血，護眼，產後血虛體質調養

材料

當歸3錢，川芎3錢，雞血藤3錢，丹參3錢，旱蓮草3錢，女貞子3錢，黑棗2錢，帶骨雞腿1支

作法

1 雞腿塊先以滾水汆燙去血水，撈起，以冷水沖洗去雜質。

2 藥材、雞腿塊和1500ml的水先以大火煮滾，再轉小火燉煮40分鐘即可飲用。

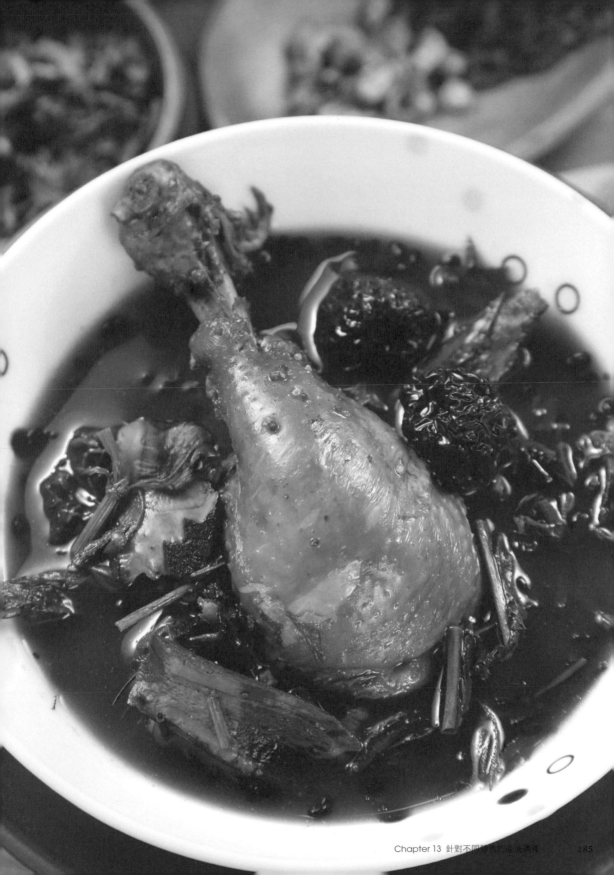

Chapter 14
如何改善產後惱人症狀？

歷經備孕、懷孕和生產的過程，首先要恭喜準媽媽終於順利升格成為媽咪，正當大家忙著迎接心生命時，千萬別忘了掌握產後的黃金調養時機。由於歷經懷胎十月和產程的生理大變化，很多產後的擾人症狀如出血、惡露、腹痛、水腫、便秘等，都是不能掉以輕心的問題。

尤其剛生產完的女性，身心經歷巨大的變化，一方面懷胎十月終於卸貨，感覺如釋重負，起初會因為新生命的到來而亢奮，然而產道或手術傷口的疼痛、漲奶或初餵母乳的不適、體態的改變……也會使新手媽媽漸漸感到焦慮、落寞，有的媽媽很快調適並恢復，然而也有有極高比率的媽媽陷入莫名的憂鬱，出現失眠、無故啜泣、情緒低落、易怒、敏感、食欲不佳……的症狀，稱之為產後憂鬱症。這種狀況因人而異，有的人很快就復原、有的人要花久一點的時間才能回復，憂鬱症就像心理的感冒，並不丟臉，只要早期發現、早期治療，就會逐漸痊癒。

總之，在產後一定要多加留意媽媽的各種症狀，並隨時回報給醫師知道。平日在家也可參考以下食方來做食療，掌握時機把身體的底子打好，才能繼續邁向未來，享受育兒的喜悅。

產後出血

◎成因

生產後二十四小時內陰道出血量超過500毫升稱為產後大出血，或稱產後血崩。古代中醫大致將產後出血原因歸為二大類，深色血帶有血塊可能是因為胎盤未剝落完全；血色鮮紅，有可能是心、肝、脾等虛損導致異常出血。現代醫學的角度，產後出血可能的原因是產婦體力虛弱、過度緊張及壓力、子宮肌肉纖維過度伸展、子宮手術史、子宮肌肉發育不良、胎盤殘留導致的子宮收縮無力，或是產道裂傷，子宮內翻，子宮破裂，植入性胎盤，子宮復原不良等有關。

產後出血可能發生在產後幾天內，也有可能在坐月子期間因為不易被察覺的副胎盤未排淨，而造成晚發性出血，因此產婦必須仔細觀察出血情況，如果血量多到衛生棉墊更換後十五分鐘後就吸滿，或是排出大血塊、惡臭、發燒、感染、惡寒、排尿不適，必須立即至婦產科就診。

◎因應之道

產後大量出血屬於異常情況，必須立即回診，不要自行服用中西藥，出血時更要避免寒涼的食物，古人有言「產後宜溫，寒則主收引」，意思是寒涼容易造成血管收縮，也可能導致惡露不淨。

中醫說「久臥傷氣」，產後體力恢復後建議產婦適度下床走動散步，一來能幫助子宮恢復，二來可以促進代謝，緩解產後水腫，使氣血活絡。因為子宮的恢復，需依靠子宮肌肉的收縮來壓迫血管及局部血塊形成，以達到止血效果，所以產後子宮按摩及多走路都有助於子宮恢復。另外，產後較早開始哺乳、產後總是躺臥而較少行動，或是產程過於疲憊而氣虛的產婦，也會有出血不止的問題。如果就診檢查後確定子宮內沒有血塊或異常情況，而是個人體質如氣虛所引起的出血，可適度採用中藥湯療提補元氣。

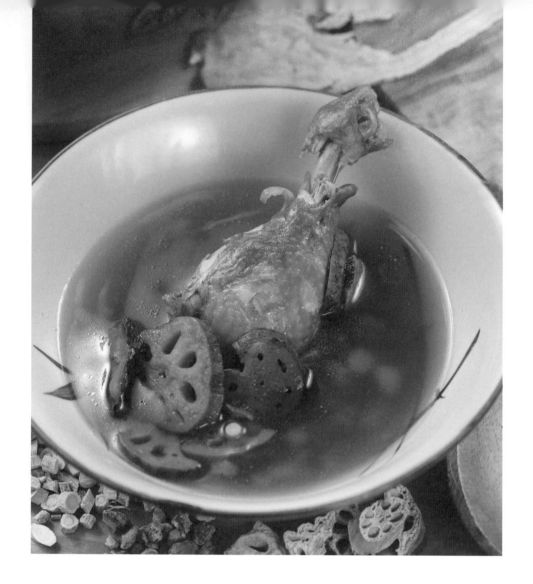

提氣雞湯

產婦分娩後如果無故惡露量較大，有可能是氣血太虛所導致。黃耆、黨參大補
元氣、健脾，藕節止血散瘀，產後因氣虛症出血較多的人可以燉煮食用。

材料

生黃耆5錢、當歸2
錢、川芎2錢、藕節3
錢，帶骨雞腿塊1支

作法

1 雞腿放進滾水川燙去血水後，再以冷水沖一遍。
2 所有藥材、雞腿塊和1000ml水先以大火煮滾、再以小
　　火燉煮40分鐘。

產後惡露不淨

◎成因

惡露，是產後剝落的子宮內膜混合一些退化細胞及紅、白血球成為類似經血的出血。惡露一開始是暗紅或鮮紅，逐漸減少變為淡紅，最後變為褐色再轉為淡黃或透明，整個過程一般視子宮收縮程度，需要十四到四十五天才會排淨。

哺餵母乳的媽媽，因為哺乳會刺激子宮收縮，惡露期有可能延長。此外，華人產後食用較多湯湯水水的補品，有的人也因此惡露時間較長。如果惡露超過二個月仍不止，就要回診檢查，確定無礙再以食療調理。

◎因應之道

不明原因的惡露滴答不淨也跟氣血虛有關，飲食上以滋補氣血為主。可用阿膠和烏骨雞一同燉煮，黃耆雞湯也有補氣養血功效。

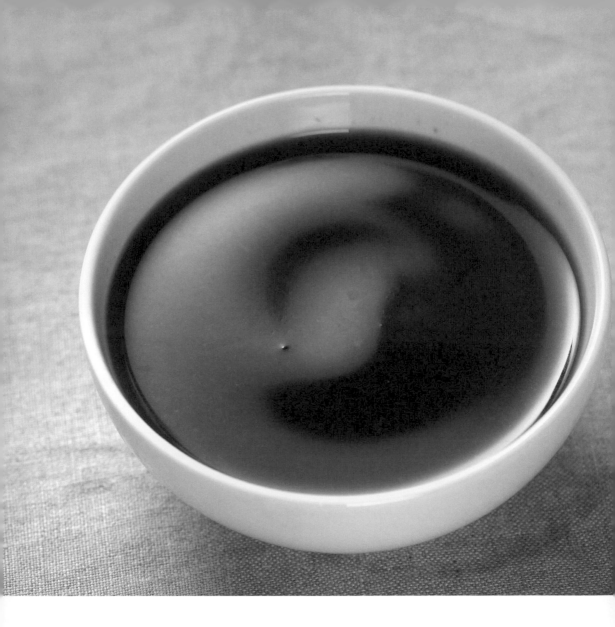

阿膠養血雞精

滋補氣血，產後惡露不淨

滋陰潤燥的阿膠加入補氣的滴雞精一同食用，適合沒有時間慢熬雞湯時服用。

材料

阿膠3錢
滴雞精一份

作法

阿膠蒸至融化，加入溫熱的滴雞精一同食用。

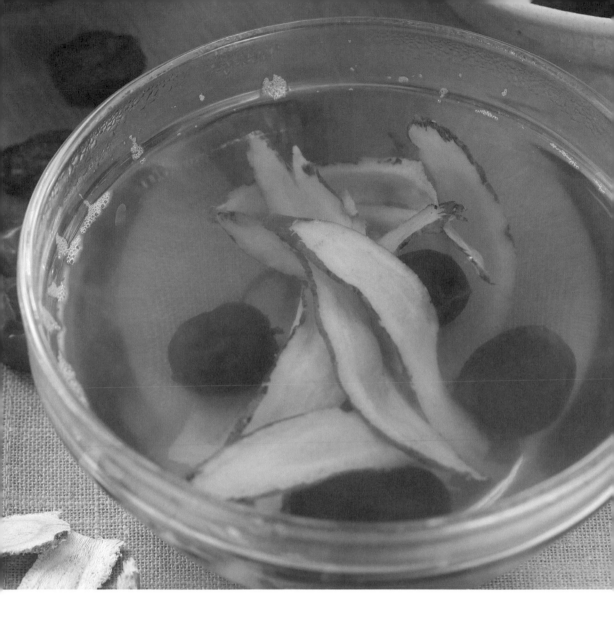

黃耆潤顏茶

補氣發奶，產後惡露不淨

適合氣虛、怕冷、疲倦的人飲用。

材料
黃耆3錢
紅棗10顆

作法
黃耆3錢加紅棗10顆，加1000ml水煮滾轉小火煮40分鐘作為茶飲。

產後腹痛

◎成因

產後不明原因的腹痛，可分為剖腹產及自然產兩種情況，再根據傷口疼痛感受例如刺痛、悶痛等不同痛感，先分辨其成因後，再採用以下不同方式食療來調養。

養筋柔肝雞湯

> 產後單純傷口疼痛，無血塊或其他異狀者適用

剖腹或自然產後檢查子宮內沒有血塊或其他異狀，只是傷口疼痛的話，可以用這道湯品紓解痛感。怕苦的人，可用倒地蜈蚣3錢取代白芍。

材料
延胡索3錢
炒白芍3錢
炙甘草2錢
帶骨雞腿1支

作法
1 雞腿放進滾水川燙去血水後，再以冷水沖一遍。
2 所有藥材、雞腿和1000ml水先以大火煮滾、再以小火燉煮40分鐘。

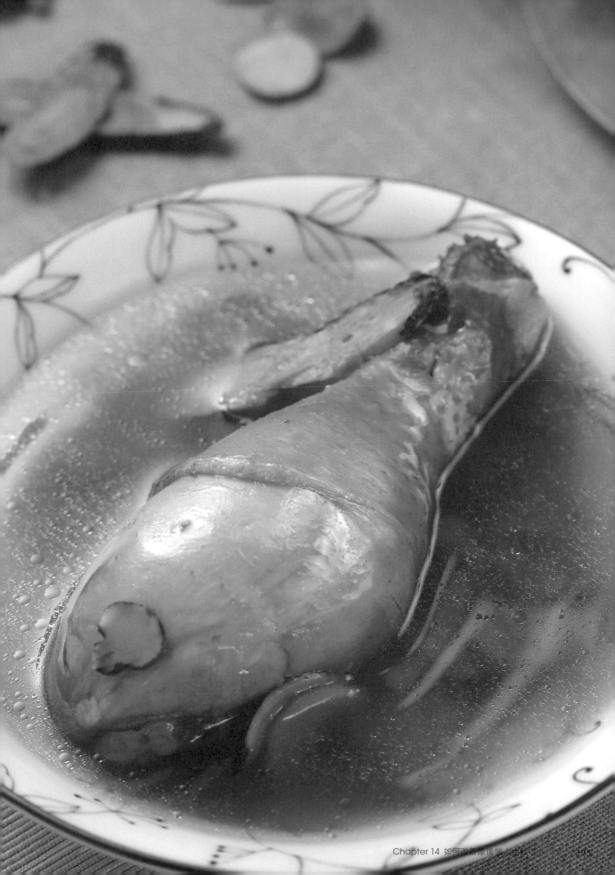

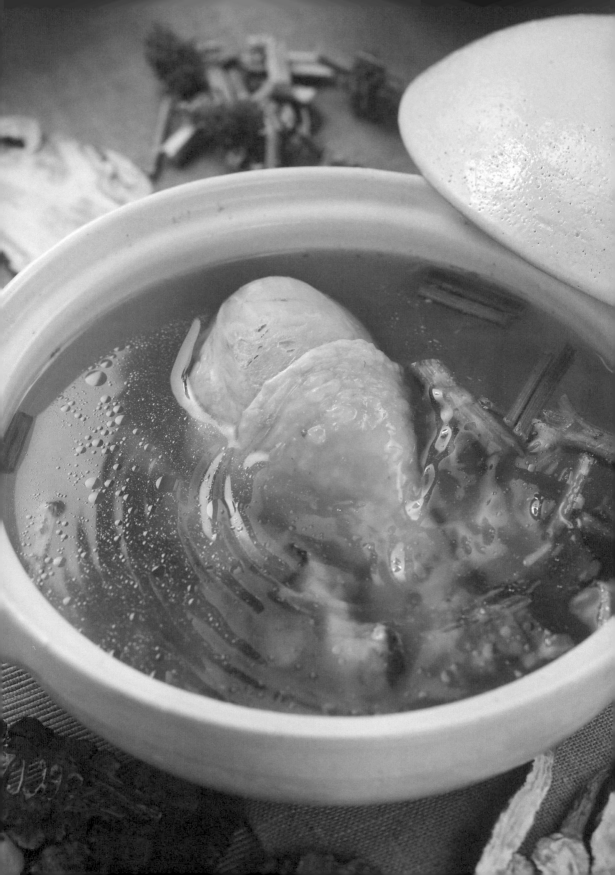

排瘀雞湯

調血化瘀，改善產後血瘀、
肝氣滯礙所造成的腹痛

有些自然生產的產婦會無故肚子刺痛，但是卻檢查不出原因，很可能是血瘀、
肝氣滯礙造成，可以用調血化瘀的方式化掉瘀象。益母草消腫、活血；當歸止
痛、補血；桃仁行血祛瘀，能為產後女性調血化瘀，緩解血瘀腹痛。

材料

當歸3錢
桃仁1錢
川芎3錢
益母草1錢
帶骨雞腿1支

作法

1 雞腿放進滾水川燙去血水後，再以冷水沖一遍。
2 所有藥材、雞腿和2000ml水先以大火煮滾、再以爐心
  小火燉煮40分鐘。

 好孕TIP

產後化瘀小提醒

薑茶、生化湯也有化瘀效果，產後可以適量食用。

產後便秘

◎成因

剛生產的女性因為產道傷口還沒癒合，如廁時多半不敢施力，加上才經歷生產過程，體質偏向血虛，腸道血液不足，排便受影響，使得便秘成為許多新手媽媽的難言之隱。產後正值氣血較虛的時期，以食物和中藥溫和調理體質較佳，如果貿然用瀉藥解決便秘困擾，反而會大傷元氣、產後不勝負荷。

◎因應之道

有便秘困擾的人可以食用黑棗汁、帶渣豆漿、堅果等含高纖有利排便的食物。如果便秘非常嚴重，枸杞煮水食用可助排便，同時也有益肝腎明目的效果。

養血潤腸烏骨雞湯

> 產後便秘

當歸、熟地、肉蓯蓉都可補血兼顧滑腸，核桃入腎經，與烏骨雞一同燉煮，可為新手媽媽補血同時補益肝腎，同時能使排便順暢，這道湯尤其適合產後便秘的人。

材料

當歸3錢、熟地3錢、肉蓯蓉3錢、核桃少許、烏骨雞塊一份

作法

所有藥材和雞塊加入1500ml水先以大火煮滾、再以爐心小火燉煮40分鐘。

好孕TIP

為何要補益肝腎？

生殖系統與腎息息相關，懷孕的過程需要母體的精血養胎，而這精血最主要來自肝腎，肝是我們血的來源，而腎藏精，主生殖，是先天之氣的來源，這也是為什麼產後、求孕甚至抗衰老的中藥調理，都會大量用到補腎藥物。

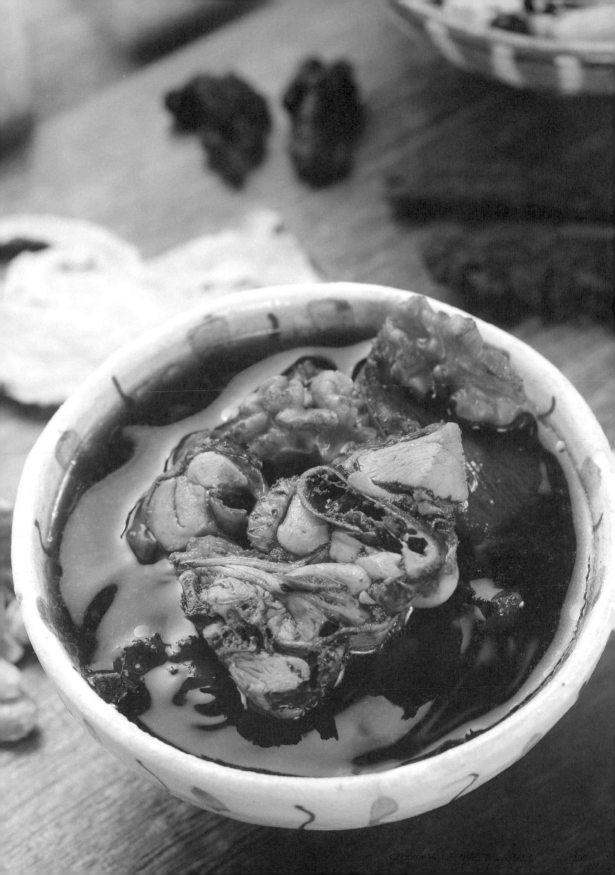

產後水腫

◎成因

產後水腫多半是脾虛或是腎氣虛弱引起。脾虛水腫的人往往伴隨消化較弱、貧血、白帶較多的症狀；腎氣虛水腫的人則往往有小便不順暢或頻尿、尿量不多、腰酸、耳鳴等症狀。心氣不足引起的水腫，可能同時有易喘、動一下就頭暈、面色慘白、怕冷的情況。

◎因應之道

非常嚴重的水腫可用玉米鬚煮水來喝，利尿同時袪濕。黑豆水可袪瘀、消脂、發奶，是產後女性想要安全袪水腫，同時回復窈窕體態的健康飲品。

養心氣排濕雞湯

> 益氣活血，改善產後水腫

心氣虛乏，沒有足夠力氣推動血液，也會造成水分滯留體內。白朮能利水、益氣；桂枝助陽化氣；丹參強心活血，可治心臟力氣不足引起的水腫。

材料

桂枝3錢、茯苓4錢、白朮3錢、炙甘草2錢、丹參3錢、帶骨雞腿2支

作法

1 雞腿放進滾水川燙去血水後，再以冷水沖一遍。
2 所有藥材、雞腿和1500ml的水先以大火煮滾、蓋上鍋蓋以爐心小火燉煮40分鐘。

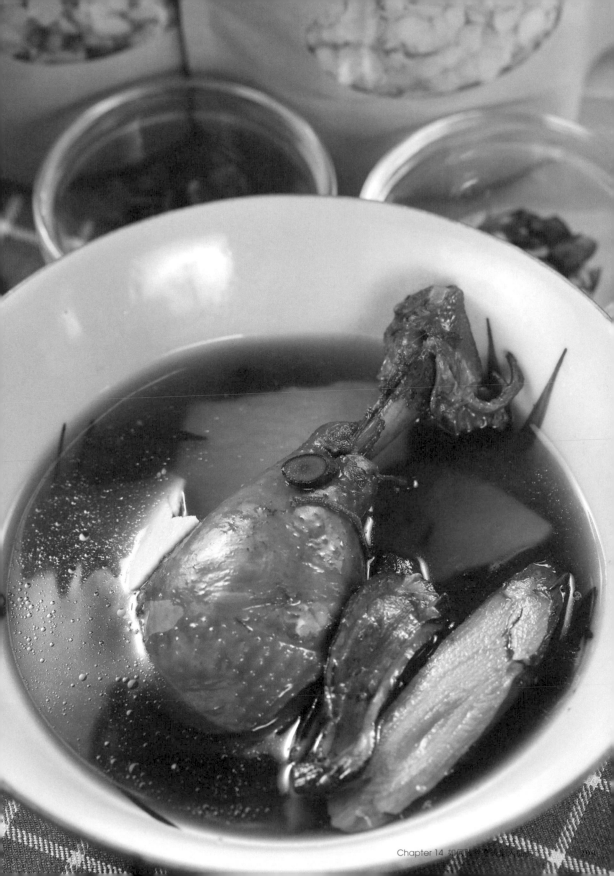

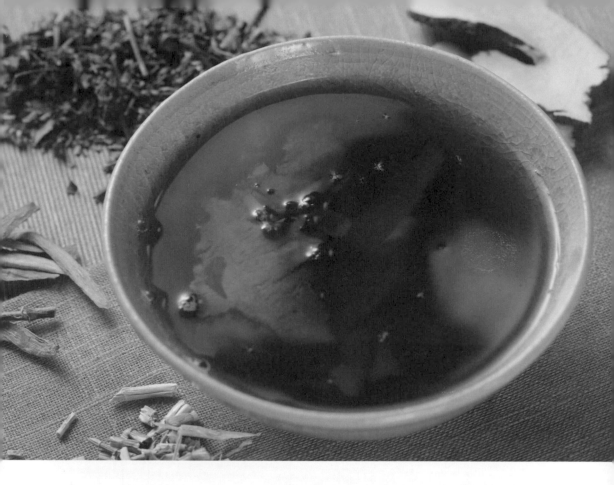

補腎消腫飲

利尿、清濕熱，
改善產後水腫

腎主水，腎氣虛的人無法將體內多餘水分轉化成尿液，排出身體，就會造成水腫現象。白茅根入膀胱經可利尿排濕；懷牛膝補肝腎利水、活血；茵陳能養肝清濕熱，一同煮成湯汁可為腎氣不足型水腫的人補腎同時排水氣。

材料

懷牛膝3錢、茵陳3錢、
白茅根3錢、豬苓3錢

作法

所有材料加入1000ml的水煮滾後蓋鍋蓋轉小火再煮約40分鐘。

好孕TIP

黑豆水補腎氣

腎氣不足型水腫的人特別適合飲用黑豆水，每天用一大匙燜泡來喝，既補腎也排濕。

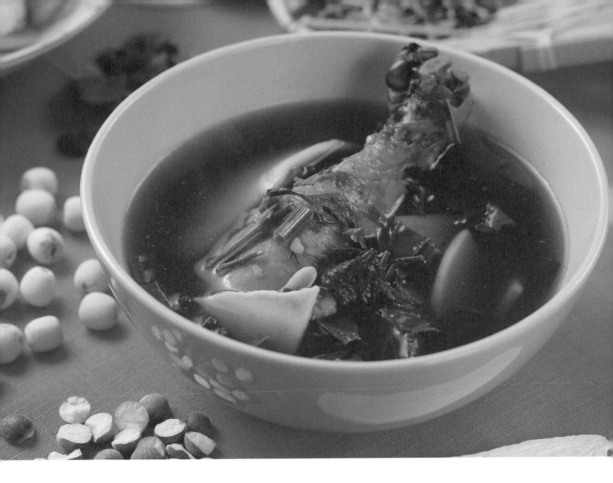

健脾消腫雞湯

脾虛往往導致無法排除濕氣，水分滯留體內。茯苓和芡實可除濕、健脾、利尿；澤蘭排水、退腫；白朮補氣健脾，這道食療可以強健脾胃同時祛濕利水。

材料

茯苓5錢、山藥5錢、
芡實5錢、蓮子5錢、
白朮5錢、澤蘭3錢、
帶骨雞腿1支

作法

1　雞腿先以滾水川燙去血水，再以冷水沖一遍。
2　藥材、雞腿和1500ml的水先以大火煮滾，再以小火燉煮1小時。

好孕TIP
四神湯也可消水腫
四神湯也有助脾虛型水腫的人健脾去濕消水腫。

產後發熱

◎成因

產後發熱可分為幾種狀況：

·**漲奶發熱**（Milk Fever）：產後二十四小時內因為漲奶的緣故，有的人會因胸部的漲奶熱痛而感覺身體微燒。

·**乳腺炎**：產後如果體溫已微燒、後腦勺疼痛或是忽冷忽熱像是感冒症狀，即使胸部並未因漲奶紅腫熱痛，也有可能是乳腺炎，建議儘快至婦產科就診。

·**感染發熱**：因為產道還有傷口，體質較為濕熱或是免疫力較弱的產婦易在此時發生生殖道感染或是泌尿道感染。易感染的人通常體質偏向濕熱、易發炎，飲食清淡，戒掉油炸膩口的食物，讓體質酸鹼平衡、清爽，才不會頻頻感染。

·**莫名發熱**：如果會診西醫後，找不出任何感染原因，卻持續有時冷時熱、偶爾伴隨冒汗的現象，往往是因為血和陰不足。

◎泌尿道感染因應之道

小便灼熱、頻尿是泌尿道感染常見症狀，嚴重時甚至會小便刺痛、血尿、忽冷忽熱或發燒。即使症狀還輕微，仍建議先就醫確診，服用醫師開立的處方。

用藥，按時服藥，睡眠充足，多補充水分，不憋尿。泌尿道易感染的人通常體質偏向濕熱、易發炎，飲食清淡一點，不要食用易上火的食物，讓體質酸鹼平衡、清爽，才不易受感染。

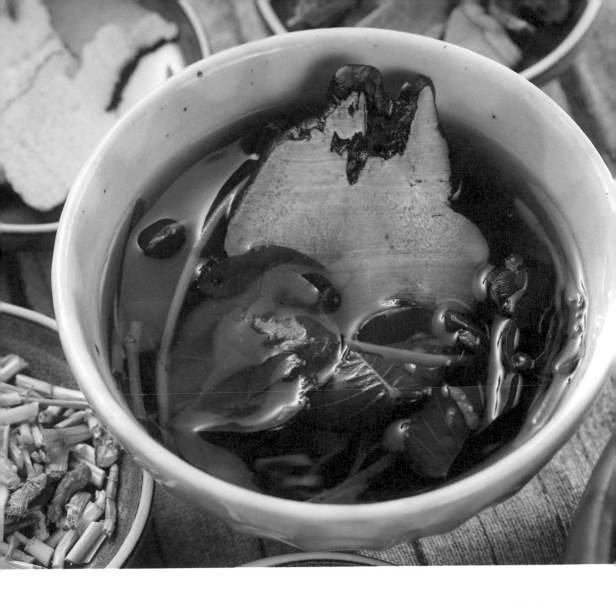

消炎利尿茶飲

金錢草可清熱、去濕、利尿，豬苓能利水、入膀胱經，可作為泌尿道感染期間
的輔助茶飲，但就醫仍是必要。

材料

金錢草3錢，白茅根3錢，
覆盆子3錢，豬苓3錢

作法

所有藥材加800ml水大火煮滾後以小火燜煮40分
鐘。

◎乳腺炎因應之道

容易乳腺阻塞的哺乳媽媽飲食保持清淡、避免高脂肪、反式脂肪食物，雞湯盡量濾掉油脂，蛋白質以魚湯為主。中醫觀點上乳汁和血有關，乳腺炎的治療上會以舒肝化瘀為主，血液不那麼黏稠加上心情放輕鬆，就不易乳腺阻塞。

乳腺容易阻塞或脹奶疼痛的新手媽媽，也要注意多放鬆肩頸部及手部肌肉，一旦肌肉放鬆了，常常胸部的脹痛及塞奶也會改善很多，產後按摩SPA對於媽媽心情的放鬆及發奶都很有幫助。此外，大豆卵磷脂也可預防乳腺阻塞。

消炎通乳茶飲

清熱、抗發炎，改善產後乳腺炎

蒲公英可消癰散結、清熱解毒，古籍上有通經下乳、治療乳癰的記載；天花粉可軟堅散結、清熱生津；金銀花能抗發炎，煮成的茶飲有消炎、消硬塊，也有發奶的功效，這道食療茶飲適合乳腺炎時飲用。

材料

蒲公英4錢，天花粉3錢，金銀花3錢

作法

所有藥材加800ml水大火煮滾後以小火燜煮40分鐘。

好孕TIP

補充大豆卵磷可預防乳腺阻塞

產後馬上補充大豆卵磷脂可以防止乳腺阻塞，產後可以先補充 1200 ～ 2400 毫克，如果還是乳腺阻塞可以補充至 4800 毫克。

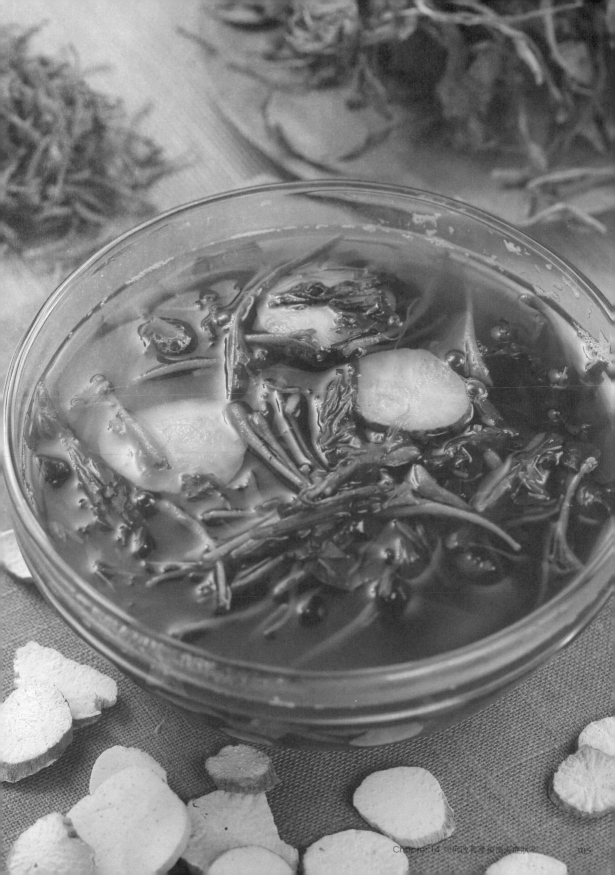

產後關節痛、筋骨痠痛

◎成因

為了讓胎兒順利娩出，女性在懷孕過程會分泌鬆弛素，加上懷孕時期的雌激素容易造成媽媽身體水分的積聚，同時關節內的水分增加，所以孕婦會有關節水腫的情況，這樣的情況甚至延伸到產後，因此部份水分代謝較慢的產婦會有關節水腫的狀況，由於仍處於鬆弛狀態，因此容易出現關節不適，最常見的是手指關節部位。產後筋骨較為鬆弛，如果休息不足，或是躺臥、坐姿習慣不良，很容易造成筋骨酸痛。診療室中常有新手媽媽提到產後感覺手麻麻的或是手指關節彎曲不順，通常是代謝較差所導致。

◎泌尿道感染因應之道

產後的躺臥、坐姿習慣要注意，不要歪斜或長時間壓迫到手或腿，可多利用支撐性的靠枕協助。臨床上就曾有一位產婦滿月後坐姿不當，將臀部坐在小腿上，起身後腳踝嚴重扭傷。另外就是搬重物或是不當姿勢的用力，也有可能造成關節疼痛或受傷，所以不可不慎！

好孕*TIP*

如何緩解產後腰痛？

1 按摩、熱敷後腰或是用紅外線燈照射可以放鬆肌肉、促進血液循環，有效緩解腰痛。

2 除了運用提供的藥膳療方，也可以做些麻油腰只來吃。

3 產後腰痛的人可以每天用一兩杜仲加適量的水以小火熬煮 40 分鐘當成日常飲品。杜仲水較易壞掉，請記得每天現煮、當天喝完。此外，杜仲水也可以加入麻油腰只同煮成麻油腰子湯。

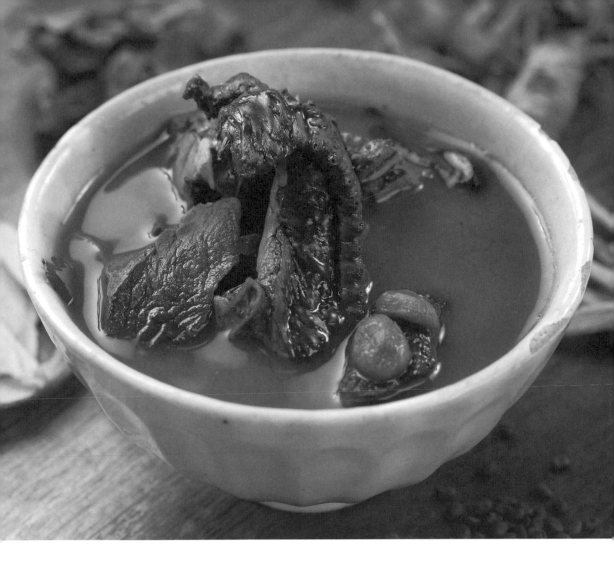

杜仲補骨雞湯

產後筋骨痠痛

杜仲入肝補腎；補骨脂溫脾補腎；桑寄生除風濕、強筋骨，是適合產後老覺得筋骨酸痛的女性的食療養方。

材料

杜仲1兩，木瓜3錢，黃耆5錢，懷牛膝3錢，補骨脂3錢，枸杞3錢，桑寄生4錢，補碎骨4錢，烏骨雞半隻

作法

烏骨雞沖洗乾淨，加入所有藥材和1800ml水先以大火煮滾，再以小火燉煮約1個鐘頭。燉煮時將湯上的雜質浮沫撈除。

產後排尿異常

◎成因

如小便灼熱、疼痛、忽冷忽熱、血尿，多半是泌尿道感染，須儘速就診。若沒有感染狀況，雖有尿意卻尿不出來，這類的患者往往合併容易口渴，在中醫觀點裡，陰主水，體內的水若不足，往往是陰不足以及血、氣不夠轉化為水而導致，陰、氣、血補足了，體內產生足夠滋潤的液體，產後排尿異常狀況就能解決。

另外還有一種是明明覺得已經尿完，但尿還是在滴的症狀，這稱為遺尿，有的人甚至會在才上過廁所之後，仍不自覺地漏尿，這樣的情況多半是因中氣不足無法控制肌肉，導致尿不自覺滴出。

◎因應之道

再上述狀況中，尿道感染絕對不能拖延，必須立刻就診，按醫囑服藥，飲食清淡、多喝水、不憋尿、睡眠充足、提升免疫力才能避免泌尿道反覆感染。

提氣消腫雞湯

> 提氣、滋陰，改善產後排尿不順或水腫

這道湯品除了提氣、補血，兼有滋陰、清熱、利尿的功效，可協助解決產後氣血虛導致的排尿不順，或是產後一直水腫未退的媽媽也可以飲用。

材料

黃耆3錢，當歸3錢，生地黃3錢，黨參3錢，白茅根3錢，冬葵子3錢，茯苓3錢，帶骨雞腿塊1支

作法

1 雞腿放進滾水川燙去血水後，再以冷水沖一遍。
2 所有藥材、雞腿塊和1800ml水先以大火煮滾、再以小火燉煮60分鐘。

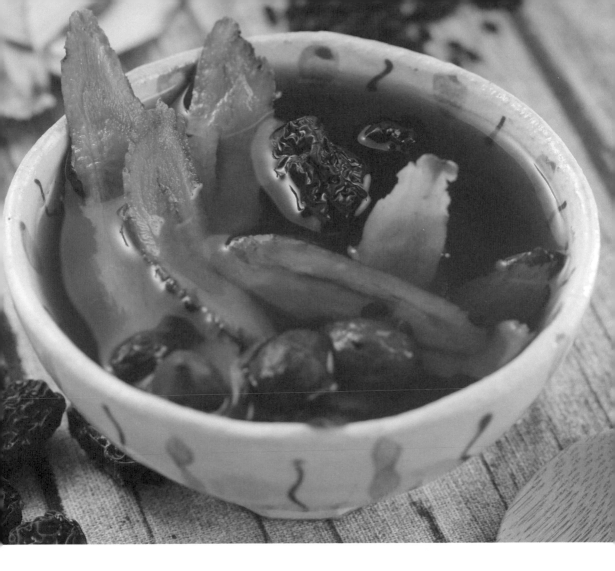

頻尿調腎湯

產後遺尿

這味湯品可處理因中氣不足導致的遺尿症狀,可以和雞肉或排骨同煮成湯品。
也可另請藥房配一副八珍湯,再多加一點水同煮,更能增強補氣養血的功效。

材料

益智仁3錢,補骨脂2錢,黑
棗3錢,黃耆3錢

作法

所有藥材加入和600ml水先以大火煮滾、再以小火
燉煮40分鐘。

產後冒汗困擾

◎成因

產後常見的冒汗困擾可分為幾種狀況：

· **自汗**：如果不是因感染以致冒冷汗，也不是天熱或運動過後的流汗，卻只是稍一動就汗涔涔冒個不停，有時衣服還濕了一大片，這樣的汗多半是因為氣虛所造成。

· **盜汗**：產後夜間盜汗的原因是因為生產過程出血導致氣血虧虛所致。氣血虧虛加上產後哺餵母乳，由於母乳也是媽媽的血所化生，當血有出而來不及補，久了就會傷陰，晚上是陰血運作的時候，陰不足，就會發生陰虛而起的盜汗情形。

◎因應之道

中醫有衛氣不足導致汗液流個不停的說法，而且汗流得越多人反而越虛，調養上以補益衛氣為優先。

調腎養顏雞湯

滋陰補氣，改善產後盜汗

黨參、黃耆可補氣，產後盜汗是常見的情形，如果因此影響睡眠，可以用滋陰補氣的調腎養顏雞湯來改善。素食者或不想吃肉的人也可減少水量，直接煮成藥湯飲用。

材料
黨參2錢，黃耆3錢，當歸3錢，黑棗2錢，熟地1錢，帶骨雞腿塊1支

作法
1 雞腿放進滾水川燙去血水後，再以冷水沖一遍。
2 所有藥材、雞腿塊和1200ml水先以大火煮滾、再以小火燉煮40分鐘。

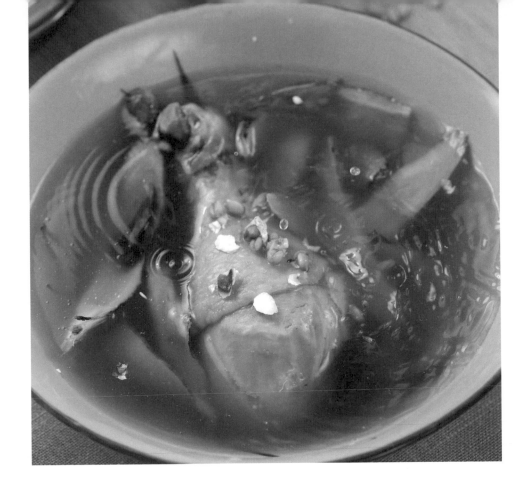

固表止汗湯

> 補益衛氣，改善產後自汗

麻黃根能固衛氣、收斂止汗，浮小麥可收斂虛汗同時止自汗與盜汗、益氣、除熱，這味湯品可處理因氣虛不足而引起的自汗。

材料

麻黃根1錢，黃耆5錢，浮小麥5錢，牡蠣1錢，帶骨雞腿1支

作法

所有藥材加入和600ml水先以大火煮滾、再以小火燉煮40分鐘。

好孕TIP

中藥的牡蠣要去中藥行買

這道湯飲裡使用的牡蠣是中藥房販售的處理過的牡蠣殼，並不是一般市場上的蚵，也不能用市場買的牡蠣代替。

產後乳汁不順

◎成因

孕婦懷孕末期就會分泌初乳，胎盤娩出後，隨著催產素、泌乳激素的增加，乳汁就開始分泌。因此，若愈早開始讓寶寶吸吮母乳，乳汁就愈充沛，寶寶吸吮的次數愈多，乳汁就能分泌愈多，只要母親攝取足夠的水分和食物、睡眠充足、放鬆心情，乳汁就能足夠寶寶所需。

◎因應之道

由於體質差異、作息影響、寶寶吸吮氣質不同等因素，有些媽媽若乳汁不順，可透過食療使乳汁分泌更順暢。

我親自哺餵過自己的兩個小寶貝，是有實戰經驗的母乳媽媽，也常常到產後護理之家與新手媽媽，從中醫的學理角度和自身的實際經驗分享餵母乳的技巧。女性生產後會啟動本能的泌乳機制，哺乳是天經地義的事，哺餵母乳不但能給予寶寶最天然的營養，促進母體的子宮收縮，還能保護媽媽本身，母子都受益。只要媽媽注意營養的攝取、睡眠充足、心情愉快放輕鬆，再順著自己的體質調養身體，媽媽和寶寶都能頭好壯壯哦！

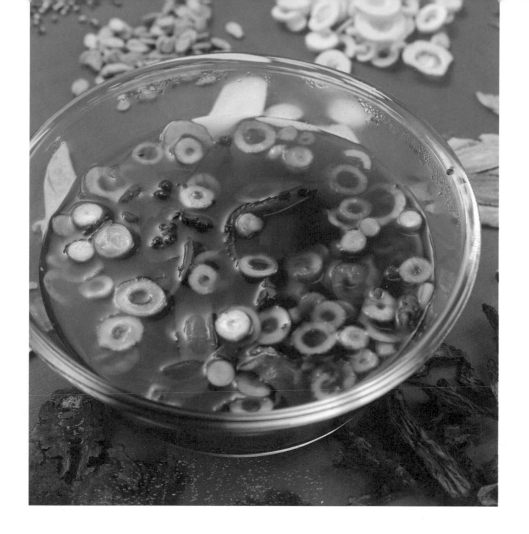

補氣發奶茶

幫助產後發奶

因藥材中的當歸和川芎有滑腸作用，喝了後會有拉肚子情況的人，可在這一帖藥中加入約3錢的車錢子調整。容易乳腺阻塞的人，可將藥材中的天花粉調整為3錢，同時加入蒲公英3錢、丹參3錢、路路通2錢同煮。後乳汁不足想發奶的建議產後5～7天開始飲用，效果較佳。

材料

黃耆5錢，遠志2錢，葫蘆巴子3錢，雞血藤3錢，川芎3錢，當歸3錢，通草3錢，王不留行3錢，天花粉2錢，冬瓜子2錢，山藥3錢，漏蘆3錢，青皮1錢，桔梗1錢

作法

加上6碗水大火煮滾後，蓋上鍋蓋煮成2碗，早碗各喝1碗。

產後憂鬱

◎成因

產後情緒低落約從產後三到五天開始，約持續兩週左右，通常只要家人給予支持和協助，約兩週左右就會自動改善，如果時間更久或產婦的情緒反應嚴重，建議尋求精神科門診。醫學研究認為產後憂鬱有可能來自體內荷爾蒙劇烈變化，近幾年也有醫學報告指出，產後憂鬱也可能跟DHA濃度不足有關。就中醫觀點，產後氣血不足也會造成情緒抑鬱、力不從心，以及自我否定。嚴重的產後憂鬱症建議尋求心理專業人士的協助，但是如果產後只是輕微的低落，可以嘗試用中藥補足血氣、睡眠充足、出門散散心、和朋友聊聊天，通常能讓症狀改善。

◎因應之道

適度補充魚油有益產後婦女的情緒。而且哺乳媽媽補充魚油，不但可避免產後憂鬱，對寶寶的腦部發育也有幫助。

安神提氣烏骨雞湯

補氣補血，改善產後憂鬱

建議產後憂鬱的湯療調養可使用補氣又補血的烏骨雞，其油脂較少，但DHA含量比一般雞隻高。

材料

百合3錢，黃耆5錢，當歸3錢，川芎3錢，補骨脂3錢，白芍2錢，熟地2錢，桂枝3錢，炙甘草2錢，黨參3錢，烏骨雞適量

作法

1 烏骨雞沖洗乾淨，加入所有藥材和2000ml水先以大火煮滾。
2 再以小火燉煮約1個鐘頭。燉煮時將湯上的雜質浮沫撈除。

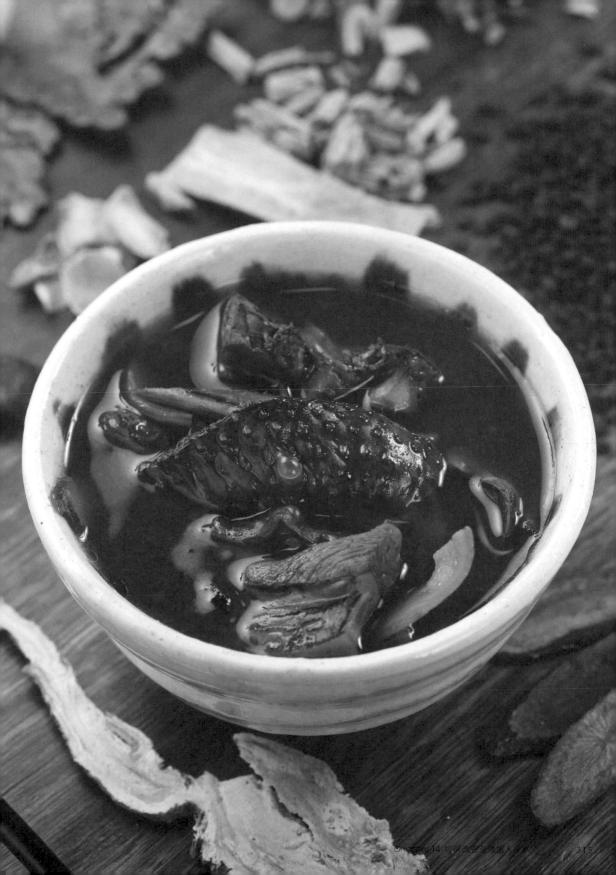

產後暈眩

◎成因

產後暈眩要先檢查是否有血管栓塞或是血壓異常升高的情況,如果只是暈眩、多汗,往往是氣血兩虛所造成。

◎因應之道

如果產後總覺得有氣無力、稍一說話或動一下就上氣不接下氣或是會喘,可服用滴雞精補養元氣。

疏筋養血雞湯

補氣調血,改善產後暈眩

川芎有活血行氣的功效,雞血藤搭配當歸能養血調經,炮薑可溫中散寒,產後氣血虛弱的人可以藉這道湯品補氣調血。

材料

當歸3錢,川芎3錢,天麻3錢,雞血藤3錢,黃耆3錢,炮薑5分,黃精3錢、帶骨雞腿1支

作法

1 雞腿先以滾水川燙去血水,再以冷水沖一遍。
2 藥材、雞腿和1500ml水先以大火煮滾後,以小火煮1小時。

好孕TIP

產後可用滴雞精補元氣

產後除了暈眩,有的人會覺得有氣無力、稍一說話或動一下就上氣不接下氣或是會喘,除了中醫湯療,滴雞精也能達到補養元氣的效果。

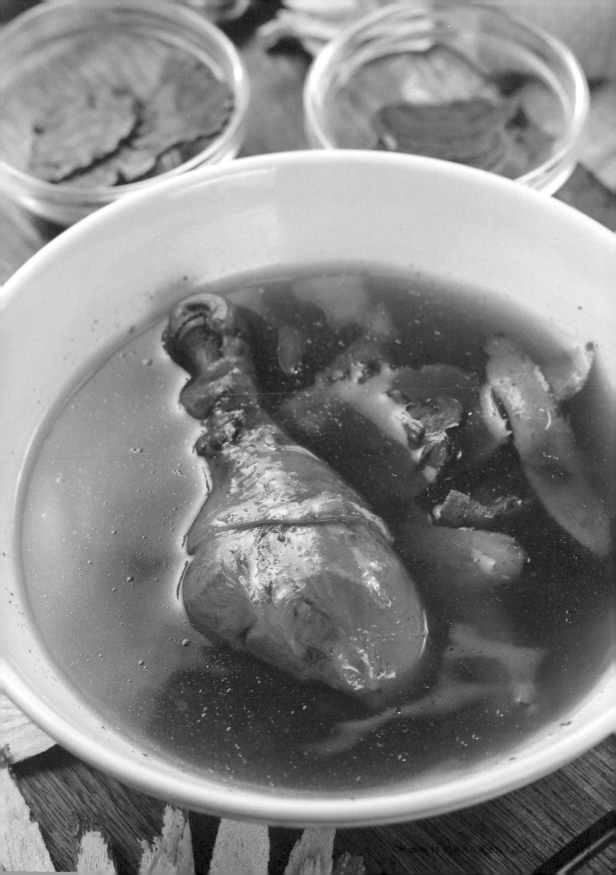

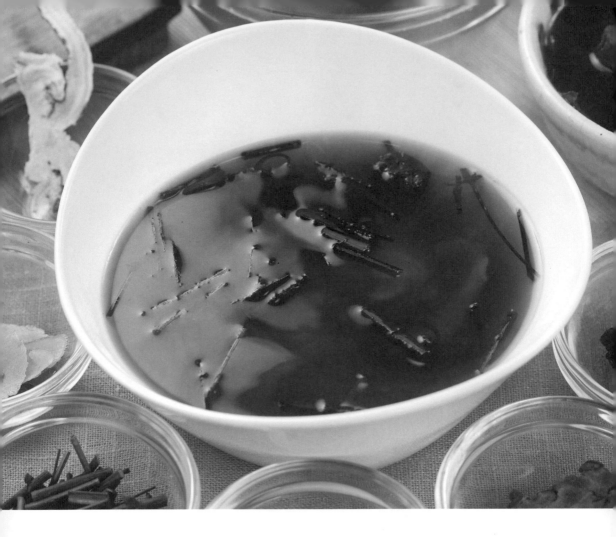

調肝通絡湯

散寒、通經絡,改案產後頭痛

吳茱萸可溫中散寒,鉤藤息風止痙,天麻能袪風通經絡,適合產後有莫名頭痛症狀的人。這碗湯品味道較苦,可以多加點黑棗中和一下味道。

材料

吳茱萸3錢,天麻3錢,鉤藤3錢,當歸3錢,川芎3錢,黑棗2錢

作法

藥材加1200ml的水,煮滾後蓋鍋蓋留小縫,轉小火煮35分鐘,最後放入鉤藤再煮5分鐘,過濾後即可飲用(也可與雞湯同煮)。

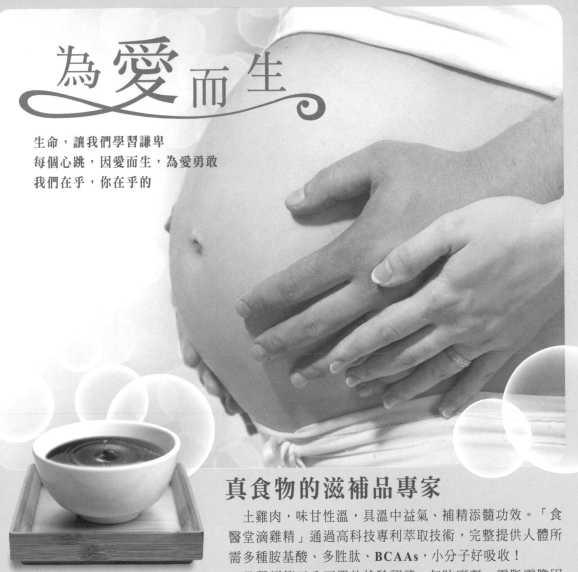

為愛而生

生命，讓我們學習謙卑
每個心跳，因愛而生，為愛勇敢
我們在乎，你在乎的

食醫堂生技 滴雞精
FOOD·DOCTOR

真食物的滋補品專家

　　土雞肉，味甘性溫，具溫中益氣、補精添髓功效。「食醫堂滴雞精」通過高科技專利萃取技術，完整提供人體所需多種胺基酸、多胜肽、BCAAs，小分子好吸收！

　　品質經第三公正單位檢驗認證，無防腐劑、零脂零膽固醇，營養、美味、安全、方便。

將於2018/11/5於「常常好食 Good Food」粉絲團公布得獎者
此活動僅限台、澎、金、馬地區，海外地區恕無法配送

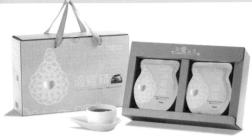

FOOD
DOCTOR
食醫堂生技股份有限公司

加入即享首購優惠

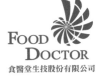

養孕

180道真食藥膳，中西醫聯手教你吃對好食物，用食養為身體打底，身體養好了，孕自然就來了

作　者	陳曉萱		法律顧問	浩宇法律事務所
食譜示範	林志恆		總經銷	大和書報圖書股份有限公司
食譜攝影	于魯光、陳星宇		電　話	02-8990-2588
責任編輯	陳珮真		傳　真	02-2290-1628
行銷企劃	黃怡婷			
封面設計	黃鳳君		印刷製版	龍岡數位文化股份有限公司
內頁設計暨排版	詹淑娟		定　價	新台幣499元
			初版一刷	2018年8月 Printed In Taiwan
發行人	許彩雪		初版二刷	2018年10月 Printed In Taiwan
總編輯	林志恆		I S B N	978-986-96200-3-1
出　版	常常生活文創股份有限公司			
E-mail	goodfood@taster.com.tw		版權所有・翻印必究	
地　址	台北市106大安區建國南路1段		（缺頁或破損請寄回更換）	
	304巷29號1樓			
電　話	02-2325-2332		◎部分圖片來源：食醫行、Pixta	

讀者服務專線	02-2325-2332
讀者服務傳真	02-2325-2252
讀者服務信箱	goodfood@taster.com.tw
讀者服務網頁	https://www.facebook.com/
	goodfood.taster

國家圖書館出版品預行編目(CIP)資料

養孕：180道真食藥膳，中西醫聯手教你吃對好食物，用食養為身體打底，身體養好了，孕自然就來了 / 陳曉萱作. -- 初版. -- 臺北市：常常生活文創，2018.08
320面 ;17*23公分
ISBN 978-986-96200-3-1(平裝)

1.中醫 2.婦女健康 3.藥膳 4.中西醫整合

413　　　　　　　　　　　　107012869

FB｜常常好食　　網站｜食醫行市集